高等医学院校康复治疗学专业教材

Physiatrics

理疗学

（第二版）

● 乔志恒　华桂茹　主编

U0278023

华夏出版社

HUAXIA PUBLISHING HOUSE

图书在版编目（CIP）数据

理疗学/乔志恒，华桂茹主编 . −2 版 . −北京：华夏出版社，2013.1（2024.9 重印）

高等医学院校康复治疗学专业教材

ISBN 978 − 7 − 5080 − 6059 − 0

Ⅰ. ①理⋯　Ⅱ. ①乔⋯ ②华⋯　Ⅲ. ①理疗学 − 医学院校 − 教材　Ⅳ. ①R454

中国版本图书馆 CIP 数据核字（2011）第 184013 号

理疗学

乔志恒　华桂茹　主编

出版发行　**华夏出版社有限公司**
　　　　　　（北京市东直门外香河园北里 4 号　邮编：100028）

经　　销　新华书店

印　　刷　三河市少明印务有限公司

装　　订　三河市少明印务有限公司

版　　次　2013 年 1 月北京第 2 版
　　　　　　2024 年 9 月北京第 15 次印刷

开　　本　787×1092　1/16 开

印　　张　19.25

字　　数　456 千字

定　　价　38.00 元

本版图书凡有印刷、装订错误，可及时向我社发行部调换。

高等医学院校康复治疗学专业教材（第二版）
组织委员会与编写委员会名单

组织委员会

顾　　问　吕兆丰
主 任 委 员　李建军
常务副主任　董　浩　线福华
副主任委员　王晓民　高文柱　张　通　梁万年　励建安
委　　员　李义庭　付　丽　张凤仁　杨祖福　陆学一
　　　　　　　马小蕊　刘　祯　李洪霞

编写委员会

学术顾问　卓大宏　周士枋　南登昆　吴宗耀
主　　审　纪树荣　王宁华
主　　编　李建军
副 主 编　董　浩　张　通　张凤仁
编　　委（以姓氏笔画为序）
　　　　　　　江钟立　刘克敏　刘　璇　纪树荣　华桂茹
　　　　　　　朱　平　乔志恒　李建军　李胜利　陈立嘉
　　　　　　　陈小梅　陈之罡　张　琦　金　宁　赵辉三
　　　　　　　恽晓平　贺丹军　桑德春　敖丽娟　付克礼

办公室主任　杨祖福　　**副主任**　李洪霞

《理疗学》(第二版)编委会名单

高等医学院校康复治疗学专业教材
再版序言

　　高等医学院校康复治疗学专业教材第一版是由首都医科大学康复医学院和南京医科大学第一临床学院联合组织编写，一大批具有丰富临床和教学经验、有高度责任感、有开创精神的老教授和康复医学工作者参与了教材的创建工作。本套教材填补了我国这一领域的空白，满足了教与学的需要，为推动康复治疗学专业快速发展做出了巨大贡献。

　　经过自 2002 年以来的各届学生使用后，根据教学反馈信息、康复医学的发展趋势和教育教学改革的要求，首都医科大学康复医学院又组织在临床教学、科研、医疗第一线的中青年教授、学者，尤其以康复治疗学专业一线的专家为主，继承和发扬老一辈的优良传统，借鉴国内外康复医学教育教学的经验和成果，对本套教材进行修订和改编，力争使修订后的第二版教材瞄准未来康复医学发展方向，参照国际 PT 和 OT 教育标准，以培养高素质康复治疗专业人才为目标，以满足教与学的需求为基本点，在阐述康复治疗学理论知识和专业技能的同时，紧密结合临床实践，加强了教材建设改革和创新的力度，形成了具有中国特色的康复治疗学专业教材体系。

　　二版教材的修订和编写特点如下：

　　● 在对教师和学生广泛与深入调研的基础上，总结和汲取了第一版教材的编写经验和成果，尤其对一些不足之处进行了大量的修改和完善，充分体现了教材的科学性、权威性与创新性，并考虑其在全国范围的代表性与在本土的适用性。

　　● 第二版教材坚持了"三基（基本理论、基本知识、基本技能）、五性（思想性、科学性、启发性、先进性、适用性）和三特定（特定对象、特定要求、特定限制）"的原则，以"三基"为重心、以临床应用为重点、以创新能力为培养目标，在继承和发扬第一版教材优点的基础上，保留经典且注重知识的更新，删除了陈旧内容，增补了新理论、新知识和新技术。

　　● 第二版教材的内容抓住了关键，突出了重点，展示了学科发展和教育教学改革的最新成果，体现了培养高素质康复治疗学专业人才的目的。因其层次分明，逻辑性强，结构严谨，图文并茂，并且做到了五个准确——论点准确、概念准确、名词术语和单位符号准确、语言文字准确、数据准确且材料来源可靠，所以属于现阶段的精品教材。

　　● 第二版教材共计 19 种，根据康复治疗学专业要求，新增《职业关联活动学》1 种。

1.《康复医学导论》由李建军教授主编,主要介绍康复与康复医学的基本概念、基础理论知识、康复医学的基本方法、康复医疗服务体系、康复专业人员教育和培养,以及残疾人康复事业等相关问题,是学习康复医学的入门教材。

2.《人体发育学》由江钟立教授主编,是国内第一部以新的视角论述人体发育与康复治疗理论的专著。

3.《运动学》由刘克敏主任医师和敖丽娟教授主编,是康复治疗理论的基础教材,内容包括:生物力学、正常人体运动学、运动障碍学、运动生理学、运动生化学、运动心理学。

4.《物理疗法与作业疗法概论》由桑德春主任医师主编,主要介绍物理疗法和作业疗法的发生、发展过程,与之有关的基本概念、基本理论、基本特点及学习、运用的基本方法。

5.《康复疗法评定学》由恽晓平教授主编,全书系统介绍康复评定学概念及理论、相关基础知识、评定原理、评定所需仪器设备和方法,以及临床结果分析,理论与临床操作相结合,兼顾学科新进展,是国内外首部,也是唯一一部全面、详尽论述康复评定理论与实践的专业著作。

6.《运动疗法技术学》由纪树荣教授主编,是国内第一部运动疗法技术学专著,详细介绍运动疗法技术的基本理论、常用的各种治疗技术及其在实际工作中的应用方法。

7.《临床运动疗法学》由张琦副教授主编,根据国际上运动疗法发展的新理念,结合国内运动疗法及其临床应用编写而成,是国内目前内容最全面的临床运动疗法学教材。

8.《文体疗法学》由金宁主任技师主编,主要介绍利用体育、娱乐项目对患者进行治疗的方法,是PT和OT的补充和延伸,也是国内第一部文体康复治疗的专著。

9.《理疗学》由乔志恒教授和华桂茹教授主编,内容包括物理疗法概论、各种电疗法、光疗法(含激光)、超声疗法、磁场疗法、温热疗法、水疗法和生物反馈疗法等。

10.《基础作业学》由陈立嘉主任医师主编,主要介绍现代作业疗法的基本理论、基本技术和基本方法,也是第一部此领域的专著。

11.《临床作业疗法学》由陈小梅主编,国内和日本多位具有丰富作业疗法教学和临床治疗经验的专家共同撰写,涵盖了作业疗法的基本理论、评定和治疗方法等内容,并系统地介绍了脑卒中、脊髓损伤、周围神经损伤、骨科及精神障碍等不同疾患的康复特点和作业治疗方法,内容全面,具有很强的实用性。

12.《日常生活技能与环境改造》由刘璇副主任技师主编,是我国国内有关残疾人日常生活动作训练,以及患者住房和周围环境的无障碍改造的第一部专著。

13.《康复心理学》由贺丹军主任医师主编,从残疾人的角度入手,论述其心理特征及康复治疗手段对康复对象心理的影响,将心理治疗的理论和技术运用于心理康复,是国内第一部康复心理学方面的专著。

14.《假肢与矫形器学》由赵辉三主任医师主编,内容包括:与假肢装配有关的截肢,截肢者康复的新观念、新方法,常用假肢、矫形器及其他残疾人辅具的品种特点、临床应用和装配适合性检验方法。

15.《中国传统康复治疗学》由陈之罡主任医师主编,内容主要包括中国传统医学的基本理论、基本知识,以及在临床中常用且比较成熟的中国传统康复治疗方法。

16.《言语治疗学》由李胜利教授主编,借鉴国际言语康复的现代理论和技术,结合国内言语康复的实践经验编写而成,是国内第一部内容最全面的言语治疗学教材。

17.《物理疗法与作业疗法研究》由刘克敏主任医师主编,是国内第一部指导PT、OT专业人员进行临床研究的教材,侧重于基本概念和实例分析,实用性强。

18.《社区康复学》由付克礼研究员主编,是PT、OT合用的教材,分上、中、下三篇。上篇主要介绍社区康复的最新理论、在社区开展的实践活动和社区康复管理知识;中篇主要介绍社区实用的物理疗法技术和常见病残的物理治疗方法;下篇主要介绍社区实用的作业疗法技术和常见病残的作业治疗方法。

19.《职业关联活动学》由吴葵主编,主要介绍恢复和提高残疾人职业能力的理论和实践方法。

在本套教材的修订编写过程中,各位编写者都本着精益求精、求实创新的原则,力争达到精品教材的水准。但是,由于编写时间有限,加之出自多人之手,难免出现不当之处,欢迎广大读者提出宝贵的意见和建议,以便三版时修订。

本套教材的编写得到日本国际协力事业团(JICA)的大力支持,谨致谢忱。

高等医学院校
康复治疗学专业教材编委会
2011 年 6 月

《理疗学》
再版前言

　　《理疗学》2005 年出版至今已过六载,科技发展日新月异,理疗学领域亦取得可喜进步,主要包括:直流电与低频电疗法,微电流、弱剂量理论与应用;低、中频电疗法,微电脑化技术普及与应用;高频与超高频电疗法,脉冲技术普及与应用;弱激光疗法在临床局部镇痛作用的应用;现代水疗法机械化装置、自动化技术的应用;生物反馈电刺激在功能康复中的应用。理疗仪器进一步得到普及,各种理疗仪器小型化、微型化并进入千家万户,对防治常见病、多发病及残疾的康复起到积极作用。

　　上述新理论、新技术、新方法,在第二版《理疗学》中均有所体现,使得本教材更具时代感、新鲜感,更有利于学以致用。

　　在第二版《理疗学》出版之际,我们强调如下几个基本观点:

　　1. 现代《理疗学》特点是:无创、无痛、收效快、作用持久、无化学药物毒副作用,属于"绿色医疗"范畴。

　　2. 理疗学专门研究电、光、声、磁、温热、寒冷与机械等物理因子在临床和康复医疗中的应用,诸如:用于调节人体免疫功能,增强"自愈力";用于消炎镇痛、缓解肌肉痉挛;训练增强肌力,治疗神经损伤,克服运动障碍、关节活动受限和二便排泄障碍等,以及诸多残疾和疾病的康复。

　　3. 理疗学涵盖面广,主要包括生理学、解剖学、物理学、生物物理学、生物化学、临床医学、康复医学等学科知识。要学好理疗学,就必须学习和掌握相关学科的基本知识。

　　4. 学好理疗学需要下番苦功夫,牢记理论要点,掌握治疗技术,注重理论联系实际,亲身体验理疗给人体带来的感受和作用特点。

　　5. 学好理疗学专业课程,娴熟地掌握理疗技术,善于应用物理因子克服身体功能障碍和治疗疾病,是我们的期待。

乔志恒　华桂茹

2011 年 6 月

目　　录

第一章 总 论

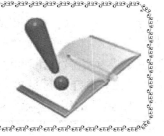

第一节 理疗的基本知识

一、理疗的定义

现代医学把研究和应用天然或人工物理因子作用于人体，并通过神经、体液、内分泌和免疫等生理调节机制，达到保健、预防、治疗和康复目的之方法或学问，称为物理疗法（physiotherapy）或物理治疗（physiatrics），又简称：理疗。物理治疗学，包括研究物理因子的物理性质、生物学作用和治疗方法，以及临床应用理论和技术等内容。从宏观方面研究物理因子对机体整体水平的影响，以了解物理因子作用的动态变化和效果；从微观方面研究物理因子对超微结构功能形态的影响，以揭示物理因子的作用本质。物理治疗属于外界条件刺激，它有动力性和信息性的双重作用，在调节人体生理机制、促进功能康复和增强适应能力方面，具有不可估量的意义。

二、理疗的起源

医学是人类长期同疾病作斗争的实践经验总结。自从有了人类就有了医疗活动。医学科学发展大体经历了4个阶段：原始医学、经验医学、实验医学和现代医学。每个阶段医学的特点和发展水平，都同当时社会生产发展能力和人们对整个世界的认识水平相一致。

（一）按摩疗法的起源

在原始社会，人们狩猎追捕野兽，常常被荆棘绊倒，造成软组织损伤，于是便本能地用手去抚摸、按揉以解除病痛，这就是按摩疗法的起源。因此，人们认为按摩疗法起源最早。在不断的实践中，人们发现用力方式和方法不同，再结合某些技巧，可以对疾病产生不同的治疗效果，因而也就产生了各种不同的治疗手法，经过历代医家对按摩手法的不断完善，才逐渐形成一个现今独特的手法治疗体系。

（二）针灸疗法的起源

我国原始社会分为旧石器时代和新石器时代。在旧石器时代，先民们就懂得使用尖状和刮削的石器，刺破痈疡，排出脓血，治疗外科疾病。到了新石器时代，由于掌握磨制精湛石针技术，产生了砭石针——专门用于医疗的工具。在山东日照县新石器时代的出土文物中，发现两根殉葬砭石针，尖端为三棱锥形和圆锥形，古人用这种针放血，"调和经气"。砭石针实物发现，为针刺起源于原始时代提供了可靠的证据。

《素问·异法方宜论》记载：砭石治病，源于我国东部沿海以渔业为生的民族。灸疗，源于我国北部以畜牧为主的民族。北部寒风凛冽，离不开烤火取暖，加上野居乳食生活习惯，易患腹部寒痛、胀满，颇适于热疗治病。因而经过长期经验积累，发明了灸疗及热熨疗法。艾灸治病与针刺治病同源，约在 2400 ~ 2500 年前就已相当普及。

（三）电疗的起源

1. **最早的用电治病**　古希腊的渔夫们在捕鱼过程中，有时被脊背上长有放电器的鱼击伤，原来患有关节痛的人，被这么一击，关节痛获得好转或痊愈，于是古希腊渔夫们，就常用这种电鱼（Torpedo）放电治疗关节痛。

2. **当人们掌握了电能之后**　经过许许多多的实验研究，利用静电、电流、电压、各种电脉冲、无线电磁波，来治疗疾病，便形成了当今门类可观的临床电疗学。有些电疗法并不是医生发明的，而是工程技术人员首先发现的，如静电疗法就是工程师在实验过程中，发现静电场对人体产生一定的影响，如使人精神萎靡、嗜睡、乏力等，后来人们将它用于医疗，治疗自主神经功能失调和失眠症，取得了临床疗效。

3. **超短波疗法的发现**　有一位无线电工程师，在患面部疖肿时，疼痛难耐，并伴有发热，全身不适。但他为了尽快调好一台功率强大的无线电发射装置，日以继夜地在超高频电场条件下工作，不能去看医生。说来稀奇，两三天之后，当这台无线电发射装置调试完成的时候，这位工程师的面部疖肿也痊愈了。人们从这个偶然的事件中得到启发，研究用超短波治病，后来将超短波用于急性炎症的治疗。

（四）光疗的起源

众所周知，光对生物的生长发育具有重要作用。受日光照射少的植物，不仅生长缓慢，而且还会枯萎；日光照射充足的花木，枝叶繁盛，生长旺盛。动物或人类，如果长时间在黑暗的环境中生活，就会抗病能力下降，骨骼发育不良，患佝偻病或骨质疏松症。

公元前 490 年我国《墨经》一书，对光学就有精辟描述。

公元前 400 年希腊医生 Hippocarates 第一个应用日光治病。

1666 年物理学家 Newton 做过一种实验，他把一束平行日光，通过一个狭缝射到暗室光屏上，看到一个白色光条。然后，他又在光束通过的地方，放置一个三棱镜。这时，白色光条就神奇般地变成一条美丽的彩带。这条彩带依次排列着红、橙、黄、绿、蓝、靛、紫七种颜色。

1800 年英国物理学家 Hershel，在研究光谱中各色光的热作用时，发现在红光以外热作用更强，说明在红光以外还有一种肉眼不可见的光线，于是称这种射线为红外线或热射线。

1801 年德国 Ritter 通过研究证明，在紫色光以外也有一种看不见的射线，经它照射的氯化银立即变成黑色，并富有很强的化学作用，于是称这种射线为紫外线或化学射线。

自此之后，人们开始用光治病。不同颜色的光线具有不同治疗作用。红光使人警觉、兴奋神经，加速神经反应，使肌张力增高，呼吸、脉搏加快，具有兴奋作用；蓝光抑制神经，降低神经反应速度，使呼吸、脉搏减慢，具有镇静作用；蓝紫光能把体内过量的胆红素变成无毒的胆绿素排出体外，临床治疗新生儿黄疸，颇见成效；用不可见红外线治疗冻伤、肌炎、腱鞘炎、关节炎、胃肠痉挛、气管炎等疾病；用不可见紫外线治疗疖肿、丹毒、淋巴结炎、伤口感染或溃疡，以及多种皮肤病，还治疗小儿佝偻病、营养不良；用蓝紫光治疗新生儿黄疸等症。

（五）磁疗的起源

磁能吸铁。磁有两极：南极（S）和北极（N），"同性相斥，异性相吸"。

我国是世界上发现和应用磁最早的国家。用磁治病在东汉时代《神农本草经》中就有记载说，磁石"味甘酸寒"，治"周痹风湿，肢节肿痛"，"除大热烦满耳聋"；唐代医家孙思邈的《千金方》记载：用磁朱丸治疗眼疾，"常服益眼力，众方不及"；宋朝《圣惠方》载："磁石枣核大，磨令光，钻作窍，丝穿令含，针自出"，用磁石治疗小儿误吞针。

国外用磁治病也有不少记载。公元 129～200 年古希腊医生 C. H. Galen 用磁石治疗腹泻；公元 502～550 年古罗马医生 Aetus 对磁石治病作过描述：当人们手足疼痛或痉挛、惊厥时，用手握磁石即可解除病痛。16 世纪瑞士医学家 J. E. Paracelsus 用磁石治疗脱肛、浮肿、黄疸等病。

近几十年，由于生物磁学和磁性材料研究进展，给磁疗奠定了理论基础，并提供一些更有效的治疗手段。在治疗方法上，有静磁场疗法、脉动磁场疗法、交变磁场疗法、磁处理水疗法和磁电综合治疗等多种。除了在局部和神经节段应用之外，我国还开展了耳磁和穴位磁场疗法等，颇具特色。

三、理疗的简史

（一）我国理疗简史

理疗在我国有着悠久历史。早在公元 2 世纪以前，《黄帝内经》一书就有针灸、按摩、拔罐、医疗体育和用水治病的记载。

《汉书·艺文志》记载有《黄帝岐伯按摩十卷》书目，这说明远在公元前 722～公元 220 年之间的春秋战国和秦、汉时代，按摩已成为一种重要医疗手段。

针灸疗法在物理治疗发展史上独树一帜，从砭石到金属针，内容之丰、经验之多，为其他疗法所罕见。针灸在国外影响也很大，公元 562 年，吴人知聪携《明堂图》等医书到日本；17 世纪又传入法国、德国和意大利。当今更为世人所瞩目，世界上有数十个国家研究应用针灸疗法。在唐代之前，医疗上即有"外治"与"内治"并重的观点。

清代吴师机著《理瀹骈文》一书，详细地记载利用日晒、火烤、蒸熏、热熨、敷贴等治病的方法，是一部罕见的外治疗法专著。

从 20 世纪 50 年代起，我国建立了物理治疗专业，其主要发展情况是：

1958 年成立中华医学会理疗学会筹备委员会。

1978 年召开中华医学会全国第一次理疗学术会议，并选举新的委员会，正式出版《中华理疗杂志》。

1979 年出版《中华物理医学杂志》。

1983 年召开中华医学会全国第二次理疗学术会议，选举第二届委员会。

1985 年中华医学会理疗学会更名为中华医学会物理康复学会。

1989 年召开中华医学会第三次全国物理康复学术会议，选举第三届委员会。

1995 年召开中华医学会第四次全国物理康复学术会议，选举第四届委员会。

1995 年中华医学会物理康复学会，更名为中华医学会物理医学与康复学会。

自此以后，中华医学会物理医学与康复学会，每五年召开一次全国性学术会议，选举新的委员会。

历经数十年之后，我国理疗专业不仅累积了丰富的临床经验，而且在探索理疗作用机制方面，也进行了大量尝试性研究工作，其中包括应用生物物理学、生物化学、细胞生物学、分子生物学、超微结构、功能形态学、微循环生理病理学、神经解剖学、神经化学、免疫学、生物控制论和信息论等现代科学技术成就，进行了大量的研究工作。在临床应用方面，局部加温治癌、电刺激镇痛、磁场治疗毛细血管瘤、光因子血管腔内照射治疗高血脂和心脑血管病、光敏诊断和治疗恶性肿瘤等，均取得了显著的疗效。在中西医结合方面，应用经穴低中频电疗、经穴激光照射、经穴微波针灸、经穴磁场疗法、经穴超声波疗法等，也都取得了一定经验，并将传统医学辨证施治理论应用于理疗，给现代理疗赋予了新的内容。

（二）国外理疗简史

公元 4 世纪前，古希腊 Hippocarates 就倡导应用矿泉、日光、海水及"体育"治病。

从纪元初，在人类掌握电能之前就用电鱼放电治病，至 17 世纪发现静电，开始有人工电疗法。其后直流电、感应电等治疗方法相继问世。

19 世纪末，人工光疗次第出现，20 世纪高频电疗竞相发展，从而给理疗奠定了坚实的基础。

为了解国外理疗发展简史，略列其线索如下：

17 世纪有人应用摩擦生电治病。

18 世纪 Franklin 用来顿瓶放电治疗瘫痪。

1789 年 Galvani 发现直流电。

1801 年 Ritter 发现紫外线。

1802 年 Hershel 发现红外线。

1831 年 Farady 发现感应电，并应用于医疗。

1891 年 Minin 提出用白炽灯治病。

1896 年 Finsen 制成炭弧光灯。

1906 年 Kromayer 用水银石英灯治病。

1908 年 Zeynck 用中波透热治病。

20 世纪 20 年代，Schliphaka 用短波、超短波治病；30～40 年代，Pohlman 用超声波治病；60 年代用激光治病。

由此可见，理疗发展仅有一百多年历史，是一个正在发展中的比较年轻的学科，需要更多有志者继续开拓，辛勤耕耘，促进其快速发展。

第二节　理疗的分类与特点

理疗种类繁多，因限于篇幅，本章不一一论述。为执简驭繁，可从表 1 - 1 及表 1 - 2 窥视一斑。

一、传统理疗的分类

在我国传统医学中，有一个完全不同于现代理疗的传统治疗手段，称为"外治"疗法，或称传统理疗。其种类之多，内容之丰富，举世罕见。兹将其主要者分类列表（表 1 - 1）。

二、现代理疗的分类

在现代治疗学中，应用物理因子治病的方法，概括起来不外乎应用天然物理因子和人工物理因子两大类。

第一类：应用天然物理因子，诸如日光疗法、空气浴疗法、森林浴疗法、海水浴疗法、气候疗法、矿泉疗法、洞穴疗法等。

第二类：应用人工物理因子（表 1 - 2）。

表 1 - 1　传统理疗的分类

大　类	细　类
针刺疗法	毫针、三棱针、皮肤针、皮内针、耳针
温灸疗法	1. 艾柱针： （1）直接灸：瘢痕灸、无瘢痕灸 （2）间接灸：隔姜灸、隔盐灸、隔蒜灸、附子灸 2. 艾条灸 3. 温针灸
手法治疗	点穴按摩、推拿、捏脊、指针
拔罐疗法	火罐、竹罐、药罐
运动疗法	气功、太极拳、五禽戏、八段锦
中药外治	药浴：熏、洗、浸、喷、淋等 热熨：药熨、盐熨、葱熨、姜熨、醋熨等 贴敷：药泥、药糊、药膏、药末等 填塞：填脐、塞耳、塞鼻等

表 1-2 现代理疗的分类

物理因子	疗 法 名 称		
运动与机械力	运动疗法	按运动方式分类	主动运动 被动运动 辅助运动 抗阻力运动
		按肌肉收缩方式分类	等长训练 等张训练 等速训练
		按治疗作用分类	增强 ROM 训练 增强肌力训练 增强耐力训练 增强平衡能力训练 增强协调能力训练
		按神经生理学分类	本体感觉神经肌肉促进技术 Bobath 方法 Rood 方法 Brunnstrom 方法
	现代手法治疗 牵引疗法 正负压疗法		
电	低频电疗法 0~1000Hz	静电疗法 直流电疗法 离子导入疗法 感应电疗法 间动电疗法 电兴奋疗法	痉挛肌电刺激疗法 神经肌肉电刺激疗法 超刺激电疗法 经皮电刺激神经疗法 直角脉冲脊髓通电疗法 电水浴
	中频电疗法 1001Hz~100KHz	等幅正弦中频电疗法	音频电疗法 超音频电疗法
		调制中频电疗法 脉冲中频电疗法	
		干扰电疗法	静态干扰电疗法 动态干扰电疗法 立体干扰电疗法
		音乐电疗法 波动电疗法	

物理因子	疗 法 名 称	
电	高频或超高频电疗法 100KHz 以上	达松伐电疗法 中波透热疗法 短波透热疗法 超短波疗法 微波疗法 { 分米波 微波 毫米波
光	红外线疗法：760mm ~ 1.5μm ~ 40μm 可见光疗法：包括红光、蓝光、蓝紫光疗法 紫外线疗法：通常又分为短波和长波紫外线 激光疗法：常用的有 He－Ne、CO_2 激光、氩离子及氮分子激光	
声	超声波疗法 超雾化吸入疗法 超声药物透入疗法	
磁	静磁场疗法 脉动磁场疗法 低频交变磁场疗法 高频交变磁场疗法 磁处理水疗法	
热	石蜡疗法 黏土疗法 温热罨包 泥疗法 砂浴疗法 热气流疗法	
冷	寒冷疗法：0℃以上，但低于体温 超低温疗法：< －100℃ 冷冻疗法：> －100℃	

物理因子	疗 法 名 称
水	传统水疗法 　擦浴：局部冲洗浴　湿包裹 　浸浴｛冷水浴　不感温水浴　温水浴　热水浴　淡水浴　药物浴　气体浴 　淋浴｛雨样淋浴　雾样淋浴　针状浴　直喷浴　上行淋浴 现代水疗法 　其他｛水中运动　涡流气泡浴　Hubbard 槽浴　步行浴　水中洗肠浴

三、理疗的特点

理疗与药物、手术、营养、放射疗法一样，都是现代治疗学的重要组成部分。理疗与这些疗法相比，具有如下特点：

（一）收效快

诸如热水浴发汗，冷水浴降温，某些低、中频电治疗急性扭挫伤，温热治疗痉挛，常能立刻收效，患者顿时感到轻快。

（二）无创无痛

许多接受理疗的患者，因其无损伤、无痛苦，所以能很快适应。理疗奏效迅速，顿时病痛减轻，且有一种舒适轻快的感觉。尽管某些低、中频电疗法有些刺激反应，但因"以痛抗痛"，患者仍然乐于接受。

（三）副作用少

理疗极少引起身体过敏的反应，紫外线照射引起红斑、反复电刺激表现皮肤粗糙、刺痒等，都属于正常反应，对患者并无危害。

（四）疗效持久

一般地说，通过口服、注射途径进入体内的给药方法，经过几小时药物就会从体内排除殆尽；而理疗则不同。有人做试验：把锂进行皮下注入，1h 后在尿中即检出锂成分，到24h后尿内已无锂踪迹。当用电流将锂送入体内时，24h才从尿中检出锂成分，经4d左右，才能从体内全部排出。

理疗效果持久的另一方面，就是经过反复多次地治疗，可以产生一种叠加和积累的作用。几次治疗加起来，比一次治疗效果好。当然理疗次数不是无限的，而是有一定疗程，疗程结束后，一般还有一定的后续作用。

（五）对环境无污染

应用理疗防病治病，一般是在保证安全的条件下进行的，无论是应用电、光、声、磁等物理因子，还是应用冷、热、机械等物理因子，大多数采用中、小剂量，不仅对人体不产生伤害，而且对环境也不构成污染，此即理疗防病治病的另一特点。

第三节　理疗的治疗作用

一、消炎

大量临床经验证明，多种物理疗法具有抗炎作用。

皮肤、黏膜、肌肉、关节，乃至内脏器官，由各种病因引起的急慢性炎症，都是理疗适应证，可采用不同的物理疗法进行治疗。

对于急性化脓性炎症，表浅者应用紫外线照射或抗生素离子导入治疗；对于慢性炎症，则采用温热疗法、磁场疗法或低、中频电疗法。只要方法得当，均可取得预期疗效。

物理疗法抗炎作用机制尚未完全得到阐明。临床研究认为，某些物理因子，除了具有直接杀灭病原微生物的作用之外（如紫外线），还与改善微循环、加速致炎物质排除和增强免疫机制等有关。

二、镇痛

疼痛是一个极为复杂的问题，既是一种物质现象，又是一种精神现象。引起疼痛的原因很多，损伤、炎症、缺血、痉挛、肌力不平衡、反射性乃至精神因素均可引起。应用物理因子镇痛，则要弄清病因，有针对性地进行治疗。炎症性疼痛，以抗炎性治疗为主；缺血性和痉挛性疼痛，宜用温热疗法，改善缺血，消除痉挛；神经痛、神经炎，应用直流电导入麻醉类药，以阻断痛觉冲动的传入，或应用低、中频电疗法，以关闭疼痛闸门，激发镇痛物质释放。当然，应用物理因子镇痛，与因子选择、实施方法、采用剂量、治疗部位等有密切关系，要结合患者的具体情况，认真研究，有的放矢，方能取得理想效果。

三、抗菌

紫外线以杀菌作用著称。杀菌效力最强的光谱为254～257nm，对金黄色葡萄球菌、枯草杆菌、绿脓杆菌、炭疽杆菌、溶血性链球菌等均有杀灭作用。紫外线杀菌的机理，主要是引起DNA两个胸腺嘧啶单体聚合成胸腺嘧啶二聚体，使细菌失去正常代谢、生长、繁殖能力，乃至死亡。

四、镇静与催眠

具有镇静、催眠作用的物理疗法，有电睡眠疗法、镇静性电离子导入疗法、颈交感神经节超短波疗法、静电疗法、磁场疗法、温水浴、按摩疗法等等。这些物理疗法，均能增强大脑皮质的扩散性抑制，解除全身紧张状态，因而产生明显的镇静和催眠效果。

五、兴奋神经－肌肉

应用各种技术参数的低、中频电流，如间动电流、干扰电流、调制中频电流，能引起运动神经及肌肉的兴奋，用于治疗周围性神经麻痹及肌肉萎缩，或用于增强肌力训练。这些理疗方法，均具有明显兴奋神经肌肉的效果。其机理是细胞膜受电刺激后，产生离子通透性和膜电位的变化，形成动作电位而发生兴奋，引起肌肉收缩反应。感觉障碍的患者，可选用感应电疗法或达松伐尔电疗法等。

六、缓解痉挛

热能解除痉挛，这是众所周知的事实。具有缓解痉挛作用的物理疗法，有作用于深部组织的短波、超短波和微波疗法，也有作用于浅部组织的石蜡疗法、湿热罨包疗法、太阳灯和红外线疗法，还有作用于全身的热水浴、光浴疗法等。理疗缓解痉挛作用的机理，主要在于热能降低肌梭中 γ 传出神经纤维的兴奋性，使牵张反射减弱和肌张力下降。

七、软化瘢痕、消散粘连

石蜡疗法、超声波疗法、碘离子导入疗法，可以改善结缔组织的弹性，增强延展性，常用于治疗术后瘢痕和组织粘连，有明显的软化瘢痕和消散粘连作用。有实验证明：适当温热作用，可使肌腱、韧带、关节囊等组织延展性增大 5~10 倍。

八、加速伤口愈合

应用小剂量紫外线照射，在防止和控制伤口感染的同时，还能刺激新生肉芽组织，加速上皮搭桥和创口愈合。锌离子导入和达松伐尔治疗下肢静脉曲张造成的溃疡，比单纯外科换药处理伤口愈合期显著缩短。

九、加速骨痂形成

实验证明，弱直流电阴极、TENS、干扰电疗法和脉冲磁场，均能促进骨质生长，加速骨折愈合。国内有人进行动物实验，用干扰电疗法，在骨折 4 周时治疗组骨痂形成比对照组多，6 周时治疗组愈合，但对照组骨折线仍清晰可见。

十、调节免疫功能

实验证明：紫外线、红外线、磁场等物理因子，均有调节机体免疫功能的作用。有人用 1/5~1/3MED 紫外线照射家兔，血清补体滴定度明显上升，在两周内升到最高值。又有人用 1/4MED 紫外线照射，发现白细胞吞噬能力增强 26%~55%，凝集素滴定度增加 8

~16 倍；停止照射 1 ~ 1/2 月内，上述两项指标仍高于原来水平。红外线照射除可改善血液循环之外，还可使小动脉及毛细血管周围出现细胞移行、浸润，吞噬细胞功能增强，抗体形成增多；磁场对机体细胞免疫及体液免疫均产生有益的影响。

十一、脱敏

实验证明，紫外线照射可使过敏性休克动物免于死亡。其脱敏作用机制，就是紫外线能将蛋白分解成组织胺，小剂量组织胺不断进入血液，又刺激组胺酶产生，当组胺酶达到足够量时，便能分解过量的组织胺，从而起到脱敏作用。紫外线照射还能促进肾上腺功能，增加 Ca^{+2} 吸收，这些也有利于减轻过敏反应。

十二、抗癌

近几十年应用加温、低温冷冻、激光光敏效应、激光气化炭化、聚焦超声及强磁场等理疗方法治疗癌症取得进展，并引起有关方面的重视。

第四节 理疗的作用机制

一、生理学基础

（一）适应和协调

人从脱胎坠地时起，无时无刻不在接受着自然环境中的空气、温度、湿度、气压等条件的影响。外界条件发生变化，人体也随之发生变化，即发生适应性和协调性反应。

（二）刺激与兴奋

（1）一切生命物质，在受到环境条件刺激时，均具有发生反应的能力。如单细胞动物变形虫，在受到环境变化刺激时，出现变形运动；动物肌肉组织受到刺激就发生收缩。我们把细胞或活组织对环境变化的反应能力称为兴奋性（excitability），而把引起反应的环境条件变化统称为刺激（stimulus）。

（2）机体组织在接受刺激时，发生反应的表现形式有两种：一种是从相对静止转化为显著变动状态，此称兴奋（excitation）；另一种是由显著变动状态转化为相对静止状态，此称抑制（inhibition）。一种刺激引起组织兴奋还是抑制，取决于刺激的质和量，以及组织的反应能力和功能状态。

（三）理疗是条件刺激

（1）理疗属于外界条件刺激，既能改变机体的外环境，又能引起机体内环境的变化。物理因子在大多数情况下，表现为能量、物质、信息三种环节的相互联系。不同物理因子能使这三者之间的相互关系发生质的变化。

（2）当外界环境条件发生变化时，机体功能也随之发生变化。这种变化有两个特点：其一，机体功能活动变化与外界环境变化相适应；其二，机体功能活动总是作为一个整体进行的，即机体各器官、各系统的功能活动相互协调，紧密配合。这说明机体调节方式是多元的、多种多样的。兹就机体主要调节方式阐述如下。

二、神经调节机制

（1）神经调节是人体最主要的调节方式。中枢神经系统，通过传入神经纤维，与机体内、外感受器相联系，又通过传出神经纤维，与骨骼肌、内脏各系统的效应器相联系。这些是神经调节的基本结构。进食引起唾液分泌，疼痛引起肢体收缩，运动引起心率加快、呼吸加深，强光照射使瞳孔缩小，高温环境导致血管扩张和出汗等等例子，都说明在中枢神经系统的参与下，机体对内、外环境刺激的适应性反应。

（2）神经调节过程称为反射（reflex）。反射过程有 5 个环节，即：感受器→传入神经纤维→中枢→传出神经纤维→效应器。这 5 个环节总起来称为反射弧（reflex arc）。反射弧的任何环节被破坏，都将使这一反射不能出现或发生紊乱，神经调节作用也就不能实现。（图 1 - 1）

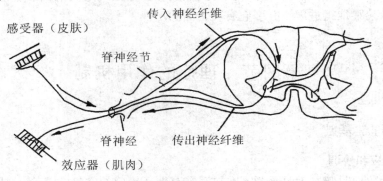

图 1 - 1　反射弧

（3）感受器是一种神经结构。分布在皮肤黏膜的温觉、触觉、痛觉等感受器，称为外感受器；分布在肌肉、血管、内脏的机械、化学、温度等感受器，称为内感受器。感受器能把物理因子和其他刺激因子的能量转化为兴奋过程。当物理因子作用于机体时，内、外感受器接受刺激，引起兴奋，产生冲动，由末梢神经通过传入神经纤维传入冲动，抵达中枢神经再通过传出神经纤维至效应器发生反应。

（4）人和动物，反射活动分为非条件反射（unconditioned reflex）和条件反射（conditioned reflex）两种类型。前者反射中枢位于中枢神经系统较低级部位，是一种生来就有、比较简单、低级的神经调节方式；后者则与此相反，是后天获得的，是有大脑皮质参与的一种较高级的神经调节方式。

（5）理疗基本属于非条件反射机制，如温热刺激使血管扩张，寒冷刺激使血管收缩，以及对体温调节、物质代谢、腺体分泌、造血功能、免疫机制、呼吸和消化等等功能的改变，主要是通过非条件反射完成的。但也有例外，理疗在大多数情况下，不是一两次治疗就能达到理想效果的，而是需要连续多次进行一个疗程或多个疗程，这样就形成了条件反射。例如数次颈交感神经节超短波治疗后，摆好电极而未通电流时，也能见到血压下降；生物反馈训练，放弃仪器，同样能产生效果。

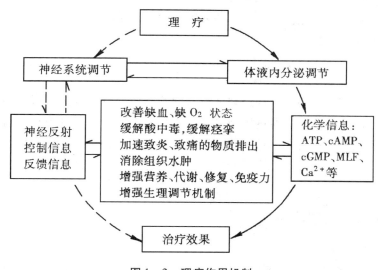

图 1 – 2 理疗作用机制

虚线：神经系统调节；实线：体液内分泌调节

三、体液调节机制

机体内分泌腺分泌多种激素（hormone），通过血液循环抵达全身各部，调节机体新陈代谢、生长、发育、生殖等基本功能。因激素是通过体液运输的，所以将这种调节方式称为体液调节机制。

机体内血浆、组织间液与细胞内液，是构成体液的重要部分。理疗作用除了神经反射之外，也通过体液和内分泌系统产生作用：紫外线照射形成组织胺及维生素 D；低、中频电疗引起肌肉收缩，产生三磷酸腺苷及乳酸；短波、超短波作用于脑垂体及肾上腺皮质，使 ACTH 及肾上腺皮质激素的分泌增多；空气负离子能增强性激素的分泌，具有改善性功能的作用等等。

自 20 世纪 70 年代以来，生理学家通过大量实验，对神经介质在镇痛中的作用有深刻揭示。实验证明：乙酰胆碱（Ach）、儿茶酚胺（CA）、5 – 羟色胺（5 – HT）、内源性吗啡样物质（MLF）、去甲肾上腺素（NE）、环磷鸟苷（cGMP）、环磷腺苷（cAMP）、前列腺素（PG）和 P 物质（SP）等，均与疼痛有密切关系。比较深入并与理疗联系密切的，首推 MLF 镇痛作用的研究：

（1）Akil 证明，电刺激动物中脑导水管周围灰质能产生镇痛作用。

（2）Hosobuchi，给 6 例顽固性疼痛患者的中脑导水管周围灰质埋置慢性电极，电刺激能产生镇痛效应，而且亦能被纳络酮阻断。

（3）韩济生等分析针刺镇痛与大鼠中枢脑啡肽（Enk）含量的关系，认为电针刺激可能通过加速 Enk 合成与释放发挥镇痛作用。

（4）缪鸿石观察单纯干扰电疗后，患者痛阈明显升高（$t = 5.7$，$p < 0.001$）。当与干扰电疗同时，注射吗啡对抗剂，痛阈升高则不显著（$t = 0.063$，$p < 0.8$），而且远比不注射组为低（$t = 2.148$，$p < 0.05$）。说明干扰电流的镇痛作用可被吗啡对抗剂抵消；同时也

说明干扰电流镇痛作用是刺激人体 MLS 释放的结果。

（5）以上试验说明，无论电刺激兴奋外周结构，还是刺激中枢神经系统，都可以引起 MLF 释放，而产生镇痛作用。

四、神经 – 体液的共同作用

总而言之，理疗的作用是靠神经与体液共同参与而得以实现的，体液系统也是理疗作用重要组成部分。一般地讲，通过体液途径所产生的作用，比通过神经反射所产生的作用要迟缓，它常常是连锁式反射途径的一个环节，并且同样是在大脑皮质调节下进行的。神经活动与体液活动是相互联系而不可分割的。在物理因子的直接作用下，也会引起体液的变化。

五、理疗的相关理论与假说

（一）全息胚理论

1. 全息胚的概念　一个受精卵之所以能发育成多细胞的个体，其原因就是受精卵具有发育成该个体的全部基因信息。具有这种完全信息的胚胎称为全息胚。全息胚真实内涵是具有生命的整体特征，它可以在生物体的一个局部或单位上体现出来。全息胚在生物体是广泛存在的，任何一个在结构或者在功能上具有相对的完整性，并与周围相对独立的部分都是全息胚。在一个生物体上有三种特殊的全息胚：胚胎是发育为整体的全息胚；细胞是发育程度最低的全息胚；整体是发育程度最高的全息胚。

2. 全息胚的特性　生物全息胚学说认为：不管是动物器官还是肢节；不管是植物花瓣还是叶片；不管是生物个体、整体还是细胞，都是全息胚。人体任何一个肢节系统，无论是指骨、掌骨、肱骨、股骨等，均具有全息胚的特性。

3. 全息胚是整体缩影　全息胚是生物体在结构和功能上具有相对的完整性，并有明确边界的相对独立部分。一个全息胚内部的各个部分，在生理、生化、形态、遗传等方面，其生物学性质存在着差异。全息胚各部分与整体之间存在着差异，全息胚内部各部分也存在着差异。生物学性质不同的各部分在一个全息胚分布的结果，使全息胚在一定程度上成为整体的缩影。每一个全息胚，既在生物学性质上有自己的特点，又在各部分排列的规律上与其他全息胚相似，从而每一个全息胚就包含着部分与整体的生物学性质的信息。

4. 全息胚是立体的　整体也是立体的。全息胚与整体、全息胚与全息胚之间由生物全息律所揭示的相关性也是立体的。生物克隆技术的实验成功，证明除受精卵之外，细胞是生物最低级的全息胚，它带有生物体的全部信息，并能把它全部复制出来。这就是说，从理论上讲生物体任何一个细胞，都有可能通过一定技术形成一个新整体，这就是生命全息胚理论有力的佐证。

5. 全息胚与传统医学　研究耳针疗法发现，耳郭像个倒置的人体，全身各器官疾病均可在耳郭相应的穴位反映出来。在传统医学中诸如头针疗法、面针疗法、眼针疗法、鼻针疗法、舌针疗法、耳针疗法、手针疗法、腕踝针疗法、足部穴位疗法等，其穴位或刺激点分布也有一定的规律性，反映着局部与整体的关系。显而易见，生物全息胚理论对我们研究传统和现代理疗学具有指导意义。

（二）信息控制系统理论

1. 物质能量与信息控制

（1）信息控制系统理论阐明，在现实世界中存在着两类系统：一类是物质能量系统，它是由物质能量在时空中，按一定的秩序排列、组合而形成的一个系统；另一类是信息控制系统，它是由控制器、控制通路、效应器、反馈器、反馈通路，通过信息变换、传递、控制、流通，而形成的另一个系统。从信息控制系统科学观点来看，人体是物质能量系统，即形态结构系统（"形"）、信息控制系统（"气"）和心理精神系统（"神"）的统一体。形态结构是功能活动的基础，信息控制是功能活动的前提，功能活动是信息控制的表现。任何功能活动都是在信息控制下进行的，信息的控制停止了，功能活动也就停止了。就像中医所说的，"气"的流通停止了，生命活动也就停止了。

（2）人体信息控制系统生理包含三大系统：形态结构系统、信息控制系统和心理精神系统。生理学实验结果表明，生命的本质不仅在于形态结构系统的完整性，而且还在于信息控制系统的定向信息流通性，所以，在研究生命科学，包括临床医学或理疗学时，应有物质能量的理论和观点，而且也必须同时具有信息控制系统和心理精神系统的理论和观点，不仅运用物质能量系统的分析方法，而且还必须同时运用信息控制系统的分析方法。

2. 能量传递和信息流通

（1）当物理因子以不同的形式、能量和信息作用于机体时，在其内部进行能量传递和信息流通。能量是信息的物质基础，信息是能量的表现形式。当物理因子的作用强度大于生理阈值时，而且其参数与组织细胞内生物物理变化的参数，与细胞内能量合成参数相对应时，该物理因子对机体便可达到信息作用。机体接受物理因子作用的信息结构，是末梢神经感受器、大分子、大分子的聚集体（蛋白质、糖、酶、生物膜及膜受体 c - AMP 系统，磷脂酰肌醇 cGMP 系统等细胞内第二信使）。不同物理因子与各种感受器之间，选择性地进行作用和发生反应。

（2）组织 - 细胞 - 分子吸收物理能量后，发生两种原发性能量传递反应：一种是物理能量由分子直接吸收，从一个分子转移到另一个分子，这种转移无热能耗损，无辐射；另一种是能量形式的转移，也即物理能量被吸收后，由一种形式转变为另一种形式，这种转移有热能损耗。

（3）在分子和原子水平上，物理能量作用后，可发生两种变化：一种是分子所在的空间位置发生变化，释放活性中心，如酶活性中心，更易发生反应。另外还可使膜结构发生改变，如引起线粒体膜的通透性变化，从而改变膜内外 Na、K 等离子的含量比例，影响 ATP 的合成。另一种是运动序列变化，即扩大分子、原子动能和电子能，克服生物化学反应的"能障壁"，提高能的合成水平，或对能量代谢起到调节作用。在运动序列变化的基础上，体内固有的生物物理因素，也可以发生改变，如电流、电势、驻极状态、磁场、光辐射等均可发生改变。

（4）物理因子通过神经 - 体液调节和信息控制系统，而产生生物学效应。神经机制和体液机制是有机联系的，可通过信息控制系统发挥调节作用。对于物理因子作用，神经系统反应起主导作用，体液因子的变化，既是引起反应的物质基础，又是在一定程度上决定反应性质的因素。

（5）一般认为，物理治疗作用在很大程度上基于神经系统反应。物理因子作用受神经生理法则制约，如神经兴奋和抑制，条件反射和非条件反射，神经对各系统和器官的支配、调节，自主神经节段反射、体节反射、皮肤内脏反射、网状结构作用及神经细胞内分泌的调节等。

（6）物理因子作用于机体，引起体液因子变化。其中包括：离子比例变化对代谢强度、酶活性物质、神经介质、激素、维生素以及一些免疫因子等的影响；此外，在有的物理因子（如紫外线）作用后，可导致产生高活性物质。这些变化可相继表现在以下几个方面：①引起神经系统发生反应的物质基础。②影响组织器官的营养和功能。③通过血液循环对个体发挥作用。④通过自主神经－内分泌系统发挥作用等。

3. 物理因子作用与信息控制系统

（1）物理因子作用，首先经体表交感信息控制系统，由体表交感中枢神经元（控制器）→体表交感传出神经（控制通路）→皮肤血管（效应器）→皮肤温度感受器（反馈器）及其传入神经（反馈通路），再通过信息流通，而组成信息流通控制系统。

（2）物理因子作用，通过体内交感信息控制系统，由中枢兴奋系统（最高控制器）→下丘脑－体内交感神经－激素系统（体液控制通路）→下丘脑－垂体前叶靶腺系统（体液控制通路）→膜受体 cAMP 系统（主要细胞通路）→全身组织器官（效应器）→内感受器（反馈器）、自主性传入神经系统（反馈通路）等，通过信息流通而组成信息流通控制系统。

（3）物理因子作用，通过体内副交感信息控制系统，由中枢抑制系统（最高控制器）→下丘脑－体内副交感神经－激素系统（神经控制通路）→下丘脑－垂体后叶－抗利尿激素系体液控制通路→膜受体－磷脂酰肌醇 cGMP 系统（主要细胞通路）→全身组织器官（效应器）→内感受器（反馈器）→自主性传入神经系统（反馈通路）等，通过信息而形成信息控制系统。

（4）在上述三个信息控制系统中，从各级控制器到各条控制通路，再到效应器的纵向控制，都是兴奋性控制作用。各条控制通路之间的横向控制，基本上都是互相加强兴奋性的控制作用。各条控制通路末梢，对其最高控制器和高级控制器，反馈作用都是渐次增强的。

（5）然而体表交感与体内交感信息控制系统之间，是交互抑制的。这种交互抑制，发生在它们各个层次和各个子系统之间。体内交感信息控制系统与大脑皮质具有相互抑制性控制作用。

（6）体内交感信息控制系统，各控制器和控制通路，对机体绝大多数生命活动的控制作用，表现出惊人的一致性和协同性，它们都能促进和加强机体的主要功能活动。体内副交感信息控制系统，各控制器和控制通路，对机体绝大多数生命活动的控制作用，表现出惊人的一致性和协同性，它们都能抑制和减弱机体的主要功能活动。

（7）体内副交感与体内交感，双向信息控制系统之间的关系，是相互对立、交互抑制的，然而二者之间也有交互兴奋和协同的一面。

（8）体内交感和体内副交感信息控制系统，是人体内脏功能活动的双向信息控制系统，在致病因素作用下，二者将会失去正常的协调和平衡，而出现一系列的病理反应状态，即体内交感和体内副交感双向信息控制系统疾病。

因此，运用人体信息控制系统理论，正确分析疾病的性质，及时采用相应的物理因子，协调自主神经 – 内分泌系统的信息通路，促进其恢复平衡而达到疾病康复，是物理治疗作用的关键所在。

（三）闸门控制学说

1. 闸门控制学说是 1965 年由 R . Melzack 和 P . D. Wall 提出来的。近年来在研究物理治疗镇痛作用机制方面，多采用这个学说解释。该学说认为，外周神经传入疼痛信息，途经脊髓三个系统：一是脊髓后角的胶质细胞区（SG）；二是脊髓后角中第一级中枢传递细胞（T）；三是经脊后索纤维入脑（图 1 – 3）。

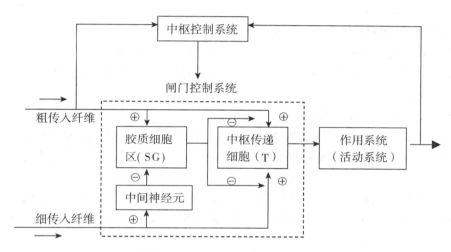

图 1 – 3　闸门控制学说示意图

2. 传入神经的粗纤维（A）和细纤维（C）都可以将信息传递到 T 细胞，粗纤维传递触觉、震颤觉、肌肉活动等非痛性信息，细纤维传递痛性信息。粗纤维兴奋使脊髓后角胶质细胞（SG）起"闸门"关闭作用，阻止细纤维疼痛信息向中枢传递细胞（T）的传递，因而起镇痛作用。与此相反，细纤维兴奋，"闸门"开放，向中枢传递疼痛信息则畅通无阻，于是出现疼痛。"闸门"的调节作用，是受中枢神经系统控制的。在这里，闸门控制系统、作用系统、中枢控制系统，三者相互作用，才能构成对疼痛的控制。针刺、按摩及各种低、中频脉冲电流，都可兴奋神经粗纤维，使"闸门"关闭，故产生镇痛作用。

3. 关于闸门控制学说目前尚有较多争议，评价不一。

（1）支持意见：

1）在脊髓后角确实存在类似 T 细胞的神经元，它接受来自内脏、躯体深部和皮肤粗、细神经纤维传递的信息，对多种感觉刺激都发生反应。

2）刺激粗纤维可以产生背根负电位，传入神经纤维末梢出现去极化，发生突触前抑制；刺激细纤维产生背根正电位（超极化），可能起相反效应。

3）刺激大脑皮质感觉运动区亦产生背根负电位，说明高级中枢控制系统可以控制脊髓感觉传导。

4）实践证明在人体刺激粗纤维能缓解相应部位的皮肤疼痛。

（2）质疑意见： 对闸门控制学说也有另外一种观点，对该学说持怀疑态度，其理由是：

1）刺激神经粗纤维和细纤维所产生的背根突触前效应基本相似。

2）有人在人体进行试验，发现电刺激外周粗纤维，并不能使细纤维在传递疼痛方面有质的改变。

3）有些临床病例不支持此学说。例如在砷中毒的患者周围神经分布正常，但对所有刺激都产生疼痛；又如患多发性周围神经炎的人，虽然粗纤维破坏大于细纤维，但患者对疼痛的感受相反还要迟钝些。

（3）结论：由以上不难看出，闸门控制学说理论尚需得到严格的科学论证，在实际工作中只能作为参考。

（四）间生态学说

维金斯基（Введский）认为：无论在神经上施加何种刺激，并产生持续不断的作用，均能在神经上造成稳固的局限性兴奋灶。这种兴奋灶发展到相当程度，组织就丧失兴奋性和传导性，这就是间生态。

1. 间生态学说的主要内容

（1）均等相：在发生神经变性的初级阶段，无论是施行弱刺激还是强刺激，引起的肌肉收缩反应都一样，没有强或弱的差别，仅表现为神经兴奋性降低，冲动传导速度减慢。此种反应称为均等相，亦称均等期。

（2）反常相：当神经变性继续发展，施加强刺激时不能引起肌肉收缩，或者仅仅观察到微弱的肌肉收缩反应；但与此相反，应用弱刺激则引起肌肉剧烈的强直性收缩。这种反应称为反常相，或称反常期。

（3）抑制相：当神经变性发展到后期阶段，无论施加强刺激或弱刺激，神经和肌肉均丧失反应能力，出现完全不传导性抑制期。此期称为抑制相。

2. 间生态学说的意义

维金斯基的间生态学说，不仅对局部神经肌肉组织，而且对整体中枢神经系统，均具有实际意义。

间生态现象发生的原因，可以是由于机体一次性受到过度强烈刺激，也可以是由于长期持续作用而引起。这就提示我们，对某些疾病的治疗，一次剂量不宜过大，频次不宜过高，疗程也不宜过长，否则常会引起间生态发生，而不利于达到预期治疗效果，这是我们进行物理治疗时应当注意的。

六、理疗对机体作用的共性和特性

（一）理疗对机体作用的共性

各种理疗，对机体既有共性作用，也有特性反应，这是普遍公认的。既往曾较普遍地认为，这些共性作用属于热作用，这是不正确的。

1. 在生理作用方面理疗对机体作用的共性

（1）改变组织细胞和体液内离子的比例和微量元素的含量。

（2）引起体内某些物质分子（如蛋白分子、水分子等）的结构变化。

（3）影响各种酶活性。

（4）调节物质代谢。

（5）使体内产生生物学高活性物质。

（6）增强血液和淋巴液循环。

（7）改变生物膜、血管、皮肤、黏膜和其他组织的通透性。

（8）引起组织温度改变。

（9）调节神经 – 内分泌信息控制系统的功能。

（10）加强单核 – 吞噬细胞系统功能等。

2. 在治疗作用方面理疗对机体作用的共性

（1）促进神经 – 内分泌信息控制系统功能障碍的消除。

（2）提高整个机体或某些系统、器官的功能水平。

（3）改善组织器官的血液循环和营养，促进组织修复和再生。

（4）提高局部或全身的抵抗力。

（5）镇痛。

（6）消炎、消肿。

（7）缓解痉挛。

（8）脱敏或致敏。

（9）增强机体的适应能力。

（10）促进药物向组织器官透入等。

3. 对上述共性作用的说明　一是并非每种理疗都有上述全部的共性作用；二是由于各种理疗性质不同，使用方法不同，机体功能状态不同，病变性质和发展阶段不同，导致在共同性作用方面，也含有特异性作用成分。

（二）理疗对机体作用的特性

1. 理疗作用于机体后，在引起共性效应的同时，也引起特性效应，这一论点已被日益增多的事实所证明。许多实验和临床研究证明，理疗共性作用和特性作用是互相联系的。研究理疗作用的特性，提高理疗的临床效果，应视为理疗重点研究方向之一。

2. 理疗特性作用效应，只有在使用小剂量条件下，才最明显，在使用大剂量时，由于分子的布朗运动（热运动），可掩盖其特异性作用效应。例如小剂量超短波作用，有明显增强机体防卫功能作用，而大剂量超短波则有抑制作用。

3. 理疗特性作用效应，是基于不同物理因子对不同细胞、组织和器官的相对选择性。这是因为物理能性质不同，对组织细胞感受性有差异。

（1）紫外线优先作用于外胚层组织，表皮、皮肤神经末梢感受器；超短波优先作用于结缔组织，巨噬细胞系统，并可较明显地作用于血管系统、自主神经 – 内分泌信息控制系统、骨组织等；直流电优先作用于周围末梢神经感受器和周围神经纤维。

（2）用同一强度超声波，直接作用于不同组织，皮肤、肌肉、肌肉神经结构、小肠、脊髓腰段等，比较其形态变化，发现脊髓前角神经细胞变化最明显；神经系统对分米波感受能力较对超短波感受能力为高。

（3）正弦调制中频电流，可使疲劳肌肉中 RNA 含量升高，并能增强大脑皮质、锥体神经细胞核内脱氧核糖核酸蛋白的荧光强度。

4. 对上述特性作用的说明 研究结果证明，不同理疗方法，引起体液因子的变化，组织的形态学变化，超微结构功能形态变化，直至组织器官功能的变化，以及物质代谢的变化等，均具有一定的特异性质作用。

七、影响理疗应答效应的因素

理疗是一种外界因素，机体反应是内在因素。因此，当理疗作用于机体某一部位或某组织器官后，机体产生应答反应，也遵循事物发展的一般规律。即"外因是变化的条件，内因是变化的依据，外因通过内因起作用"。但是在一定条件下，外因也可以成为应答反应的决定因素。因此，影响理疗应答反应的因素有以下两大类：

（一）外界因素

1. 刺激种类和性质 不同理疗方法，产生的应答反应不同。每一种理疗作用于机体，其应答反应各有不同特征。直流电、低频电、高频电、紫外线、激光等，其应答反应皆不一样。

2. 刺激强度与时间 理疗刺激强度、时间不同，其他条件皆相同，即使是同一种理疗，其产生的应答反应也不一样。一般规律是小量、中等剂量，具有兴奋、促进作用；大剂量起抑制作用；超大剂量则产生破坏甚至致死作用。可见从量变到质变的转化、发展进程。

3. 刺激环境和条件 机体对外因，包括理疗刺激，也受条件反射和生物钟节律的影响。体内交感信息控制系统的昼夜节律与人体"阳气"的昼夜节律完全相同，都是昼高夜低；而体内副交感信息控制系统的昼夜节律与人体"阴气"的昼夜节律完全相同，都是昼低夜高。所以，如能在同一优美安静的条件下，定时进行物理治疗或康复治疗，通过应答反应，一般可取得最佳的治疗效果。

（二）内在因素

从人体信息控系统生理学、病理学理论出发，人体是物质能量系统、信息控制系统、功能活动系统和心理精神系统的统一体。所以，不论哪一个系统出现异常或障碍，均可产生疾病。因此，在采用物理治疗和康复手段防治疾病时，其产生应答反应与以下因素有关。

1. 机体状态 研究证明，物理治疗或康复手段对应答反应有重要影响。因此，在进行物理治疗阶段，必须密切配合有效的心理治疗和护理，以及采取合适的治疗环境和时间，方能取得最佳治疗效果。

2. 疾病情况 疾病性质、轻重、急性期还是慢性期等不同，其应答反应也不同。

3. 个体差异 体质强弱、性别、年龄、敏感性和用药情况等，都与应答反应有关。

4. 刺激部位 同一种类、剂量的物理因子，如果作用于机体不同部位，其引起的应答反应则不同。例如紫外线照射膝关节时，以局部应答反应为主；作用在脊髓节段部位皮肤，除产生局部皮肤反应外，还引起相应节段内脏及肢体的反应；如进行全身紫外线照射，或取出一定量血液，在体外照射后再回输到体内，就会引起许多全身性应答反应。

第五节 理疗的基本原则

一、救死扶伤

1. 唐代名医孙思邈著《千金要方》说："凡大医治病……若有疾厄来求治者，不得问其贵贱贫富，长幼妍媸，怨亲善友，华夷智愚，普同一等皆如至亲之想……勿避阴戌、昼夜、寒暑、饥渴、疲劳、一心赴救……如此可为苍生大医，反此则是含灵巨贼。"

2. 中华人民共和国卫生部于 1982 年发布《医院工作人员守则》，明文规定我国医务工作者医德规范。其基本精神是"忠于职守、救死扶伤；钻研业务；精益求精；作风正派，正直廉洁；语言亲切，尊重患者；团结同行，互学互助；努力学习，优质服务。"我们应当把《守则》视为行动准则。

3. 作为医务工作者，应当意识到自己职业的社会意义。要有高度责任心，爱岗敬业，急患者所急，想患者所想，全心全意为患者服务。尤其对那些久治不愈或危重急症患者，更要千方百计地给予积极治疗。

二、明确诊断

没有正确的诊断，就没有正确的治疗。

作为医生只有在临床上多下功夫，熟练掌握疾病的病因、病理、症状、体征、诊断及鉴别诊断等基本知识，才能有针对性地选择正确的治疗方法。对于就诊患者，不能只凭主诉下结论，而应做详细检查，明确诊断，方能进行理疗。

以腰腿痛为例，首先应认真分析这一症状是由何种原因引起的，腰腿痛常见的疾患有：①腰部软组织损伤。②脊柱关节或椎间盘病变。③椎管狭窄、椎管粘连、脊髓肿瘤。④邻近脏器疾病，如泌尿、生殖、消化道疾病等。

只有在分析查明腰腿痛的原因之后，明确诊断，才能进行有计划、有目的治疗，取得好的临床效果。

三、注重心理因素

随着医学模式从单一的生物医学模式，向生物－心理－社会医学模式的转变，心理因素在疾病发生、发展过程中的作用日益受到人们的关注，几乎每一个患者，均伴有不同程度的心理失衡或心理障碍。WHO 提出："人体健康的一半是心理健康。"由此可见，心理健康与生理健康同等重要，两者可以互相影响、互为因果。对患者不可忽视心理因素，应注意患者的心理活动，如能适时地给予心理治疗，便能增强理疗效果。

（一）常见的患者心理状态

1. 患者希望医生能耐心倾听患者主诉、了解病情、困难和要求。

2. 多数患者习惯于药物治疗。对何谓理疗、理疗的作用与功效等等，知之甚少。常抱有试试看的心理，甚至怀疑理疗是否有效。

3. 有些患者对理疗有恐惧心理，恐电、恐水、怕烫，对某些理疗表现出精神紧张。

4. 有的患者对疾病有精神负担，焦虑、忧郁。急性病患者，表现出急躁不安、求愈心切；慢性病患者，对治疗缺少信心；颈腰椎病患者，怕发生瘫痪、造成残疾等等。

（二）医生应取的态度

凡此种种，患者对理疗有各种各样的心态。医生应深入了解、仔细分析，并进行有针对性的解答、指导和疏理，以消除疑虑，调动患者与疾病作斗争的积极性，力争取得好的理疗效果。

四、整体观念

1. 我国传统医学，把人体各部组织器官视为一个有机整体。同时认为"四时气候，地土方宜"等因素对人体生理、病理有不同程度的影响，既强调人体内环境的协调性和完整性，又重视人体和外界环境的统一性。从这种观点出发对疾病进行诊断和治疗，称为整体观念。传统医学强调"治病必求于本""急则治标，缓则治本""标本兼治，统筹兼顾"，切忌"头痛医头，脚痛医脚"。

2. 疾病与患者，患者与社会，是一个整体，此即内环境与外环境的协调和统一，内在和外在因素的相互作用、相互依存。提高对整体治疗水平的认识，治疗就有坚实的基础。因此，制订治疗方案，应注重多因素、多层次的整体治疗，其中包括对患者的自身治疗、家庭治疗、医院治疗、社会治疗等。

3. 疾病的发生、发展机理是复杂的，治疗手段也不应该是单一的或一成不变的，否则就不能奏效。采取理疗的同时，应注意局部与整体、心理与社会、药物与营养等综合治疗。只有这样，方能取得满意疗效。

4. 理疗是一种条件刺激，通过生理调节机制发生治疗作用。因而，在进行物理治疗时，必须注意患者全身的功能状态，注意患者对物理因子的反应能力，把人体内脏和体表各部组织器官，视为一个有机整体，既强调人体内环境的协调性和完整性，又重视人体与外环境的统一性。特别是治疗与大脑皮质有关的内脏疾患时，要注意从整体观出发，切忌头痛医头、脚痛医脚。

五、综合治疗

为提高疗效、缩短病程，常把两种以上的理疗或药物治疗综合应用，此称综合治疗。综合恰当，常可取得事半功倍效果；综合不当，则会影响疗效。

（一）两种理疗综合应用

1. 综合应用举例　两种理疗综合应用者屡见不鲜：如电水浴疗法，是将电流和水的作用相结合。两者结合后，治疗作用相互叠加，有利于缩短治疗时间，减少剂量，避免单一因子过强刺激；还能减轻患者心血管系统负担。这对多发性关节炎、多发性神经炎且伴有心血管功能不全患者极为有利。又如直流 - 透热疗法，是以直流电药物离子导入与中波或短波透热相结合，高频电流可降低皮肤屏障作用，加强血液循环和血管通透性，有利于药物离子更多地导入体内，提高临床治疗效果。

2. 综合应用注意事项　两种理疗综合应用方式有多种，有同时应用，也有同日先后应用，还有逐日交替应用。在综合治疗时，应注意如下几点。

（1）作用基本相同的理疗不能同日综合应用：两种全身浴疗、短波与超短波、超短波与微波、全身日光浴与全身紫外线照射、调制中频与间动电疗、全身水浴与大面积泥疗等，皆不宜同日综合应用，这是因为过强的刺激，会引起机体产生超限抑制，或造成机体功能紊乱。

（2）相互拮抗的理疗不能同时综合应用：在同一部位，不可先做紫外线，后做红外线或可见光疗法，因为它们的作用共同加于人体会造成不利影响；在同一部位，也不可先做NOVOCAIN 离子导入，后做紫外线照射，这样能减弱紫外线反应。还有全身静电疗法、电睡眠与针状浴或直喷浴，不能同时综合应用，这样也能使相互作用减弱。

（3）鼻黏膜、颈动脉窦、颌区、短裤反射区，同日不能在同一反射区使用两种以上的物理治疗，否则将造成不良反应。

（4）避免因综合治疗给患者造成过大负荷或疲劳，这样不利于机体激发生理调节机制，以及恢复健康。

（二）理疗与药物综合应用

1. 皮肤和黏膜给药并同时进行理疗，能促进药物吸收，提高程度分别为：直流电95%，白炽灯37%，紫外线12%，超声波及微波17%。

2. 皮下或肌肉注射药物，综合应用中等剂量的理疗，可使药物进入体内速度加快1.5～1.8 倍，其加速顺序分别为超声波＞短波＞蜡疗＞超短波＞泥疗。

3. 某些药物（柳酸、磺胺、汞及砷制剂）能提高机体对紫外线的敏感性。与此相反，胰岛素和钙剂则减少紫外线的生物学效应；应用烟肼酰胺和某些麻醉剂，能促进 TENS 的疗效；椎旁 Novocain 封闭，则降低 TENS 等的理疗效果。应用静脉封闭疗法，或理疗作用部位进行封闭治疗，均能减弱理疗反应，不宜综合应用。

4. 物理因子与药物相互作用，可以是协同的，也可以是拮抗的，对于具有镇静、解痉、抗炎、脱敏、降压等性质的药物，与理疗综合应用，能缩短病程，提高疗效，具有特殊临床意义。

5. 对大叶性肺炎患者，在应用抗生素治疗同时，综合深部透热，则有助于增强肺组织血液循环，改善气体代谢，提高炎症部位抗生素浓渡，加速炎症吸收和呼吸功能恢复；对于痉挛型肢体瘫痪的患者，在应用肌肉松弛剂的同时，综合应用局部或全身温水浴，则有助于缓解痉挛、降低肌张力和增强肌肉松弛剂的疗效。

六、方法优选

（一）因子优选

物理因子选择，应根据病情、性别、年龄、职业，患者全身功能状况和对物理因子作用的反应能力，以及生活习惯等多方面情况考虑。选择物理因子和治疗方法应遵循如下几项原则。

1. 在明确诊断的前提下，弄清发病机制、疾病阶段及主要表现。

2. 认真分析患者全身功能状况和机体反应能力。

3. 根据以上两条选择相适应的物理因子、作用方式、强度、时间、频次与疗程。

4. 所选择的理疗方法，应与其他疗法产生良好的协同治疗作用。

（二）时机优选

1. 生物体内各种功能活动，常按一定时间顺序发生变化，人们称这种按一定时间顺序重复出现、周而复始的节律变化为生物节律（biorthythm）。

2. 每种疾病病理变化，均有自身的节律性，选择不同时机进行治疗，其效果截然不同。有人研究用肝素与钙离子导入，观察对各种生化指标的影响，发现上午治疗比下午或晚上治疗效果好。又有人研究冠心病或高血压患者进行镇静性水浴，发现下午或晚上比早晨治疗效果好。

3. 我们在工作中也有这样的体验：生物反馈兴奋训练、运动体操训练，上午治疗比下午或晚上治疗效果好；生物反馈放松训练、电睡眠等镇静治疗，下午或晚上治疗比上午治疗效果好。

4. 由此可见，进行理疗有一个优选最佳时机问题。应当注意研究，如何应用理疗使紊乱的生物节律获得恢复，研究理疗对机体发挥作用的最佳时间，以便提高理疗的效果。

5. 在一般情况下，对治疗时机优选，应参照如下原则。

（1）对机体功能状态低下者，应在患者精神状态最好时进行治疗。这样利于自身生理机制的调节，提高免疫力，达到"事半功倍"的效果。

（2）对机体功能状态亢进者，根据患者病变节律，选择平稳期向高潮过渡，但尚未达到高潮时进行治疗，这样有利于顿挫病势，阻止病变进一步发展。

（3）对表现为非亢进亦非低下者，则要根据病变的特殊规律，分别找出最佳时机。

（三）参数优选

1. 大家知道，超刺激电疗法确定技术参数，是经过实验优选得出的结果。有人用多种频率方波进行对比研究，观察何种频率方波镇痛作用最佳。经过优选发现，频率143Hz，波宽2ms，间歇5ms方波电流，镇痛作用最佳。

2. 神经肌肉电刺激疗法，选择三角波刺激病肌，既能发挥特有的刺激效应，又不致引起正常神经肌肉收缩时出现疼痛。治疗部分失神经支配，应用脉宽 10～150ms，间歇 1000～2000ms；治疗完全失神经支配应用脉宽 150～600ms，间歇 3000～6000ms。这些都是经过临床实验得出的优选结论。

（四）共振优选

1. 有人研究在高血压患者颈动脉窦部位，用间动电流与心搏同步进行治疗，比非同步治疗降压效果好，而且作用持久。又有人研究利用与汗腺分泌活动同步的方式，进行离子导入，进入体内的药量增加了 1.5～1.7 倍。

2. 人体组织器官活动具有一定频率。这种频率取决于该组织器官的兴奋－抑制周期。应用电、光、声等物理因子进行治疗时，如能与该组织固有频率一致或相近，从共振原理看，必将增强该组织对能量的吸收而提高临床治疗效果。

3. 常用的 He－Ne 激光，频率 $4.7 \times 1014Hz$（628nm）与触酶最大吸收率 $4.77 \times 1014Hz$（628nm）十分相近，这可以帮助人们理解：为什么如此小的 mW 级激光能量，能起到那么好的效果。

七、因人施治

人有个体差异，性别、年龄、种族、体质强弱均有不同。相同疾病于某个体，临床表现亦各异。不同患者，对同一种治疗方法，反应与效果也不一样。如何使每一个患者都获得最佳治疗效果，这就是临床工作的艺术。一般而论，患者体质虚弱、老年、妇女、儿童、室内工作者，理疗宜用弱刺激，小剂量；月经期妇女的腰腹部，不宜进行大剂量热疗法（蜡疗、红外线、短波、超短波等）；更年期妇女反应敏感，亦适用弱刺激，小剂量；对野外工作者，因为经常受阳光、风力、冷与热刺激，耐受性较强，可以用刺激作用较强的大剂量。就神经而言，对兴奋过程占优势者，宜用弱刺激，中、小剂量；对抑制过程占优势者，宜用较强刺激，较大剂量。总之，要因人施治，不要千篇一律。

八、正确选择治疗部位

正确地选择治疗部位，与理疗效果有极为密切的关系。理疗作用方式，可以是全身的，也可以是局部的，或者是全身和局部两者相结合的。局部主要指病变部位，如局限性炎症、损伤等。局部进行理疗应注意：将病变部位置于物理能量作用场内，如电场、磁场等。但是，对于疼痛综合征、某些内脏或功能性疾病，则不仅限于局部治疗，有时还应用上病下治、下病上治、左病右治、右病左治的原则，往往能取得较好的治疗效果。

九、剂量合理

（一）理疗剂量学的概念

理疗剂量学包含物理因子刺激强度和作用时间两个因素。剂量不同，治疗效果大不一样。一般地说，大剂量抑制，小剂量兴奋。例如用超短波治疗急性炎症，小剂量可使单核－巨噬细胞系统的吞噬能力增强，提高免疫能力，制止炎症发展；而应用大剂量则出现相反的抑制现象。又如小剂量紫外线照射，能刺激肉芽生长，加速创口愈合；而大剂量紫外线照射，则会破坏新生肉芽，延缓创口愈合。再有，小剂量超声波作用于血管系统，能扩张血管，改善血液循环，加速渗出物的吸收；大剂量超声波则可使血管内皮肿胀，乃至使血管破裂。

（二）理疗提倡小剂量

（1）近十几年，理疗有提倡应用小剂量趋势，如用弱直流电治疗动脉硬化、冠心病、骨折愈合不良、预防术后血栓形成等。倡导者认为：只有小剂量才能充分发挥物理因子的特异性作用，激发人体的生理调节机制；而在应用较大剂量时，体内产生过多热量，则抑制机体某些生理调节机制。还有学者提出小剂量微动力效应学说，这也是一种新的见解。

（2）应用小剂量，要恰到好处，能以产生治疗作用为限；应用大剂量要根据治疗需要，切不可误认为剂量愈大愈好，时间愈长愈好，感觉愈强烈愈好，那样会事与愿违，好心办错事。

（三）结论

临床实践中，治疗剂量要力求合理。究竟选择何种剂量，要根据疾病不同性质、不同阶段、患者机体反应能力及治疗目的而定。除此之外，还应考虑治疗面积、疗程长短（累积量)、疗程间隔时间等因素。切忌千篇一律,草率从事。

十、疗程适当

1. 多数理疗,很难一次达到理想效果,因而需要每日或隔日一次连续治疗一段时间,此称疗程。因为物理因子作用于人体之后,会产生应答性反应,并留有痕迹后作用。尽管这种后作用反应比较弱,但经过多次积累或叠加,便能达到一定强度,产生持续疗效。此时,应停止治疗,结束疗程。如果再连续治疗,造成的累积后作用过强,又会使机体反应系统产生超限抑制或局部间生态,不但不能提高治疗效果,相反还会给机体带来不利影响。疗程有长有短,要根据病情、理疗种类和治疗目的决定。一般地讲,急性病疗程短(3～8次),慢性病疗程长(12～20次);累积作用强者疗程短,累积作用弱者疗程长;用于治疗者疗程短,用于预防、保健者疗程长。

2. 根据上述理由,对于需要进行多个疗程的慢性病患者,应当在两个疗程之间设置一个间歇期,以利于患者机体重新调整恢复,消除对理疗的适应性反应。疗程间歇期一般为2～4周,长者可达到1～2个月。

3. 还应注意,对于慢性病患者,应用同一种物理因子治疗,在1年之中,不宜超过3～4个疗程。

第六节　理疗在临床与康复中的应用

在临床与康复方面,物理治疗和药物治疗一样,分为对因治疗和对症治疗两大类。从症状入手,研究疾病发生、发展规律,娴熟地掌握常见症状的物理治疗,可视为一项基本功。这样,就可以顺利地解决在日常工作中所遇到的各种各样的难题。

一、镇痛与抗痛

疼痛是临床中常见的症状之一,往往需要根据疼痛的不同病因和性质进行物理治疗。

(一) 神经痛

表浅神经痛可选用利多卡因、混合麻醉剂等药物离子导入,或用间动电流、干扰电流、随机电流、TENS电疗,或磁疗等;较深层的神经痛,可采用干扰电疗、正弦调制中频电疗,或短波、超短波、超声波、微波,或分米波疗法等。

(二) 痉挛性痛

深层肌肉痉挛性疼痛,优先选择微波或分米波、短波涡流电极治疗。浅层肌肉(指、趾关节周围肌、面部肌)痉挛性疼痛可采用短波、红外线照射。对缺钙患者,除补充钙剂外,可用全身紫外线照射或钙离子导入。如属上运动神经元损伤引起的肌痉挛,宜采用痉挛肌及其对抗肌的交替电刺激疗法,或用正弦调制中频电流,重点刺激痉挛肌的对抗肌或肌群。缺血性肌痉挛,宜采用使肌肉血液循环明显增加的分米波、微波和短波涡流电极治疗。

(三) 缺血性痛

动脉无明显闭塞时,可直接在局部应用各种产热的电、光疗法以改善血液循环,最好配合有关交感神经节的间动电疗法。动脉有闭塞时，不宜直接加热，可利用交叉或交感性血管反应，在交叉或对侧的肢体上用强热，或在有关的交感神经节上进行透热或间动电疗法。

（四） 炎症性痛

治疗需针对消炎，方法见抗炎治疗。

（五） 残肢幻痛

残肢幻痛是一种较难处理的症状，可选择一些敏感点进行 TENS 电疗，治疗时 $f = 3 \sim 10Hz$，t 宽 $= 10\mu s$，电流强度以引起明显的针刺痛而患者尚能耐受为准，时间 $30 \sim 60$ 分，每日 $2 \sim 3$ 次。亦可用 $2 \sim 3MED$ 剂量的紫外线照射局部，隔日 1 次。

二、抗菌与抗炎

1. 紫外线以杀菌作用著称。杀菌效力最强的光谱为 $254 \sim 257nm$，对金黄色葡萄球菌、枯草杆菌、绿脓杆菌、炭疽杆菌、溶血性链球菌等均有杀灭作用。紫外线杀菌的机理，主要是引起 DNA 两个胸腺嘧啶单体聚合成胸腺嘧啶二聚体，使细菌失去正常代谢、生长、繁殖能力，乃至死亡。

2. 急性、亚急性浅层组织炎症，如面积小于 $30cm^2$ 时，可用冷光紫外线灯；如面积大于 $30cm^2$ 时，可用高压汞灯分野照射。需注意用 50cm 以上距离，以避免热辐射。进行一野的中心重叠照射法，除紫外线外，尚可用抗生素离子导入。不论化脓性还是非化脓性，均可用无热量短时间的超短波电容场，或无热量的微波或分米波疗法。

3. 急性、亚急性深层组织炎症，主要采用无热量或微热量的超短波、短波、微波或分米波疗法。如病变在皮下脂肪层，用较小电极间隙的超短波、短波电容场疗法；如病变在肌层，用微波或分米波，或短波涡流电极；如病变在微波或分米波达不到的深部，则用电极间隙大的短波或超短波电容场治疗。

4. 慢性浅层组织炎症非化脓性者用紫外线局部照射；化脓性者除上述治疗外，还可用抗生素电离子导入。不论化脓性还是非化脓性，均可用微量、温热量的超短波、微波疗法。

三、改善血液循环

1. **皮肤** 改善皮肤血液循环，以干扰电疗、间动电疗、超声电疗、阴极直流电、舒张血管药物电离子导入、红外线或可见光照射为佳。皮下组织以小间隙温热量的短波或超短波电容电极治疗为佳。

2. **肌肉** 以微波或分米波、短波涡流电极治疗，干扰电疗、间动电疗、超声疗法为佳。

3. **内脏** 对于含水丰富的内脏，以微波或分米波、短波涡流电极为佳；对于含气多或电阻大的内脏，以短波或超短波，电容电极大间隙温热量的治疗为佳。

4. **骨皮质及骨膜** 以超声治疗为佳。

5. **整个肢体** 相应交感神经节的干扰电疗、间动电疗、超声电疗、合并长形辐射器的微波或分米波，或短波电缆治疗为佳。

四、针对伤口感染与愈合迟缓

（一）脓性创面

对于含有大量脓性分泌物及坏死组织的创面，进行紫外线中心重叠照射用 20～30 或 60MED，伤口周围 5～10cm 的皮肤用 3～5MED 剂量照射，每日 1 次。其目的在于杀菌、消炎和加速坏死组织的剥脱，控制感染，清洁伤口。上述治疗往往数次即有明显效果。若感染不能控制，可查清病原菌，先用该菌株敏感的抗生素在创面作直流电离子导入。

（二）清洁创面

当创口清洁、肉芽组织生长良好时，可改用 1MED 紫外线照射，小剂量紫外线能刺激肉芽生长，而大剂量紫外线则破坏肉芽生长。若肉芽组织苍白、水肿，可先用有干燥作用的短波红外线照射 10～15 分钟，然后再用 2MED 左右的紫外线照射；肉芽组织生长过度而影响愈合时，可先用 3～5MED 剂量的紫外线照射，促使肉芽组织溶解，以后再改用 1MED 的剂量以促进愈合。

（三）愈合迟缓

（1）应用小剂量紫外线照射，在防止和控制伤口感染的同时，还能刺激肉芽组织生长，加速上皮搭桥和创口愈合过程。

（2）在创面上用 0.01mA/cm² 的电流密度，进行阴极弱直流电治疗，每次 2 小时，休息 4 小时，再治疗 2 小时，1 日 2 次，共 4～5 周。

（3）对于下肢静脉曲张形成的溃疡，用锌离子导入或达松伐尔电疗法，比单纯外科换药处理，伤口愈合日期显著缩短。

五、缓解中枢性瘫痪引发的肌痉挛

1. 对于中枢性瘫痪引发的肌痉挛，临床上常用冰敷，当肌肉温度下降到 20～12℃时，痉挛明显减轻，但效果最长为数小时。

2. Hafschmidt 提出痉挛肌及其对抗肌的交替电刺激疗法，这种方法可收到较长时间的缓解效果。具体方法是：用两路电流交替地刺激痉挛肌及其对抗肌，两路电流的电脉冲出现的时间相差 0.1～1.5s，脉冲 t 宽为 0.2～0.5ms 的方波或一组波群，方波或波群出现的频率为 0.66～1Hz，电流强度均以能引起肌肉明显收缩为准。治疗原理是：

（1）第一路电流刺激痉挛肌→痉挛肌强烈收缩→肌腱上的高基氏腱氏腱器兴奋→Ⅰ纤维传入脊髓→反射性地抑制痉挛肌。

（2）第二路电流刺激痉挛肌的对抗肌→对抗肌强烈收缩→引起交互抑制→痉挛肌亦发生反射性的抑制作用。两种抑制接连发生，使痉挛得以减轻。这种治疗在欧洲用 Spasmotron 仪进行，国内生产的这种仪器名为痉挛肌电刺激治疗仪。

3. 用正弦调制中频电流刺激痉挛肌的对抗肌，条件可参照废用性肌萎缩部分，但电流强度以能使对抗肌产生强烈的收缩为准。

4. 对于较轻的痉挛，可用透入深度能达肌肉的分米波或微波透热治疗，均颇为有效；也可用松弛性肌电生物反馈疗法，让患者设法减弱仪器中发生的声、光和仪表指示，逐步达到松弛肌肉的目的。

5. 对于整个双下肢均有痉挛的患者，可令其在 38~39℃ 的步行浴池中，缓慢进行步行运动，这种治疗往往能使 90% 的痉挛得到缓解。

六、促进瘫痪肢体运动

1. 上世纪 60 年代有学者发现，用电刺激神经（NES）疗法，治疗偏瘫或颅脑损伤患者的足下垂时，虽然停止电刺激治疗，但仍有一种持续效应，即患者仍感到足背曲比较容易。研究认为这是一种易化结果。之后不少学者证实这种效应。目前大多数学者认为，这种易化是电刺激神经而麻痹了肌肉，向中枢提供大量本体、运动和皮肤感觉的输入冲动，使中枢麻痹，而肌肉产生新感知，从而帮助患者有效地控制这些肌肉活动。

2. 美国 Rancho Los amigos 康复工程中心发现，在偏瘫患者上、下肢运动的易化方面，配合肌电生物反馈疗法特别有效。在用 NES 进行易化治疗时，每次治疗的时间 15 分，但要求患者每次治疗均需积极参与，而且必须亲眼看到自身肌肉或关节的活动，这样可加入视觉反馈，使易化出现得更容易和更快些，治疗时电流的参数可参看废用性肌萎缩部分。

3. 采用皮肤肌梭局部易化法，即在肌表皮肤用 0.6% 磷酸组织胺进行电离子导入引发红斑，可使易化作用延续 30 分钟以上。为使肢体易于活动，可在运动水池中，用水的浮力辅助患者肢体活动。

七、增大挛缩关节的 ROM

上世纪 70 年代，国外学者相继研究证明，电刺激对中到重度屈曲挛缩关节、被动活动 ROM 不正常的偏瘫肢体具有肯定疗效。它可以减轻挛缩，增大 ROM。并发现这种治疗对膝关节的挛缩更为有效。治疗时电流脉冲参数是 t 宽 $= 200~500\mu s$，t 升 $= 200~500\mu s$，f $= 20~35Hz$，f 调制 $= 3.3$ 次 ± min，每次治疗时间由 30 分至 2 小时不等。这种治疗在温水浴后进行效果更好。

八、治疗中枢性瘫痪引发的肌萎缩

1. 用 NES 治疗上运动神经元性瘫痪引发的肌萎缩，不仅有效而且十分流行。有人研究证明：在 2~10 周治疗中，肌肉最大扭力矩进行性地增大，治疗前后的活检证明，这种治疗的典型适应证，是被石膏或夹板制动而关节和软组织都有矫形学改变，但萎缩的肌肉对电刺激仍有良好反应。

2. 临床经验证明：上运动神经元性瘫痪患者，脊髓不完全性损伤者，肌肉部分恢复神经支配者，电刺激可每日治疗多次，每次治疗时间 30~60 分，电流参数可参看"防治废用性肌萎缩"部分。一般治疗 2~6 周即见明显效果。这种治疗，若配合局部温热疗法，效果会更好。

九、改善尿潴留或尿便失禁

（一）尿潴留

尿潴留时，可试用：t 宽 $= 500ms$，t 升 $= 500ms$，t 降 $= 150ms$，t 止 $= 1\,000ms$ 的三角波电流刺激关元和中极穴，再刺激双三阴交穴。

（二）尿失禁

（1）用干扰电流刺激，以加强骨盆底和会阴部的肌力。治疗时用 4 个大号吸附电极，在腹股沟上方和股三角下缘交叉放置，差频选用 0~30Hz 或 0~100Hz，电流强度以患者能耐受的最大量为准，每次 15~20 分，每日 2 次。

（2）用点状电极和感应电流刺激两侧上、次、中、下髎，以及 S_{2-4} 皮节的皮表。

（3）用感应电的刷子，迅速刷拂 S_{2-4} 皮节的皮表。

（4）用冰刺激 S_{2-4} 皮节的皮表。

（三）便失禁

（1）用干扰电疗方法，与尿失禁时相类似。

（2）用点状电极和感应电流刺激两侧上、次、中、下髎及长强穴、关元穴、足三里穴等。

（3）刷拭和冰杯刺激 S_{2-4} 皮节的皮表。

（四）大便不畅

（1）用 4 个大板状电极，于腰腹交叉对置进行干扰电疗，差频选用 0~30Hz，电流强度以患者能耐受的最大值为准，每次 15~20 分。或用手套电极在腹部沿结肠走行方向，实施按摩式的手套电极干扰电疗。

（2）用两个 $300cm^2$ 大电极，分放于左右腰腹部，用 t 宽 =500ms，t 升 =500ms，t 降 =150ms，t 止 =1 000ms 的三角形电流对腹部进行刺激。

（3）用感应电流的刷子电极，迅速拂拭 L_{1-2} 后主支支配的皮节。

十、治疗周围神经元性瘫痪

1. 根据电诊断结果，只要神经支配有恢复的可能，即应进行神经肌肉电刺激（NES）。此种治疗既能使疼痛最轻，又能选择性地刺激病变神经或肌肉而产生最佳效果，即通电时引起的扩散使邻近正常肌肉的收缩，不应比病肌收缩明显。用 NES 时，一般采用双极电刺激，电流脉冲参数可按表 1-3 选择：

表 1-3　1NE 电刺激参数选择

失神经程度	t 宽	t 升	t 降	t 止
神经失用而肌肉无失神经	1ms	1ms	0 ms	20ms
轻度失神经	10~50 ms	10~50ms	1ms	50~150ms
中度失神经	50~150ms	50~150ms	30~100ms	500~1 000ms
重度失神经	150~300ms	150~300ms	100~200ms	1 000~3 000ms
极重失神经	400~600ms	400~600ms	200~300ms	1 000~5 000ms

2. 在无电诊断的条件下，失神经程度往往不易区分，此时可从表中选一近似条件做试验检查。通过试验选择符合疼痛最轻，而病肌收缩反应又最强的参数。起初治疗时，使每条病肌收缩 10~15 次，休息 3~5 分钟，如此反复，4 个循环为 1 次治疗。随着病情好转，以较多次治疗为好，直至神经支配功能恢复为止。若电极下皮肤受刺激太强烈，或皮肤神经过度敏感而影响治疗进行时，可改用正弦调制中频电流或干扰电流，这样可减少皮肤刺激反应。

3. 当 NES 患者治疗出现细微的肌肉随意收缩时，即可开始对病肌进行肌电生物反馈治疗，让患者借助仪器的声、光、仪表指针等反馈信号，尽量做自主训练或辅助自主训练。每日 1~2 次，可增强 NES 治疗效果。

4. 如有条件可让患者在温水池中做水中运动训练，借助水的浮力辅助无力的肢体活动。这种方法，在心理和肉体上都有良好效果。

十一、防治废用性肌萎缩

长期卧床患者或长期制动的身体部位，往往易于发生废用性肌萎缩，选用 t 宽 = 1ms，t 升 = 1ms，t 降 = 0ms，t 止 = 20ms，f 调制 = 30/min. 电流，对有关肌肉进行 NES，可防治废用性肌萎缩，治疗每日 2~6 次，每次治疗使肌肉收缩 20~30 次。如果患者需要长期治疗，或电极下皮肤对电流耐受不佳，可选用正弦调制中频电流，其条件是 WF = 全波段调制：Ma = 100%；F_1 = 50 Hz，t_1 = 1'，t_2 = 1''，1 = 引起肌肉明显收缩。上述治疗最好在温热治疗后进行。

十二、训练肌肉做新动作

在肌腱移植等手术后，肌肉需进行它原先没有做过的动作，患者也感到不习惯，这时候，可以用感应电刺激来帮助建立新的运动功能，使感应电刺激与患者的主观意志同时作用，通过较长时间的配合训练，建立新的运动。

十三、防止肌肉与周围组织粘连

当肌肉周围组织有渗出物时，易于形成粘连，这可以通过有关结构发生相对运动来防止。若主动活动不可能或主动收缩的强度不够大时，可应用感应电刺激肌肉，有助于防止粘连。对已经形成的轻度粘连，亦可试用感应电引起肌肉收缩而使之缓解。

十四、预防深静脉血栓形成

严重创伤或手术后，由于制动的原因，在静脉系中易形成血栓，血栓栓子脱落后易引起肺栓塞等严重并发症。若用电流节律性地刺激腓肠肌，通电时肌肉收缩可促进静脉和淋巴管排空，断电时肌肉松弛可使静脉和淋巴管易于充盈。如是反复地收缩和松弛，对静脉和淋巴都有促进回流作用。国外学者曾在 110 名患者身上，用标记的纤维蛋白原吸收试验作为观察指标，证明血栓形成发生率，在电刺激组和对照中的比例为 9：23，统计分析有显著差异。一些学者还证明，在预防小腿深静脉血栓形成方面，无论是长筒弹性袜，还是抬高肢体，都不如电刺激有效。治疗时可试用 t 宽为 15ms 左右的方波，f 为 30Hz 左右，调制频率为每分 10~30 次。

十五、增加残端皮肤的耐磨耐压性

有人研究，用 1MED 以上的紫外线反复照射后，局部皮肤的上皮细胞增厚，感觉感受器的敏感度降低。前者增强了残端皮肤对机械摩擦的耐受性，后者减轻了残端的痒感和受压感，两者都有利于装配假肢或其他矫形器械。加上残端往往有毛囊炎等皮肤反应，有时甚至有炎症感染，这时用紫外线照射有明显的消炎作用。治疗无炎症的残端，可用 1MED 的剂量照射，隔日 1 次，直到皮肤晒黑出现脱屑为止；对于有炎症的残端，可用 2.5 ~ 3MED 照射，隔日 1 次。

十六、软化瘢痕与消散粘连

1. 有实验证明，适当的温热作用，可使肌腱、韧带、关节囊等组织延展性增大 5 ~ 10 倍。临床经验证明，温热疗法、音频电疗、超声波疗法、碘离子导入疗法，均可以改善结缔组织的弹性，增加组织的延展性，常用于治疗术后瘢痕和组织粘连，有明显的软化瘢痕和消散粘连作用。

2. 对于肢体、体表浅层的纤维组织粘连，可用超声治疗。但对于内脏粘连，由于脏器的几何形状复杂，界面较多，加上有些空腔器官还有空气或其他气体，因此治疗效果不一。对于这类粘连，除可试用超声外，还应配合大电极间隙短波容电场、音频电疗、干扰电疗、正弦调制或电脑中频治疗等。对于浅部瘢痕和粘连，还可用透明质酸酶、5% 硫脲或 5% 碘化钾进行电离子导入。由于导入深度有限，因此不适用于深部的组织。对于瘢痕疙瘩可试用超声治疗或液氮冷冻激光治疗。

十七、促进骨质生长，加速骨折愈合

1. 实验证明，弱直流电阴极、TENS、干扰电疗法和脉冲磁场，均能促进骨质生长，加速骨折愈合。国内有人进行动物实验，用干扰电疗法，在骨折 4 周时，治疗组骨痂形成比对照组多，6 周时治疗组愈合，但对照组骨折线仍清晰可见。

2. 有人应用植入电极，通以阴极弱直流电治疗骨折后骨不连接产生了公认的治疗效果。治疗时如有条件，可用埋入法，选 1.2mm 左右克氏针作为阴极，除尖端 1cm 处外露以外，余均用聚氟乙烯涂套绝缘。在 X 线引导下，将消毒针从皮、皮下和骨皮质穿入骨折部。如不连接的部分小，用一根针即可，不连接的部分大，可插入 4 根针。上述电极连接阴极；阳极放在体表。除直流电疗仪和阳极外，其他设备均置于石膏内，患者可自由活动。所用电流视阴极的多少而定，一般每个阴极用 20μA 左右，治疗为连续性，一般治疗 10 ~ 12 周。

3. 由于植入电极较麻烦，有人应用皮肤电极或 TENS 电流治疗骨不连接。治疗时如局部无石膏，则用 4 个低频电疗电极，在不连接部位进行交叉对置；如果局部有石膏，则在石膏的远、近端交叉放置。电流参数为：单向脉冲，t 宽 = 100 ~ 300μs；f = 1 ~ 2Hz；I < 20mA，每次治疗 30 ~ 60 分，每日治疗 3 ~ 4 次，10 周时做 X 线拍片检查。

十八、防治骨质疏松或骨软化

上世纪 80 年代，认为长期居留户内的老人，紫外线照射对防治骨质疏松或骨软化有效。治疗时可选光谱范围为 270 ~ 380nm，峰值在 313nm 的长管荧光太阳灯 8 支，悬挂在病房的活动天花板上，距离患者活动地点 1.5 ~ 2m 高，将剂量控制在照射 3 小时相当于 1/4 ~ 1/2MED 的范围内。让老人们每日在该室内活动 3 小时，活动时暴露头、面、胸、手、臂、小腿等部位，大约相当于 0.4m^2 的体表面积。照射治疗，可持续到血浆中 25 羟维

生素 D_3 水平恢复正常为止。对于卧床的老人，可把移动的光栅推到病床上方进行照射，仰卧时需用黑眼镜保护眼睛，剂量仍控制在上述范围内，患者在床上可每半小时或 1 小时翻身 1 次。

十九、调节免疫功能

机体自愈能力和免疫功能，对于残疾者而言至关重要。实验证明，紫外线、红外线、磁场等物理因子，均有增强和调节机体免疫的作用。有人用 1/5 ~ 1/3MED 紫外线照射家兔，血清补体滴定度明显上升，在两周内升到最高值。又有人用 1/4MED 紫外线照射，发现白细胞吞噬能力增强 26% ~ 55%，凝集素滴定度增加 8 ~ 16 倍，并于停止照射 1 ~ 1/2 月内，上述两项指标仍高于原来水平。红外线照射除可改善血液循环之外，还可使小动脉及毛细血管周围出现细胞移行、浸润，吞噬细胞功能增强，抗体形成增多；磁场对机体细胞免疫及体液免疫均产生有益影响。

二十、抗癌

近几十年应用射频加温、低温冷冻、激光光敏效应、激光气化炭化、超声聚焦及强磁场等理疗方法治疗癌症取得进展，并引起有关方面的重视。

（乔志恒）

思考题

1. 何谓理疗？
2. 试述理疗的起源与发展。
3. 理疗有哪些种类？
4. 理疗有哪些治疗特点？
5. 试述理疗的作用机制。
6. 怎样解读理疗相关理论与假说？
7. 理疗应用有哪些基本原则？
8. 试述理疗在临床与康复中的应用。

第二章　直流电及低频电疗法

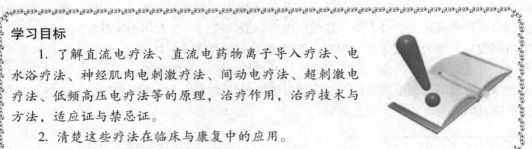
第一节　直流电疗法

在导体中，电荷流动方向不随时间而改变的电流叫直流电，将低电压的平稳直流电作用于人体一定部位来治疗疾病的方法叫直流电疗法（galavanization）。这是应用最早的电疗之一，是18世纪80年代意大利学者贾伐尼（Galvani）利用电流引起蛙肌收缩而发现的一个古老的电疗法。长久以来，单独应用直流电治疗疾病已日渐减少。但近年来，由于发现直流电对静脉血栓、肿瘤、骨折、陈旧性缺血性溃疡等疾病有明确的疗效，这种疗法又重新引起人们的重视。加之它是离子导入和低频电疗法的基础，其操作技术基本相同。因此，了解直流电的特性、生理作用和治疗方法对了解低频电疗也是必要的。

一、直流电的生理作用

（一）对组织兴奋性的影响

1. 兴奋性改变的特征　在直流电作用下，组织的兴奋性发生改变，阳极下的组织兴奋性下降，阴极下的组织兴奋性升高。这种改变可以扩大到电极周围2cm左右的范围。断电后，这种变化于1～2分钟到数十分钟内消失。直流电引起的这种变化称为直流电紧张，阳极下的组织兴奋性下降称为阳极电紧张，阴极下的组织兴奋性升高称为阴极电紧张。当通过的电流较大和通电的时间较长时，情况将发生变化，阳极下的组织兴奋性先下降，当电流强度更大时，阳极下的组织兴奋性不再下降；阴极下的组织兴奋性先升高，当电流强度更大时，阴极下的组织兴奋性严重地受到抑制。

2. 兴奋性改变的机制　有兴奋能力的组织，其膜结构对兴奋的产生有重要意义。现已证明这种膜基本上由两层类脂和三层蛋白质构成：膜的内、外、中三层为蛋白质，三层蛋白质夹着两层类脂。膜有不少洞眼，安静时可让某些离子通过，但又不让另一些离子通过。在静止状态下，膜外带正电而膜内带负电，因此膜外、内成为正、负二极，此谓极化。在某种外因的作用下，膜的通透性改变，正离子大量进入膜内，因而极性倒转，谓反极化或称除极。膜外带负电的除极部位与膜外带正电的未除极部位形成电位差，产生动作电流，引起兴奋的传播。

在直流电作用下，组织兴奋性的改变与直流电引起的离子浓度改变以及这种改变引起的膜特性改变有关。在直流电作用下，由于 K^+、Na^+ 的移动速度比 Ca^{2+}、Mg^{2+} 等快，通电一段时间后，K^+、Na^+ 等先到达阴极附近而 Ca^{2+}、Mg^{2+} 落在后面，因此阴极侧的 K^+、Na^+ 相对较多，而阳极侧则 Ca^{2+}、Mg^{2+} 较多。

实验证明：在 K^+ 等离子的作用下，于显微镜下可见神经轴突髓鞘结构疏松，轴内水分增加，轴突膨胀，表面光滑。由于膜的结构变松，通透性相应较大，离子转移较前容易，因而易于使膜除极兴奋。K^+ 的这种作用，可能就是 K^+ 较多的阴极处出现兴奋性增高的原因之一。但当 K^+ 的浓度进一步增高时，膜结构更加疏松，通透性极度增大，膜对离子的选择性阻挡作用近于消失，不能维持膜电位，这就失去了产生兴奋的基本条件，因而失去兴奋性。这可能就是长时间大电流作用时，阴极 K^+ 浓度剧增而致丧失兴奋性和表现为阴极抑制的原因。已如前述，阳极下 Ca^{2+}、Mg^{2+} 相对较多。现已有实验证明：Ca^{2+} 作用于神经组织时，在显微镜下可以看到轴突紧缩，水分减少，表面高低不平而有小的隆起。由于膜变致密，妨碍了离子经膜的转移，不利于除极，因而兴奋性下降。这可能就是阳极下兴奋性降低的原因之一。当电流较大和通电时间较长时，阳极下的 Ca^{2+}、Mg^{2+} 因受阳极排斥而逐渐减少。在这种情况下，由 Ca^{2+} 引起的膜致密等可逆性变化亦随之减少，因而阳极的兴奋性逐步恢复正常。

（二）对血管和血液循环的影响

直流电疗会引起局部血管扩张，皮肤发红，持续的时间也较长。这种作用在阴极下更为明显。直流电引起血管扩张的机制有：

1. 离子运动刺激了感觉神经末梢，通过轴突反射和节段反射引起血管扩张。

2. 直流电的电解作用使微量组织蛋白分解，释出血管活性肽或组织胺，后者通过直接扩张小动脉、轴突反射、增高毛细血管的渗透性引起血管扩张。

3. 离子移动冲击血管壁的机械作用。

4. 直流电除引起局部充血外，也可通过节段反射加强相应节段深部脏器的血液循环。这种作用可以改善局部的供氧，改善营养和代谢，增加防御性免疫物质向局部的输入，使细胞间的淋巴流动旺盛，加速病理致痛化学介质的排出，使腺体分泌增加等。这些都有利于炎症的消散和功能的改善。

（三）对组织水分的影响

由于电渗的关系，直流电疗时水向阴极部位移动，结果阴极下组织含水量增多，而阳极下组织有不同程度的脱水。利用阴极的作用，可使水分向瘢痕、干燥的组织集中。组织蛋白是亲水性的，由于水分增多，蛋白吸水，易于溶解膨胀变软，因而阴极能使瘢痕软化，使干燥的组织变软。相反，阳极可使局部组织脱水、皮肤干燥，对于有水肿或有渗出物的病灶和多汗的局部皮肤，可利用阳极的脱水作用进行治疗。

（四）对细胞代谢的影响

细胞的代谢通过膜内外的物质交换完成。细胞膜系由蛋白质和类脂等物质构成。人体蛋白的等电点偏酸，因此酸能使组织蛋白接近等电点而沉积凝集；碱的作用则相反，能增大蛋白的分散度，使之分离溶解。如前所述，在直流电作用下阳极区酸度上升，阴极区碱度上升，因此阳极范围内细胞膜蛋白凝集致密，物质经膜的交换困难，代谢降低；阴极下膜蛋白分散，膜组织疏松，物质经膜的交换增快，代谢加强。阴极的这种作用，对于慢性发炎病灶和长期不愈合的溃疡（此时作用于周围皮肤面）有一定的治疗意义。实验证明：用人工方法引起动物双下肢麻痹，使之出现继发的营养不良性溃疡，然后在一肢进行阴极直流电疗，另一肢作为对照，结果发现治疗侧的溃疡愈合比对照侧迅速。

（五）对骨折愈合的影响

近年来发现正常骨干骺端带负电，骨折后负电的分布发生变化。如果通过皮肤缺口，于骨折区通以小量阴极直流电，可使愈合加速。

（六）对中枢神经的影响

直流电对中枢神经系统的作用是多方面的。当头部通以直流电时，可出现高级自主神经中枢方面的反应，例如通过血管运动中枢的调节作用，可使脉搏减慢、周围血管扩张。从动物实验证明，把阴极置于前额，阳极置于后颈部，可引起大脑软脑膜血管扩张；把阳极置于前额，阴极置于后颈部，则相反地出现血管收缩反应。

上述在直流电阴、阳极作用下组织兴奋性的改变，中枢神经系统内可出现。例如将阳极置于蛙的延脑部位，将阴极放在蛙的下颌部位，接通电流后，发现蛙的士的宁性抽搐减轻；将上述部位的阴、阳极交换，则见到抽搐加强。又如把阳极置于动物的腰骶部，阴极置于颈部，即形成上行电流，这时反射增强。阴极电紧张还能提高脑髓的兴奋性，同时能使患癫痫的动物癫痫发作，而阳极电紧张则能抑制癫痫的发作。下行电流可使舞蹈病患者的抽搐及无意识的运动迅速消失，而上行电流则使抽搐再现，甚至使这些自发运动加强。阴极和阳极对大脑的作用也具有相反的性质，这不论在健康人及有中枢神经系统疾病的患者身上都是如此，有些变化可以在脑电图及时值测定上表现出来。由于电极位置不同和极性不同，可使中枢神经系统发生不同的功能变化，而这些变化无疑会引起全身各器官和组织的功能改变。

维金斯基把直流电引起的神经功能完全抑制称为直流电间生态。此种间生态与化学药物引起的神经麻痹状态有着相同的生理性质，所以其实质就是电麻醉。

在脊髓部位通直流电时，依阴阳极位置的不同会出现不同的效果。

1. 阳极置于上端而阴极置于下端，即所谓下行电流时的全身反应

（1）加速血液自小循环回心。

（2）加速上肢和肺的静脉回流。

（3）加速动脉血流入下肢和门脉系器官。

（4）升高血压。

（5）降低肌张力。

（6）使血沉加速。

2. 阴极置于上端而阳极置于下端，即所谓上行电流时的全身反应

（1）加速静脉血由下肢和门脉系向心回流。

（2）加速动脉血流入肺和上肢。

（3）加速静脉血由心向肺排出。

（4）降低血压。

（5）升高肌张力。

（6）使血沉减慢。

3. 意义　上述上行与下行直流电的作用，在调节血压和中枢神经功能方面有临床应用的价值。

（七）对皮肤感觉神经的影响

直流电通过人体，刺激皮肤感觉神经末梢而引起针刺样感；在电流密度大或电流强度增强过快时，还可引起灼痛感觉。但上述感觉可随通电的延长而减弱以至消失。

（八）对运动神经和肌肉组织的影响

直流电极性对组织兴奋性的影响已如上述。当直流电断续出现时，它对神经肌肉组织的刺激性还有很多特点。这些特点依极性、电流强弱、通电方向和电流的通断而不同（请参阅电诊断部分）。此外，恒定直流电对肌张力有影响。实验证明，直流电能使横纹肌张力增高，在股四头肌进行直流电疗后，膝反射亢进；桡神经瘫痪而致不能做有关运动的病人，于直流电疗后多半能出现运动。

（九）对颅神经和感觉器官的影响

1. 听神经　当把主电极置于耳珠前或外耳道，负电极置于颈后部，然后通以直流电时，在听觉器官兴奋性增高或其周围组织导电性能提高时，应用 5～6mA 的电流强度，即能听到一定音调的声音或噪音，正常人则需要 15～20mA 的电流强度方能引起听觉反应，但多不能耐受。在短时间通电及断电（例如时值测定）时，也可听到"劈啪"声或"呜呜"声。以上的听觉反应，以阴极引起者为强。

2. 前庭器官　前庭器官对直流电较敏感。如将电极分别放在左右两侧的乳突部或耳郭前，通以 1～3mA 的电流，由于刺激了内耳的耳石器和半规管的感受器，可引起所谓的直流电眩晕，即首先出现眩晕和恶心感，电流再增加时，被试者有身体向阴极方向倒去的感觉，而头部则向阳极一侧倾斜，同时眼球出现水平震颤，严重时也可呈现虚脱症状。有人用鸽子做实验，很容易观察到上述现象，但如用可卡因将内耳麻醉，则上述现象不再出现。在人体前庭器官功能亢进时，1～2mA 的电流即可引起上述症状，但有些聋哑患者可完全不出现以上的主观和客观征象。

3. 视神经　主电极放在眼睑上或眼角外侧，另一极置于枕部，通电后可以引起视神经方面的反应，如患者述说看到闪光或磷光，或看到不同颜色的圆盘或圆环。当断电时，只需 1mA 以下的电流强度即可引起此种反应。视神经萎缩病人则反应减弱。此外，在头部或颈部通电，有时也可引起光觉反应。

4. 嗅神经　一极插入鼻腔与鼻黏膜接触，另一极置于前额部，通以很小的电流，即可引起嗅觉反应。此外，在头部通电，也常引起某种嗅觉反应。

5. 味觉器官　用两个电极置于舌上，在开闭电流以及在通电过程中，均可引起味觉反应。在阳极处有微弱的酸味感，这似可用直流电使唾液电解，其电解产物刺激味觉神经末梢来解释。电极放置于口腔黏膜、面颊及颞部等区域时，也常引起口内有金属味觉反应，这是由于电流刺激了味觉神经末梢的缘故。

（十）对神经再生的影响

实验证明，在直流电作用下，神经纤维的再生加速，这种作用在蛙的坐骨神经上可明显看出。直流电的这种作用对周围神经损伤有治疗价值。

（十一）对静脉血栓的影响

近年来发现强度大的直流电对静脉血栓有独特的作用。在狗身上进行的实验证明：血栓在直流电的作用下，先从阳极侧退缩，然后向阴极侧退缩，速度比对照组明显增快。当血栓退缩到一定程度后，血管重新开放。临床上用大剂量的直流电治疗血栓性静脉炎，亦有较好的效果。

（十二）电极下电解产物对组织的影响

直流电疗时，因电解作用而在阳极下形成强酸，阴极下形成强碱。酸可使组织蛋白凝固，碱可使组织蛋白溶解破坏。为防止电极下的酸碱损伤皮肤，在金属电极和皮肤之间必须放置一个厚1cm左右既能导电又可将皮肤和金属电极隔开的布料衬垫。但在长时间治疗或治疗中电流量过大时，金属板极下产生的酸碱仍可透过衬垫作用于皮肤，使皮肤受到一定的损伤。但是，电解产物也有它有益的一面，如可以利用直流电的电解作用破坏小的赘生物或倒睫的毛囊等。

二、直流电的治疗作用

（一）镇静和兴奋作用

全身电疗时，下行电流具有镇静作用，上行电流具有兴奋作用。对局部来说，直流电阳极区及附近组织的兴奋性降低，能加强神经系统的抑制过程，阴极区及其附近组织的兴奋性增高，可提高神经系统的兴奋性。如大剂量长时间通电，阴极区则发生较强的抑制，而阳极区则恢复正常或兴奋性增高。有人称此为直流电的第三作用。

在通常应用中，以下行电流或以阳极为主电极，可产生催眠、镇痛和缓解痉挛的治疗效果。如用前额部阳极、后颈部阴极治疗神经衰弱或失眠，用脊柱下行电流法治疗脑出血后的痉挛性麻痹等。以上行电流或阴极为主电极时，可治疗器官功能低下、神经麻痹、知觉障碍等疾病。各种神经痛、肌痛，可用阳极疗法或大剂量阴极抑制法。对神经营养性血管痉挛和炎症引起的神经痛，阴、阳极都可收效，因为此时充血作用是主要的治疗机制。

以上的阳极镇痛作用，在断电后数十秒内即行消失；但对肿胀引起的疼痛，因兼有脱水的作用，故有助于消除致疼的原因。阴极抑制作用的持续时间较长，故有人常用阴极来镇痛、镇静、镇痉和止咳等。总之，临床应用中，应视患者的具体情况选用阳极或阴极。

（二）对自主神经和内脏神经的调节作用

在直流电的影响下，特别是在有关反射区通电时，对自主神经失调、张力不足等有促进平衡的作用，对内分泌腺的功能也具有调节作用。例如上行电流可增强肝脏的解毒功能；乳腺区通电能治疗功能性子宫出血；在其他有关反射区放置电极，可分别治疗胃溃疡或调整脾脏、甲状腺、肾上腺的功能以及治疗心、肾、胃、肠等疾病。

（三）消炎作用

由于直流电能改变细胞膜的渗透性，从而引起充血，增强血液循环，促进病理炎症产物的排除，所以慢性炎症和久不愈合的溃疡等可用阴极治疗。临床上常用于治疗关节、肌肉、神经、脉管和五官科的炎症，以及周围神经损伤、末梢血液循环不良等病症。

（四）其他作用

在脊柱部位实施下行电流通电法，可使血压升高、肌张力降低；上行电流通电法则能降低血压、增高肌张力。

阴极有软化瘢痕和促进骨折愈合的作用；阳极可使局部皮肤干燥，治疗多汗症。

利用直流电的电解作用，可进行电解拔毛和除去皮肤赘生物等。（关于直流电对运动神经和肌肉的刺激作用，在低频电流疗法中加以介绍）

三、直流电治疗技术和方法

（一）直流电治疗技术

1. 主电极与负电极的确定和应用　在治疗过程中，除因电流方向和电极位置等差别可获得不同的效果外，也可因电极面积不一而发生不同的作用。

在直流电疗法中，为了加强阳极或阴极的作用，有时使用两个面积大小不同的电极。面积小的电极，其电流密度大，引起的反应强而面积大的电极，因其电流密度小，引起的反应则较弱。这样，面积小的电极是发挥治疗作用的，而面积大的电极只作为电流的通路，因而以往称前者为有效电极、作用电极或刺激电极，后者则称为无效电极、非作用电极、无刺激电极。我们则分别称之为"主电极"和"副电极"。主电极应放置在治疗的局部，副电极可酌情放置在颈部、背部、腰骶部、胸骨部等平坦而电阻较小的皮肤上。主电极为阳极时，则主要发挥阳极的治疗作用，称为阳极疗法。主电极接阴极时，则呈现阴极的治疗效果，叫做阴极疗法。

2. 极性的鉴定法　对于新购置的电疗机和对电疗机做定期检修时以及做某些科学实验之前，都需要对直流电流及输出电流的极性进行鉴定。常用的鉴定方法有以下几种：

（1）水电疗法：取一玻璃杯，内盛自来水，然后插入两条导线。导线尖端要去掉绝缘物，使金属丝外露。两极间要保持一定距离，然后通电。电流强度增至 $10 \sim 20mA$ 时（以外露金属丝大小和水质等情况而定），由于水被电解，阴极侧便出现许多较小的气泡，阳极侧出现的气泡较少但较大。如果电流量较小时，阳极侧也可能不产生气泡。其反应为：

$$2H_2O = 2H_2 + O_2$$

由上式可见，由于阴极侧为两分子的氢，而阳极侧为一分子的氧，所以阴极的气泡比阳极为多。

（2）舌上测定法：用两条导线置于舌面，通以微弱的电流，感到有酸味的一侧即为阳极。

（3）淀粉测定法：在碘化钾溶液中加入淀粉，接上导线通电，达一定时间和强度后，因碘化钾被电解，碘被游离，在阳极处与淀粉发生反应，因而呈现青蓝色的云翳。

（4）试纸测定法：将蓝色石蕊试纸用盐水浸湿，在纸的两侧接通电流，出现红色的一侧即为阳极。

3. 电流密度问题　直流电疗法的治疗作用是按电流密度计算的。电流密度是指每平方厘米面积衬垫上的电流量。主电极的电流密度一般为 $0.05 \sim 0.1mA/cm^2$。当电极面积较小时，电流密度可稍增大，为 $0.15 \sim 0.2mA/cm^2$，也有人主张可用至 $0.5\ mA/cm^2$。电极面积较大，如为 300~500cm² 时，则电流密度要相对小些。此外，还要参照患者对电流的耐受性来决定用量。对不同部位应用的电流量也应有所区别，例如颈、面部的电流量应小于躯干部的用量。直流电用作反射疗法时，电流密度用 0.02~0.03mA/cm² 即可。儿童用的电流密度一般为 0.02~0.08 mA/cm²。年龄越小，电流密度也需相应减小。

4. 治疗的时间问题　直流电疗法每次的通电时间在 5~30 分钟之间，以 15~25 分钟为最常用。一般每日治疗 1 次，10~20 次为 1 个疗程。倡导第三作用通电法者，其治疗时间较长，一般为 45~60 分钟，以至更长的时间。

5. 操作前的准备及注意事项　首先准备好金属极板和衬垫。金属极板要擦拭干净，并平坦完整。衬垫在使用前需洗涤煮沸，目的是清洁消毒和去掉粘附的电解产物。使用时，从消毒锅取出衬垫，将其拧至不过干但也不太湿的程度，放在治疗部位。如衬垫温度太高，可用冷的清水冲洗，或提前取出待其自然冷却。为避免铅板滑脱于衬垫外而接触皮肤造成烧伤，可把衬垫接触铅板的一面缝制成口袋形，治疗时将铅板套入。

调整电流量时宜缓慢，要逐步增加或减少，以免产生刺激作用。治疗开始时，电流量宜稍低于所需强度，待 1~2 分钟后检查电流表，如尚未升到所需的电流量，则继续调节。在通电过程中，应经常巡视电流表的指针情况，如指针自动上升超过规定的强度，应及时降下。每次治疗，最好做到专人、专床、专机和定时。

治疗前需告诉患者在通电期间会产生的各种感觉，有轻度的针刺感觉和蚁走感属正常现象；如发生烧灼感以致疼痛，应立即告诉工作人员，以便检查调整。治疗后，最好在局部涂擦 50% 甘油，并告知患者注意保护皮肤，避免抓伤。

（二）直流电的治疗方法

1. 基本操作方法

（1）检查患者皮肤有无知觉障碍或破损等情况。如有抓伤、擦伤，宜贴以胶布或涂以凡士林；如毛发过多，宜剃去或用温水浸湿；如有知觉丧失或损伤严重，则不宜在此部位治疗。

（2）根据治疗部位选择金属极板及衬垫。极板宜平坦，以导线连于电疗机的输出端。衬垫要微温而湿润。

（3）将衬垫紧密接触皮肤，其上放金属极板，然后盖以胶布或塑料布，根据情况用沙袋、塑料搭扣、绷带或借患者身体重力将电极固定妥当。

（4）检查电疗机，各自整合输出按钮应均在零位，转向开关指向正确，导线连接的极性正确无误，电表倍数开关所指的量程应适合治疗量的要求。然后开启电疗机。

（5）先开总开关，再开分开关，然后徐徐转动电位器逐渐增加电流量，并参照患者的感觉开至接近处方规定的电流强度处，过 1~2 分钟后再调至规定的电流强度。

（6）电流强度可以衬垫面积计算，一般成人可用 0.05~0.2mA/cm²，小儿用 0.02~0.08mA/cm²，反射疗法可用 0.02~0.03mA/cm²。

（7）治疗时间，常用 15~25 分钟。一般初次时间稍短，以后逐渐延长。

（8）治疗次数，每日或隔日 1 次，多数 15~20 次为 1 个疗程。

（9）治疗完毕，先缓慢向逆时针方向转动电位器，将电流降到零位，再关闭开关，取下胶布或塑料布、金属极板和衬垫等物，再检查皮肤有无异常。

2. 头部治疗法

（1）眼枕法：取两个直径为 3～4cm 的圆形电极置于双眼上，另取一个 6cm×10cm 的电极置于枕部（如眼区接阳极，则阴极置于颈部）。电流量为 2～5mA，每次治疗 15～30 分钟，每日或隔日 1 次，15～20 次为 1 个疗程（图 2-1）。

（2）额枕法：取两个 6cm×10cm 的电极分置于前额和枕部（如枕部接阴极，则把电极移至颈部）。电流量为 3～6mA，每次 15～30 分钟，每日或隔日 1 次，15～20 次为 1 个疗程（图 2-2）。

（3）颞侧对置法：两个 5cm×6cm 的电极于两颞侧对置，电流量 2～3mA，每次 15～30 分钟，每日或隔日 1 次，15～20 次为 1 个疗程（图 2-3）。

3. 面部治疗法　取面具形电极放在患侧面部，副电极 10cm×15cm 置于对侧上臂，或用 300cm² 的电极置于肩胛间部，电流量 8～15mA，每次 15～20 分钟，15 次为 1 个疗程（图 2-4）。治疗面神经炎时，可把浸有药液的棉条置入外耳道内，其末端压在半面具电极下，同时实施离子导入疗法。

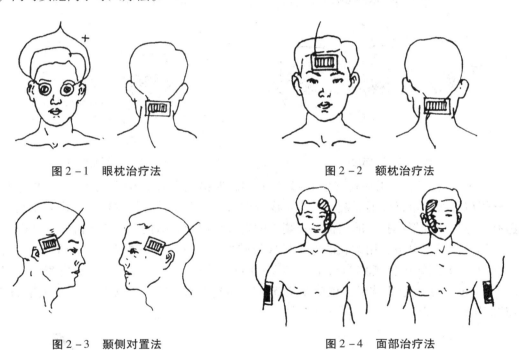

图 2-1　眼枕治疗法　　　　　图 2-2　额枕治疗法

图 2-3　颞侧对置法　　　　　图 2-4　面部治疗法

4. 眼部治疗法

（1）眼杯法：眼杯容量 5～10ml，在底部和旁侧各有一孔，其底部以橡皮塞堵住，经橡皮塞通入白金或碳质电极，电极末端用棉花包缠。另一孔用以向眼杯灌注药液，治疗时睁开眼。眼杯边缘涂以凡士林，使之与眼眶周缘紧密接触。常用的眼杯形状有四种（图 2-5）。副电极 6cm×8cm，置于枕部，电流量 1.0～1.5～2.0mA，不宜太大，每次 5～15～20 分钟，每日或隔日 1 次，15 次为 1 个疗程。

（2）普通电极法：与头部的眼枕法相同，枕部副电极的面积可以稍大，电流量、治疗时间等与眼杯法基本一致（图 2-6）。

5. 耳部治疗法　把湿棉条放入外耳道内，其末端置于耳郭上，其上再放置 5cm×6cm 的电极，副电极 8cm×10cm，放在对侧耳郭前面（图 2 - 7）。如两侧患病，则轮流治疗。电流量 1～3mA，每次 15～25 分钟，15 次为 1 个疗程。

6. 上颌窦区治疗法　取 3cm×15cm 的长条形电极置于上颌窦，副电极 6cm×10cm 置于枕部，电流量 2～6mA，每次 15～25 分钟，15 次为 1 个疗程（图 2 - 8）。

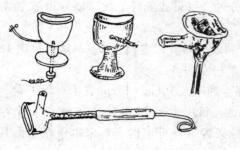

图 2 - 5　眼杯电极

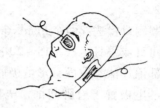

图 2 - 6　普通电极眼枕治疗法

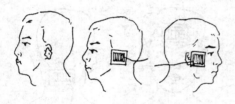

图 2 - 7　耳部治疗法

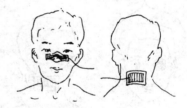

图 2 - 8　上颌窦区治疗法

7. 齿龈治疗法　用一块直径 1～1.5cm 的圆形铅板作为主电极，用棉花包裹起来，其一端焊以导线。电极浸湿后装在一个橡皮或油布、漆布做成的长方形小袋内，小袋的一面剪有长方形或圆形小孔，露出被棉花裹着的电极。治疗时即把一面置于齿龈上（图 2 - 9）。也可用另一种主电极，用柔软的电木做成长圆形槽，其内装着焊有细导线的长条形铅板，铅板用 7～8 层纱布包裹作为衬垫（图 2 - 10），治疗时把衬垫直接置于齿龈上。副电极 6cm×8cm 放在手上或枕部，电流量 0.5～1.5mA，每次 15～20 分钟，每日或隔日 1 次，15 次为 1 个疗程。

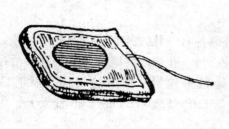

图 2 - 9　齿龈电极之一

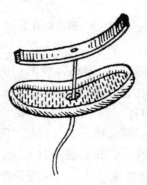

图 2 - 10　齿龈电极之二

8. 鼻黏膜治疗法　把湿棉条用镊子塞进鼻腔深部，使之紧密贴压鼻腔黏膜。棉条末端置于上唇，其下垫以胶布。棉条末端与 1cm×3cm 的铅板电极相接，副电极 6cm×10cm 置于枕部（图2-11）。此外，也可用末端裹以棉花的金属导线作为主电极置于鼻腔内（图2-12）。电流量 0.5~1.0~3.0mA，每次 3~5 分钟或 15~20 分钟，每日或隔日 1 次，20~25 次为 1 个疗程。

9. 咽喉部治疗法　取两个 5cm×6cm 或 4cm×5cm 的电极斜对置于侧颈部，副电极 8cm×10cm 置于后颈部。如只作用于喉部，主电极用 6cm×10cm 或 5cm×6cm 置于颈前喉区即可。以上电流量 3~6mA，每次 15~25 分钟，每日或隔日治疗 1 次，12 次为 1 个疗程（图2-13）。

10. 下颌关节治疗法　取两个 5cm×10cm 或 5cm×6cm 的电极对置于下颌关节，电流量 3~5mA，每次 15~25 分钟，每日或隔日 1 次，12 次为 1 个疗程（图2-14）。

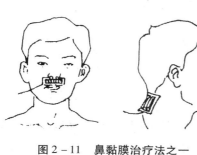

图 2-11　鼻黏膜治疗法之一

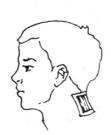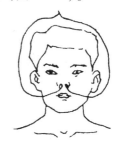

图 2-12　鼻黏膜治疗法之二

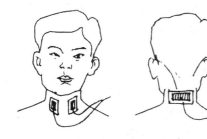

图 2-13　咽喉部治疗法

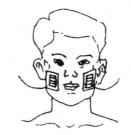

图 2-14　下颌关节治疗法

11. 颈交感神经节治疗法　取两个 3cm×5cm 的电极分别置于两侧胸锁乳突肌前缘，副电极 6cm×8cm 置于枕部，电流量 1~3mA，每次 15~30 分钟，每日或隔日 1 次，15 次为 1 个疗程（图2-15）。

12. 领区治疗法　披肩式电极置领区，副电极 16cm×25cm 置腰骶部，电流量 10~20mA，每次 15~25 分钟。如做领区反射疗法，从 6 分钟、6mA 开始，每治两次递增 2 分钟、2mA，直至 16 分钟、16mA 为止。每日或隔日 1 次，25 次为 1 个疗程（图2-16）。

13. 臂丛及上肢神经血管束治疗法

（1）并置法：将两个 10cm×15cm 或 8cm×12cm 的电极分别置于肩上和手掌。手掌之电极也可用手槽代替（图2-17）。

（2）对置法：将两个 10cm×15cm 的电极分别置于锁骨上窝及同侧肩胛上区。以上两法的电流量为 10~15mA，每次 15~25 分钟，每日或隔日 1 次，15~20 次为 1 个疗程（图2-18）。

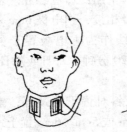
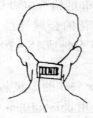
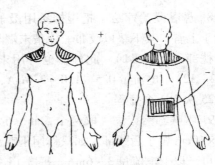

图 2－15　颈交感神经节治疗法　　　　　　　图 2－16　领区治疗法

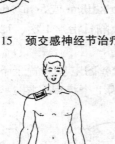
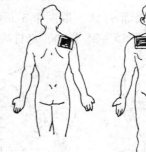
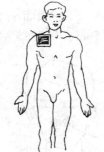

图 2－17　臂丛及上肢神经血管束治疗法之一　　　图 2－18　臂丛及上肢神经血管束治疗法之二

14. 桡神经治疗法　将一个 10cm×15cm 的电极置于颈下背上部，另一个 8cm×12cm 的电极置于前臂伸侧中段 1/3 处。也可于神经损伤处用两个 8cm×12cm 的电极做对置法。电流量 6～10mA，每次 15～25 分钟，每日或隔日 1 次，15～18 次为 1 个疗程（图 2－19）。

15. 肘关节治疗法

（1）并置法：取两个 6cm×10cm 或 8cm×10cm 的电极分别置于左右两侧的肩上部，另取两个同样大小的电极分别置于左右前臂屈侧的下 1/3 处（图 2－20）。

（2）对置法：将四个 6cm×10cm 的电极分别置于两侧肘关节的内侧与外侧（图 2－21）。

以上两法的电流量均为 8～12mA（如只治一侧关节，则用两个电极，电流量为 5～8mA），每次 15～30 分钟，每日或隔日 1 次，15 次为 1 个疗程。

（3）袖口形电极法：取 4 个宽 5～7cm 的袖口形电极，分别环绕于左右两侧的上臂及前臂，电流量 12～15mA（如单侧治疗时只用 8～10mA），每次 15～30 分钟，每日或隔日 1 次，15 次为 1 个疗程（图 2－22）。

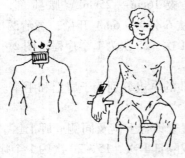
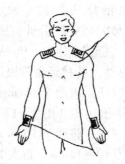

图 2－19　桡神经治疗法　　　　　　图 2－20　肘关节治疗法之一

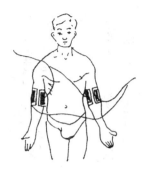

图 2-21 肘关节治疗法之二

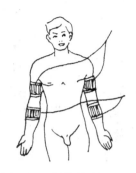

图 2-22 肘关节治疗法之三

16. 手部治疗法

（1）并置法：将袖口形的电极置于前臂中1/3，手全部浸于水槽内。电流量8~12mA，每次15~30分钟，每日或隔日1次，15次为1个疗程。

（2）对置法：将两个8cm×12cm或10cm×15cm电极分别置于手背和手掌。电流量12~15mA，每次15~20分钟，每日或隔日1次，15次为1个疗程（图2-23）。

17. 坐骨神经治疗法

（1）并置法：取两个10cm×15cm的电极分别置于腰骶部和脚底，脚底的电极也可用水槽代替。电流量10~18mA，每次15~25分钟，每日或隔日1次，15次为1个疗程（图2-24）。

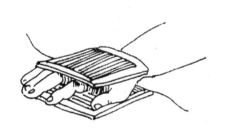

图 2-23 手部治疗法

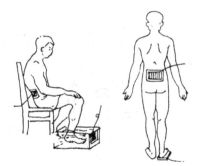

图 2-24 坐骨神经治疗法之一

（2）对置法：取一个80cm×12cm的电极置于骶部、臀部及下肢后侧，另一个60cm×10cm的电极置于下肢前侧。注意铅板面积不要小于衬垫的一半，最好由数块铅板叠连构成。电流量30~35mA，每次15~25分钟，每日或隔日1次，15~20次为1个疗程（图2-25）。

18. 膝关节治疗法

（1）并置法：将两个宽6~8cm的袖口形电极分别置于大腿中段和小腿上1/3处，电流量12~18mA，每次15~30分钟，每日或隔日1次，15~20次为1个疗程（图2-26a）。

（2）对置法：将两个5cm×10cm电极置于膝关节内、外侧，电流量6~10mA，每次15~30分钟，每日或隔日1次，15~20次为1个疗程（图2-26b）。

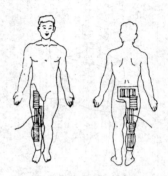

图 2-25　坐骨神经治疗法之二

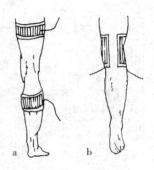

图 2-26　膝关节治疗法

19. 足部治疗法

（1）单足法：取两个 5cm×10cm 的电极分别置于足底及腓肠肌处，也可用水槽代替足底的电极。电流量 5～8mA。每次治疗 15～30 分钟，每日或隔日 1 次，15～20 次为 1 个疗程。

（2）双足法：用两个 200cm² 或 300cm² 的电极，分别置于双足和腰骶部，电流量 10～20mA。每次治疗 15～30 分钟，每日或隔日 1 次，15～20 次为 1 个疗程（图 2-27）。

20. 全身治疗法　取 14cm×22cm 的电极置于肩胛间区，另取两个 15cm×10cm 电极分别置于双侧腓肠肌，电流量 15～25mA，每次 15～30 分钟，每日或隔日 1 次，15～25 次为 1 个疗程（图 2-28）。此外，也可用 4 个 150cm² 的电极分别置于四肢，电流量及治疗时间同上。

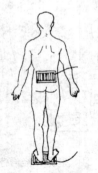

图 2-27　足部治疗法

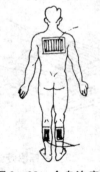

图 2-28　全身治疗法

21. 穴位通电法　即在经络穴位上通电。选用面积较小的衬垫和铅板，一般为直径 1.5cm 的圆形小衬垫，每次取穴 2～4～6 个。电极位置应上下或左右对称，以免电流分布不均或过度集中于某一点上。电流量视取穴多少，分别用 2～6mA。每次治疗时间 10～20 分钟，每日或隔日 1 次，12～25 次为 1 个疗程。在疗程中轮流选用不同的穴位。穴位通电法可作为单纯直流电疗法，也可用作直流电离子导入。

（1）以下配穴法可作参考：

1）风池、合谷、太阳等穴用于治疗功能性头痛。

2）足三里、曲池、三阴交、神门及大椎等穴用于治疗失眠、神经衰弱。

3）天枢、足三里、三脘、阳陵泉、大肠俞等穴治疗肠胃疾患。

4）三阴交、关元、天枢、八髎等穴治疗泌尿生殖系疾患。

（2）方法选择：以上主要应用下行电流法。其他疾病也可用穴位通电法。配穴法可参照经络或新针疗法。

四、直流电在临床和康复中的应用

（一）适应证

1. 神经科疾病 三叉神经痛、肋间神经通、坐骨神经痛、面神经麻痹、末梢神经炎、臂丛神经炎、肌无力、肌痉挛、功能性头痛、偏头痛、神经衰弱、癔病、自主神经失调、内分泌紊乱、雷诺病以及肢端知觉异常症等。

2. 内科疾病 慢性胃炎、胃酸过多或过少、胃肠痉挛、慢性结肠炎、高血压、甲状腺功能亢进、关节炎和关节痛等。

3. 外科疾病 淋巴管炎、淋巴结炎、慢性乳腺炎、术后粘连、肌炎和肌痛等。

4. 妇产科疾病 闭经、功能性子宫出血和慢性附件炎等。

5. 小儿科疾病 脊髓灰质炎后遗症、周围神经感染损伤后遗症和手足抽搐症等。

6. 五官科疾病 睑缘炎、结膜炎、角膜炎、巩膜炎、虹膜睫状体炎、脉络膜视网膜炎、视神经炎、眼肌麻痹、慢性副鼻窦炎、慢性扁桃体炎、慢性咽喉炎、癔病性失语症、卡他性中耳炎、耳鸣、神经性耳聋、齿龈炎和慢性下颌关节炎等。

7. 皮肤科疾病 皮肤瘢痕、慢性增生性皮肤病、表浅溃疡等。

（二）禁忌证

恶性血液系统疾病、恶性肿瘤、急性湿疹以及对电流不能耐受者。对皮肤感觉障碍的患者，治疗时要慎重，以免引起烧伤。

第二节 直流电药物离子导入疗法

一、电离子导入原理

离子导入原理可用瑞典化学家阿列纽斯于 1887 年创立的电离理论加以说明，即：电解质在水溶液中离解为带电荷的离子，电解质溶液中正、负离子的总数相等，在溶液中通以直流电时，在直流电场作用下负离子向正极移动，正离子向负极移动，这是电离学说的要点。无机化合物和有机化合物属于电解质者，在水溶液中电解为带不同电荷的离子，在溶液中通以直流电时，溶液中的离子就向异极移动，即发生粒子迁移，这种药物粒子迁移原理与电离理论是一致的。某些大分子有机化合物在水溶液中呈胶体微粒状态，由于自身或基团离解而带电荷，更常见的是由于吸附了溶液中的离子而呈带电状态。因而在直流电场的作用下，带电的胶体微粒便向异性电极方向移动，这就是电泳。因此，离子导入是利用直流电场作用和电荷同性相斥、异性相吸的特性，使无机化合物或有机化合物药物离子、带电胶体微粒进入人体。实际应用时，如药物带正电荷，则将药物溶液浸湿滤纸或绒布置于正极衬垫之下，反之则置于负极衬垫之下。

（一）在直流电作用下离子通过半透膜的试验

为了证实药物在直流电场作用下能通过动物体半透膜，编者曾进行两组[131]碘导入实验（图2－29）。第一组用两个直径2cm的双通玻璃管，底端缚以新鲜蛙皮（半透膜），管内

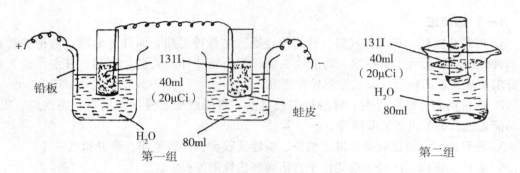

图2－29 [131]碘离子半透膜导入实验示意图

均盛以40ml用[131]碘配制的碘化钠溶液，各含[131]碘20μCi（微居里）。此两个玻璃管分别浸于烧杯内，杯内各盛自来水80ml。玻璃管及烧杯内均放有铅板电极，两个玻璃管之间用导线相连，两个烧杯分别与正极和负极相连。然后通电30分钟，电流强度为15mA。第二组为对照组，不通电，静置30分钟。实验完毕，把玻璃管从烧杯中取出，用放射性测定仪测定三个烧杯中清水的放射性。由结果可见，对照组及负极烧杯内清水的放射性与实验前的清水本底相比较，每分钟脉冲数分别为148（对照组）、142（负极组）及141（清水本底），并无明显差异。通电后的正极烧杯内，清水内的放射性却显著增大，每分钟脉冲数等于清水本底的4倍，因此证明玻璃管内的[131]碘可以通过半透膜进入烧杯内。[131]碘通过半透膜的唯一原因，就是直流电的作用，因[131]碘是负离子，在直流电场影响下，被负极排斥，受正极吸引，所以[131]碘通过半透膜进入到正极烧杯中。负极烧杯中没有发现[131]碘，是由于玻璃管内离子与烧杯内电极同性的关系。

（二）在直流电作用下离子进入动物体内的实验

为了证实药物能在直流电场的作用下进入动物体内，编者重复了Leduc的士的宁导入实验（图2－30）。第一次实验因所用药量少，未发生士的宁中毒症状，又进行了第二次实验。第二次实验证实，士的宁是由于直流电的作用进入到动物体内的，而且是由正极进入的。至于士的宁是否经皮肤渗透进入动物体内，而非由直流电的作用，或士的宁是否通过受伤的皮肤（例如剃毛时皮肤损伤）进入动物体内的，实验结果否定了这种可能性。有人做过更细致的观察，即通过多次重复Leduc的实验，发现在下述几种情况，家兔也可发生死亡：①在不剃毛的皮肤上进行士的宁直流电导入实验。②皮肤上的毛不是剃掉而是拔除后做士的宁导入实验。③小心地剃毛，剃毛后休息5天，使皮肤上剃毛时可能产生的微小损伤愈合，然后做士的宁导入实验。④换用小猪做士的宁导入实验。因小猪的毛很短，不需剃去，不存在剃毛时损伤皮肤的可能性，结果小猪仍发生士的宁中毒而死亡。因此，上述各种实验充分证明了士的宁是由于直流电的作用进入动物体内的，而不是由于其他原因。

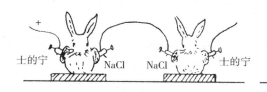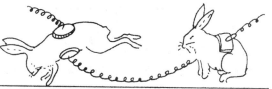

图 2 - 30　家兔士的宁直流电导入实验示意图

（三）在直流电作用下离子进入人体的实验

下述实验也可以证实药物能在直流电作用下进入人体（图 2 - 31），图 2 - 31a 为直流电导入实验方法示意图，3 个小电极分别放置在前臂伸侧，A 电极、D 电极、P 电极的衬垫上分别用肾上腺素、乙基吗啡、毛果芸香碱药液浸湿，均与正极连接，负极用 $100cm^2$ 电极放置在前臂屈侧，按 $0.1mA/cm^2$ 通电流，时间 15 ~ 20 分钟。图 2 - 31b 为不通电点的对照组。结果通电组 A 电极下皮肤出现由于血管收缩而致之苍白斑点；D 电极下皮肤发红，呈荨麻疹样改变；P 电极下皮肤明显出汗；而不通电组的电极下无上述改变。这说明肾上腺素、乙基吗啡、毛果芸香碱均由于直流电正极电场的作用而进入人体，而不通电的对照组皮肤无变化，说明药物未因敷贴而较大量地渗透进皮肤内。

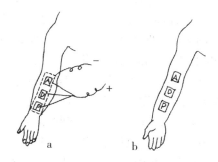

图 2 - 31　人体直流电药物导入实验示意图
A. 电极：肾上腺素；D. 电极：乙基吗啡；P. 电极：毛
果芸香碱；虚线表示屈侧的副电极（负极）

（四）结论

上述三种实验充分证明，药物离子能导入动物体内，其导入原理如上所述。但用简单的无机化合物所做的实验证明，电渗和扩散作用也使药物进入机体，即导入离子总量中 90% ~ 92% 是由电离或电泳原理进入机体的，由电渗作用进入机体的约占 1% ~ 3%，由扩散作用进入机体的约占 6% ~ 9%。

二、直流电离子导入技术和方法

（一）眼部离子导入

眼部用衬垫法离子导入的方法与其他部位相同，首先用药液点眼，然后闭眼，在眼睑上放置衬垫/电极。

眼部用眼杯法离子导入时，需注意药液的浓度和 pH 值，即药液浓度不能超出点眼用的浓度，pH 值应为中性。电流密度及通电时间应较衬垫法为小，以防止造成角膜上皮细胞脱落或角膜损伤。

眼部用棉球法离子导入时先在眼结合膜上点药，然后将小棉球用药液浸湿，放在角膜上代替衬垫。这种方法导入的时间较短，每次 5～10 分钟左右。

上述三种方法以眼杯法最好。根据梁蕙英等用³²磷的实验观察证实，眼杯法的导入量比衬垫法高数十倍，不论是导入前房液或是导入眼内组织（晶体、玻璃体、视网膜、脉络膜等）的药量都是如此。用低浓度药液（总剂量为衬垫法的 1/3）做眼杯法导入，导入量也比高浓度药液的衬垫法高数十倍。用³²磷研究眼部的不同给药法证实：眼杯法导入时进入实验动物的前房液和眼内组织（达视网膜）的药量，均大于角膜浴、结膜点药、结膜下注射等三种方法数倍甚至十数倍。甚至眼杯导入法用小剂量药物，另外的方法用大剂量药物，仍是眼杯法导入组织内的药量最大。衬垫法导入的药量，不管是在眼的浅层还是眼部深层组织，均小于角膜浴等三种方法。因此，眼的慢性疾患宜用眼杯法离子导入。

（二）耳部离子导入

耳部药物（抗生素除外）离子导入方法与直流电疗法相同。棉条用药液浸湿后置入耳内，或先往耳内滴注药液 1ml 再置入浸药棉条。对鼓膜穿孔病人，滴注药液及置入棉条需注意消毒。耳部导入易被酸碱破坏的抗生素时，需用特殊的非极化电极，非极化电极即治疗过程中电极区无极化现象。据文献报道，耳部非极化电极可用双通小玻璃管（直径 0.3～0.5cm，长 7.8cm）制作，内装用 1% 乙醇处理过的琼脂，或以煮过的肉汤代替乙醇加入琼脂中，这些琼脂能吸收电解产物，起缓冲作用。上述缓冲剂充填玻璃管的 3/4，其余部分灌入生理盐水，导线除去绝缘包皮后浸没于生理盐水中。治疗时先在外耳道内滴注抗生素液约 1.5ml，然后把小玻璃管电极置于外耳道内。如将白金电极与非极化电极导入后的药液进行对比，则用白金电极导入的药液 pH 值有明显变化，而非极化电极导入的药液 pH 值只有微小变化。裴宏恩曾对非极化电极和普通电极做对比观察，方法是：普通电极用绝缘橡胶耳镜，其内放合金丝。非极化电极与上同，缓冲剂分两种，一种为经 1% 甘氨酸处理过的琼脂或肉汤琼脂，另一种为鸡蛋白。抗生素用蒸馏水、枸橼酸盐溶液、磷酸盐溶液等溶剂配制，通电后测定各电极药液 pH 值的变化（表 2－1）。从表 2－1 中可见，以肉汤琼脂为缓冲剂的非极化电极 pH 值变化最小，配制抗生素的溶剂中磷酸盐溶液的 pH 值比较稳定。

表 2－1　各种青霉素溶液用不同电极导入时 pH 值的变化　（2 000U/ml）

电极	溶液	通电前	通电 4 分钟	通电 8 分钟	通电 10 分钟	通电 20 分钟	通电 30 分钟
普通电极	蒸馏水	6.80	9.60	10.50	11.0		
	枸橼酸盐液	6.80	7.2	8.6	9.6		
	磷酸盐液	6.00	6.00	6.00	6.00	6.00	5.90
蛋白电极	蒸馏水	7.00	8.00	9.00	9.60		
	枸橼酸盐液	6.80	6.8	7.00	7.10	7.30	7.50
	磷酸盐液	6.00	6.00	6.00	6.00	6.00	6.00
肉汤琼脂电极	蒸馏水	5.90	5.90	5.90	5.90	5.90	5.90
	枸橼酸盐液	5.90	5.90	5.90	5.90	5.90	5.90
	磷酸盐液	7.40	7.40	7.40	7.40	7.40	7.40

关于用不同溶剂配制的青霉素溶液及用不同电极进行导入后抑菌能力的变化，根据裴宏恩的实验观察，以枸橼酸盐溶液配制的青霉素溶液及肉汤琼脂电极为最好。实验方法为：于血液琼脂培养基上接种金黄色葡萄球菌，用直径 0.4cm 的小纸盘蘸湿实验用的青霉素液，然后贴于培养基上，保温 24 小时观察纸片周围抑菌圈的大小，可见用枸橼酸溶液配制的青霉素，在加热及放置 3 周后抑菌能力仍无显著变化。

（三）迷路离子导入

用 2% 可卡因棉球紧贴鼓膜表面麻醉 10 分钟，然后以小针头把 1ml 药液注入鼓室，注射速度宜缓慢以免鼓室内受凉刺激而引发晕眩，再以棉球浸湿药液后塞入外耳道进行治疗（表 2 - 2 和表 2 - 3）。

表 2 - 2　青霉素加热后抑菌能力比较

条件	抑菌圈（mm）	
	在枸橼酸盐液中	在磷酸盐液中
加热前	19	19
加热 100℃，15 分钟	18	16
加热 1 小时后	16	0

表 2 - 3　青霉素保存不同时间后抑菌能力的比较（室温条件下）

条件	抑菌圈（mm）	
	在枸橼酸盐液中	在磷酸盐液中
原溶液	20	21
保存 4 天后	20	19
保存 8 天后	19	17
保存 13 天后	18	15
保存 23 天后	18	14

因本办法可有疼痛、眩晕反应，待症状改善后，可每月重复治疗 1 次。据报道，用盐酸苄唑啉 0.8ml 加透明质酸酶 0.2ml 注入鼓室，外耳道的棉条用 2.5% 盐酸苄唑啉浸湿，作为正极导入，对梅尼埃病、迷路血管性疾患有明显疗效。

（四）口腔及颞颌关节离子导入

1. 实验依据　庄宝林等用 [131] 碘做离体牙直流电离子导入实验，不论根管通畅、根管阻塞还是根管弯曲的离体牙，[131] 碘均可导入牙本质小管内，并能深入到牙本质小管之全长及根尖周围组织，而且导入的药量比根管内封药法多数十倍。因此当根管阻塞、根管弯曲而有根尖病变时，很适宜用 [131] 碘导入以进行根管消毒。

用 [18] 氟进行直流电离子导入的实验证明，[18] 氟可用负极导入牙本质及牙髓腔内，氟与牙本质内的钙结合成氟化钙，有脱敏效果，直流电还可促进牙本质增生。

用 [45] 钙在大白鼠颞颌关节区做直流电导入实验证明，[45] 钙可进入到骨质内用以治疗颞颌关节疾病。

2. 治疗方法

（1）齿龈离子导入疗法：取特制的牙龈电极用药液浸湿，置于牙龈上，具体操作可参阅直流电疗法有关部分，也可用小块棉球裹上电极，浸湿药液后置牙龈处治疗，适用于病变范围小的病人。

（2）根管离子导入疗法：用小棉球浸湿药液后置于牙粭面上的龋洞处，导线从药棉球上引出，在棉球上再盖以小棉垫，嘱病人咬住棉垫；负电极置于对侧颞颌关节区；电流 0.5~1.5mA，10~20 分钟。或用消毒的药液注入牙根管内，把铱铂合金或不锈钢针置于根管内，针上连接导线至负极；另一铜质圆筒电极接正极，病人握于手中；电流 1.0~2.5mA，通电约 15~30 分钟，使毫安分（毫安×分钟，mA·min）数值达 30。此法主要用于导入碘剂进行根管消毒。

（3）牙本质过敏离子导入疗法：治疗部位在牙粭面或牙龈处，根据不同治疗部位用特制的牙龈电极或棉球电极。如治疗部位在牙粭面而且是数个牙齿，可根据治疗面积用六层绒布缝成个人专用电极，铅板缝在绒布中间，治疗时嘱病人把电极咬住。用氟离子导入，电流 0.5~1.5mA，通电 5~10 分钟，一般不超过 15 分钟。

（4）颞颌关节区离子导入法：用 5%~10% 氟化钙溶液在颞颌关节区导入，治疗颞颌关节功能紊乱，具体方法可参阅直流电疗法部分。

（五）胃内离子导入

先口服 300~400ml 药液，药液浓度应稍低，溶液中药物总量不超过一般口服剂量。口服后立即在胃区用对置法实施直流电治疗，腹侧电极如放置在胃的皮肤内脏反射区，则兼有节段反射作用。电流、通电时间与一般离子导入相同。此法用以治疗慢性胃炎、胃和十二指肠溃疡等。

（六）膀胱内离子导入

先用导尿管把 50~100ml 药液注入膀胱内，电极于膀胱区前后对置，后侧的电极如放置在胸椎 11~腰椎 4 处则有节段反射作用。电极的极性根据所导入药液的极性及膀胱内病灶所在部位而定。电流量、通电时间与一般离子导入相同。因每次治疗均插导尿管，故需特别注意避免损伤尿道黏膜及引起感染。据文献报道，用链霉素和丁卡因混合液导入治疗结核性膀胱溃疡，美蓝和丁卡因混合液导入治疗膀胱内非特异性营养性溃疡，均收到显著疗效。

（七）阴道内离子导入

操作方法与直流电疗法相同，药液灌注在特制的阴道电极内，用以治疗阴道炎症。

（八）直肠和降结肠离子导入

先行清洁灌肠或解净大便，把约 50~100ml 药液从肛门灌注入直肠内，于下腹及腰骶部放置电极，电流、通电时间与一般离子导入法相同。我们曾用 5% 普鲁卡因加 0.5% 硫酸锌灌肠后导入治疗菌痢后的肠黏膜溃疡、糜烂，收到较明显的疗效。

（九）前列腺离子导入

1. 耻骨联合上 – 骶部衬垫电极导入法　因前列腺位于直肠前侧，所以导入的药物置于下腹电极衬垫上。电流量、通电时间与一般离子导入法相同。

2. 灌肠导入法　方法与直肠离子导入相同，常用药物有黄连素[+]、青霉素[−]、金霉素[+]等。导入带正电荷药物离子时，下腹电极接正极，反之则用负极。

（十）组织内离子导入

由于皮肤对药物离子进入体内是很大的障碍，因此提出了所谓组织内离子导入法，即药物不经皮肤导入，而把消毒的等渗无刺激性药物注入病灶区皮下或关节腔内，再在病灶区皮肤放置主电极，负电极与之对置或并置，在直流电场的作用下，预先注入的药物能够比较大量地集中到较深的组织内，使深部病灶的药物浓度增高，克服了一般离子导入疗法作用较浅的缺陷。例如膝关节或髋关节的治疗，可用 $0.25\% \sim 0.5\%$ 盐酸普鲁卡因 $5 \sim 10ml$ 注入关节区皮下，注射时力求使药液分布在较大的范围，在注射区皮肤上放置正极，在其相对的部位放置负极。对风湿性关节炎，可用等渗 2.32% 水杨酸钠做组织内离子导入，注射的药量可达 $20ml$，分两次注入，分布在全关节区皮下。还可用氢化考的松进行关节腔封闭，随即在患处皮肤上做对置法直流电治疗。

组织内离子导入的另一种方法是静脉内注射药物，注射后在病灶区放置电极做直流电治疗。在直流电场作用下，药物离子可集中到病灶区，据称这与药物离子在电场中的运动趋向、组织细胞膜的渗透性改变、组织吸附作用的提高和血液循环的增强等因素有关。因为是把血液循环中的药物离子集中到病灶区，所以也称之为"电排除法"。据报道，此法多用于治疗口腔疾病，如牙周病、溃疡性口腔炎等。实验研究发现，本法对肿瘤治疗也有效。

（十一）穴位离子导入

可循经取穴，也可局部取穴。可在皮肤上放置浸药的衬垫，亦可于穴位封闭后做离子导入。衬垫为圆形，直径约 $1 \sim 1.5cm$。每次取穴不超过 $4 \sim 6$ 个，最好左、右或上、下对称取穴，以便电流在肢体上均匀分布。电流量、通电时间与一般离子导入法相同。

（十二）心前区离子导入

本法的电极放置与直流电疗法相同。电流密度为 $0.05 \sim 0.1mA/cm^2$，或用小剂量 $0.5 \sim 1.5\mu A$，通电时间为 $10 \sim 20$ 分钟或 $5 \sim 10$ 分钟。我们曾用两种方法治疗冠心病，疗效基本相同。还对比了镁离子导入与单纯直流电的疗效，两者也基本相同，说明心前区离子导入时，节段反射起重要作用。常用的导入药物有烟酸、乙基吗啡、氨茶碱、毛冬青等。

（十三）创口离子导入

肌内注射或口服抗生素后，分布到创口局部的药量甚微。例如对狗的实验，按 $1 \sim 2$ 万单位/kg 体重的剂量肌内注射链霉素，注射后 1 小时中血中浓度为 $3 \sim 10$ 单位/ml，创口组织只有 $1 \sim 2$ 单位/g 组织，注射后 3 小时创口的药量只剩残渣。当用 $2 \sim 3$ 单位/ml 的链霉素在创口做直流电导入时，电流密度 $0.3mA/cm^2$，通电时间 $30 \sim 60$ 分钟，导入后 1 小时创口周围皮肤内的链霉素浓度为 $15 \sim 35$ 单位/g 组织，创口内的肌层浓度为 $3.3 \sim 7.8$ 单位/g 组织。如以同样剂量的链霉素敷贴在创口处，经 $1 \sim 6$ 小时后创口皮肤及肉芽内的药量只有 $1 \sim 5$ 单位/g 组织，创口内的肌层则未发现有链霉素。如按 $1 \sim 2$ 万单位/kg 体重的剂量给狗口服新霉素，服后 1 小时创口肉芽中的药量为 2.1 单位/g 组织，创口周围皮肤内及肌层仅有微量。用新霉素做创口离子导入（$1 \sim 1.5$ 万单位/ml，$0.3mA/cm^2$，$30 \sim 60$ 分钟）后 1 小时，创口周围皮肤的新霉素含量即为 $6 \sim 12$ 单位/g 组织，肌肉 $3 \sim 5$ 单位/g 组织。因此创口直流电离子导入法可使药物不仅在创口有较大量的分布，并能达到较深的组织，同时，由于直流电有促进血液循环，加速肉芽生长等作用，因而使创口更快地愈合。

创口直流电离子导入除用敏感的抗生素外，还可用锌、铜、银等离子导入。锌离子导入时与创面组织形成变性蛋白锌，形成一层珍珠样灰色薄膜，可保护创口防止细菌侵入深层。铜离子导入时与锌离子导入相类似，但形成绿色的薄膜，做创口离子导入时需注意无菌操作，用消毒纱布浸以药液敷在创口上，或以浸药的小纱条填满创口缝隙，其上用消毒的玻璃或绒布覆盖，然后按一般操作方法放置消毒的衬垫和电极。电流量及通电时间与一般离子导入相同。锌离子、铜离子导入后纱条可不取下，以免破坏变性蛋白锌膜或铜膜，可用无菌敷料包扎保留 1 周。如离子导入后创面无薄膜形成，说明直流电剂量不够，需增加电流量或通电时间。

（十四）鼻黏膜反射疗法离子导入

鼻黏膜上有丰富的三叉神经末梢及嗅感受器，它们和延脑的面神经、舌咽神经、舌下神经、迷走神经等神经核有复杂的神经联系，刺激鼻黏膜时常反射性地影响上述颅神经特别是迷走神经的功能。据动物实验及临床观察，可引起呼吸、心血管、胃肠道、盆腔器官等的功能变化。例如昏迷时以氨水吸入刺激鼻黏膜，可使人苏醒，但刺激过强也可使呼吸停止。氯仿吸入刺激鼻黏膜可引起心律不齐、期前收缩、心动过缓、心动过速甚至心搏停止。刺激鼻黏膜还可引起流泪、流涕、瞳孔扩大、面部充血和出汗等反应，以致使头部和全身血管扩张，促进胃肠的运动和分泌，引起子宫收缩等。其中以对呼吸系统及血液系统的反射作用最明显，如在鼻黏膜上采取手术及电烧灼等治疗措施，常可出现心血管系统及呼吸系统的反射作用。

鼻黏膜直流电离子导入后，脑脊液中的药物浓度会增高。这可能是药物经由鼻黏膜上的缝隙及淋巴循环，通过血脑屏障到达脑脊液所致，从而也直接影响到神经中枢的功能。

1. 治疗方法　与直流电疗法同。棉条尽量深入鼻腔，紧贴在全部鼻黏膜上。负电极置于颈后（必须包括枕骨大孔区）。如鼻腔有分泌物，应先清洁处理。电流量及通电时间必须有规律地增加，使离子导入作为一种定量刺激因子。常用药物及适应证有：维生素 B_1 导入治疗胃及十二指肠溃疡，维生素 B_1、普鲁卡因、氯化钾、氯化钙等导入治疗高血压及脑外伤、神经功能障碍或脑循环障碍等原因所致的头痛；普鲁卡因导入治疗三叉神经痛；普鲁卡因、氨茶碱导入治疗支气管哮喘；镁导入治疗月经紊乱（闭经、月经过少）；维生素 B_1 加普鲁卡因、苯海拉明加普鲁卡因导入治疗瘙痒性皮肤病。

2. 禁忌证　鼻中隔弯曲、鼻息肉、鼻出血、鼻黏膜急性炎症及鼻黏膜高度过敏不能耐受治疗者。

（十五）颞部神经血管束离子导入

颞部有丰富的三叉神经纤维，在延脑三叉神经核与迷走神经核有密切的联系，这在动物实验及临床上均已被证实。刺激三叉神经分布区对胃功能有反射性影响，可用以治疗胃、十二指肠溃疡。方法为两个主电极各 5cm×10cm 分别置于双颞部，负电极 60cm^2 置于下颈部上胸段脊柱，电流 1~3mA，通电 10~20 分钟，常用药物为普鲁卡因。

（十六）领区离子导入

领区包括枕部、肩胛带、脊柱的下颈上胸段及前上胸部。领区的皮肤感受器由脊髓的下颈及上胸节段所支配，在这些脊髓段的侧角处有颈交感神经及上脊髓中枢。做领区直流电离子导入时，可通过节段反射影响颈交感神经所支配的组织器官如颅脑、脑膜、面部、眼、耳、鼻、喉、颈、枕、心脏、冠状动脉、肺尖、上肢、脑垂体核、甲状腺等的功能，主要引起血管运动、组织营养、神经功能（大脑皮质及皮质下中枢）以及内分泌、代谢等方面的变化。例如，用血管容积描记法证实，刺激领区可使脑疝患者的脑组织血管容量增多；从眼底观察证实，领区离子导入常用于治疗脑震荡、脑外伤、脑炎、脑膜炎后遗症、血管运动性头疼、偏头疼、神经官能症、高血压、雷诺病和支气管哮喘等。常用药物有钙、溴、镁等，电流量及通电时间同直流电疗法或较小。

三、电离子导入在临床和康复中的应用

直流电药物离子导入常用药物主要作用和适应证参见表2－4。

表2－4　直流电药物离子导入常用药物主要作用和适应证

导入离子	极性	药物名称	浓度（%）	主要作用	主要适应证
钙	+	氯化钙	2～5	保持神经、肌肉的正常兴奋性，降低细胞膜通透性，消炎收敛	神经炎，神经根炎，局限性神经性水肿，神经官能症，功能性子宫出血，过敏性结肠炎
镁	+	硫酸镁	2～5	降低平滑肌痉挛，血管舒张，降血压，利胆	高血压病，冠心病，肝炎，胆囊炎
锌	+	硫酸锌	0.25～2	降低交感神经兴奋，收敛，杀菌，促进肉芽生长	溃疡病，慢性胃炎，过敏性鼻炎，伤口愈合迟缓
铜	+	硫酸铜	0.5～2	抑制霉菌、病毒生长	疱疹性角膜炎，浅层角膜炎，手足癣
银	+	硝酸银	1～3	杀菌，收敛，腐蚀组织	创面溃疡，宫颈糜烂
硫	−	亚硫酸钠	2～5	软化角质层，抑制炎症，利胆	慢性关节炎，盆腔炎，肝炎，胆囊炎
磷	−	磷酸钠	2～5	促进神经再生，调节磷代谢	神经炎，周围神经损伤，骨折，脑炎后遗症
水杨酸	−	水杨酸钠	2～10	抗风湿，抗炎，抑制真菌，止痒	风湿性关节炎，神经痛，手足癣，多汗症
咖啡因	−	安息香酸	0.5～1	增强大脑皮质的兴奋过程	神经衰弱
氨茶碱	−/+	氨茶碱	1～2	松弛支气管平滑肌，扩张冠脉	支气管哮喘，冠心病
罂粟碱	+	盐酸罂粟碱	0.1～0.5	缓解平滑肌痉挛	冠心病，脑动脉供血不足
毒扁豆碱	+	毒扁豆碱	0.02～0.1	缩瞳，使平滑肌收缩，横纹肌兴奋	青光眼，术后尿潴留，肠麻痹，重症肌无力
麻黄碱	+	盐酸麻黄碱	1～2	使皮肤、黏膜和腹腔器官血管收缩，支气管平滑肌松弛	支气管哮喘，过敏性鼻炎
新斯的明	+	甲基硫酸新斯的明	0.02～0.1	缩瞳，增强平滑肌张力和蠕动，兴奋横纹肌	青光眼，尿潴留，肠麻痹，重症肌无力，面神经麻痹

导入离子	极性	药物名称	浓度（%）	主要作用	主要适应证
阿托品	+	硫酸阿托品	0.02～0.1	散瞳，缓解平滑肌痉挛，抑制汗腺、唾液腺分泌	虹膜炎，虹膜睫状体炎，胃肠痉挛，多汗症
六甲双胺	+	溴化六甲双胺	0.5～1	阻断交感神经冲动，使小动脉扩张，血压降低	高血压病
乙基吗啡	+	盐酸狄奥宁	0.1～0.5	镇痛，促进渗出物吸收	角膜白班，玻璃体浑浊，肌痛，冠心病
组织胺	+	磷酸组织胺	0.01～0.02	使毛细血管扩张，通透性增强	静脉炎，血栓闭塞性脉管炎，扭伤
苯海拉明	+	盐酸苯海拉明	1～2	抗组织胺，抗过敏	过敏性鼻炎，局限性血管神经性水肿，皮肤瘙痒症
氯丙嗪	+	盐酸氯丙嗪	1～2	抑制大脑皮质及皮质下中枢功能活动，降低血压	神经官能症，高血压病，皮肤瘙痒症
枸橼酸	－	枸橼酸钠	1～5	抗凝	类风湿性关节炎的关节肿胀
阿司匹林	－	阿司匹林	2～10	解热，镇痛，抗风湿	风湿性关节炎，神经炎，神经痛，肌炎
安乃近	－	安乃近	0.5	解热，镇痛，抗风湿	风湿性关节炎，肌炎，神经痛
普鲁卡因	+	盐酸普鲁卡因	1～5	局部麻醉，止痛	各种疼痛（加入适量肾上腺素），溃疡病，高血压病，脑动脉硬化
利多卡因	+	盐酸利多卡因	1～2	局部麻醉，止痛	各种疼痛
肾上腺素	+	盐酸肾上腺素	0.01～0.02	使皮肤、腹腔内血管收缩，骨骼肌、心肌血管扩张，支气管平滑肌松弛，抗过敏	支气管哮喘，过敏性鼻炎
磺胺嘧啶	－	磺胺嘧啶钠	2～5	抑制大多数革兰阳性球菌，某些革兰阴性球菌或杆菌	皮肤、黏膜及浅表组织感染
青霉素	－	青霉素钠	1～2万 U/ml	对革兰阳性和阴性球菌有抑制作用	浅部组织感染
链霉素	+	盐酸链霉素	0.02～0.05	对革兰阴性菌、结核杆菌有抑制作用	结核性疾病，慢性丹毒

续表

导入离子	极性	药物名称	浓度（%）	主要作用	主要适应证
氯霉素	+	氯霉素	$0.5 \sim 1$	抑制革兰阳性和阴性菌，对革兰阴性菌作用较强	眼、耳、浅部组织感染
庆大霉素	+	盐酸庆大霉素	$2 \sim 4$ 千 U/ml	对绿脓杆菌、大肠杆菌、金黄色葡萄球菌有抑制作用	对青霉素、四环素耐药的浅部组织感染
对氨基水杨酸	－	对氨基水杨酸	$3 \sim 5$	对结核杆菌有抑制作用	结核性疾病
维生素 C	－	抗坏血酸	$2 \sim 5$	促进伤口愈合，增强抵抗力	角膜炎，慢性肺炎，冠心病，创面溃疡
维生素 B_1	+	盐酸硫胺	$1 \sim 2$	维持神经、消化系统正常功能	多发性神经炎，结核性虹膜睫状体炎
维生素 B_{12}	+	维生素 B_{12}	$50 \sim 100 \mu g/ml$	抗贫血	神经炎，神经痛
烟酸	－	烟酸	$0.5 \sim 1$	促进细胞代谢，扩张血管	神经炎，脑血管痉挛，冠心病，血栓闭塞性脉管炎，视神经炎
谷氨酸	－	谷氨酸钠	$3 \sim 5$	参与脑内蛋白和糖代谢，改善细胞营养	神经衰弱
肝素	－	肝素	500U/ml	抗凝，抗炎，抗变态反应	冠心病，血栓性静脉炎，牙周炎
胰蛋白酶	－	胰蛋白酶（等电点 pH5.8）	$0.05 \sim 0.1$	抗炎，加速伤口净化，促进肉芽生长	浅部组织炎症，创面感染，血栓性静脉炎，慢性溃疡
糜蛋白酶	+	糜蛋白酶（等电点 pH8.3）	$0.05 \sim 0.1$	提高组织通透性，改善循环，抗炎，促进肉芽组织生长	浅部炎症浸润，血栓性静脉炎，营养性溃疡，牙周病
透明质酸酶	+	透明质酸酶（以 pH5.2 醋酸缓冲溶液作溶剂）	$5 \sim 10U/ml$	提高组织通透性，促进渗出物吸收	瘢痕，硬皮症，局部外伤性肿胀，注射后硬结
蜂毒	+	蜂毒注射液	15U/ml	扩张血管，消炎止痛	神经炎，神经痛，关节炎
氢化考的松	+	氢化考的松	10～20mg/次	抗炎，脱敏	类风湿性关节炎，变态反应性疾病
促皮质素	+	水溶性促皮质素	10～15U/次	促进肾上腺皮质激素制造和释放皮质激素	类风湿性关节炎，变态反应性疾病

导入离子	极性	药物名称	浓度（%）	主要作用	主要适应证
黄连素	+	盐酸黄连素	0.5～1	对革兰阳性菌及某些革兰阴性菌有抑制作用	浅部组织感染，慢性溃疡
草乌	+	草乌总生物碱	0.1～0.3	消炎，镇痛	关节痛，神经痛
大蒜	+	大蒜原液	1～5	对革兰阳性菌及革兰阴性菌有抑制作用	痢疾，前列腺炎
黄芪	+	黄芪煎剂	10	对革兰阳性菌及某些革兰阴性菌有抑制作用	浅部组织感染，慢性溃疡
萝芙木	+	萝芙木煎剂	10	降血压，镇静	高血压病
延胡索	+	延胡索乙素硫酸盐	30～40mg/次	镇静，镇痛	胃肠道及肝胆系统疾病的疼痛，脑外伤后遗症
钩藤	+	钩藤总生物碱	0.1～0.2	镇静，降压	高血压，神经衰弱
杜仲	+	杜仲煎剂	50	降血压	高血压病
川芎	－	川芎煎剂	30	扩张血管	高血压病，冠心病，脑动脉供血不足
毛冬青	－	毛冬青煎剂	50～100	扩张血管，消炎	冠心病，血管痉挛
五味子	－	五味子煎剂	50	兴奋中枢神经系统，调节心血管功能	神经衰弱，盗汗
洋金花	+	洋金花总生物碱	0.5	松弛支气管平滑肌	支气管炎，支气管扩张
酸枣仁	－	酸枣仁液	10	宁心安神，敛汗生津	神经衰弱，盗汗
黄柏	+	黄柏液	10	对革兰阳性菌及某些革兰阴性菌有抑制作用	浅部组织感染，慢性溃疡
陈醋	－	陈醋液	原醋	消炎，止痛，软坚	颈椎病，跟骨骨刺，腰椎骨质增生

第三节　电水浴疗法

电水浴一般指以盛于容器中的水作为导体，把各种电流引入溶液中，而作用于浸入的人体部位来治疗疾病的方法。电水浴的方式多种多样，最大的特点就是通过水浴把电流引入人体。躯体和四肢均浸于水浴时称全身电水浴，仅浸入部分肢体时称局部电水浴。局部电水浴又按治疗部位分为手槽浴及足槽浴。还可根据治疗部位的大小，分为单槽或多槽电水浴疗法。电水浴疗法始于19世纪，英、美等国家曾一度盛行。全身电水浴因设备繁杂，操作麻烦，又欠安全，现已较少应用。但局部电水浴特别是四槽电水浴则一直沿用至今，成为直流电及离子导入技术的一个组成部分。

水在电水浴中的作用为：水的可塑性大，水作为导体与皮肤接触，利用电流进入人体组织。由于水的可塑性很大，能和体表任何凹凸不平部位的皮肤紧密接触，使电流能够均匀分布于这些特殊治疗部位，如手、足等部位。另外，水有较大的热容量和导热性，热水浴的温热作用可降低皮肤阻力，提高导电率，改善血液循环，增加导入药物离子的数量。行药物导入时，可将药物直接投入水容器内，而不必把药物溶液洒在衬垫、滤纸或纱布上，药物在水中的浓度较稳定，且离子导入受纸或棉花纤维的干扰少。

一、电水浴作用原理

电流、水温、药物、静水等因素综合作用，通过神经或体液引起局部及全身的各种生理反应，皮肤血管扩张、充血、血流加速、新陈代谢加快及调整中枢神经系统功能等。其中电流无疑是主要的作用因素。

1. 电流　用于电水浴的电流有直流电、感应电、正弦电、脉动电和高频电等。电流在水浴中对机体作用的强弱，与水浴槽中电极的多少和放置方法有关。如做双极浴时，治疗电路的两极接于同一容器的两端（图2-32a），这时治疗部位仅接受两电极间电流的一部分，另一部分电流则绕过人体，从比人体电阻小的浴水中通过，如果在水中加入一些导电物质，浴水的导电率增加，将有更多的电流从浴水中通过。因此做双极电水浴时电流强度虽可开得很大，但通过人体的电流只有极少的一部分，约占1/10~1/3。而做单极电水浴时，治疗电路的一极接于一水容器内，另一极接于另一水容器内，或者用衬垫式电极固定在病人躯体的某个部位上，这时整个水浴器实际上相当于一个大的电极，因而电路内的电流全部通过水浴器内的病人肢体（图2-32b）。

2. 水温和静水作用　容器中的水常用温水，水的温热作用、静水压力及浮力，均对改善机体血液循环、促进瘫痪和强直肢体的活动有一定作用。

3. 药物　根据病种选择不同的药物投入浴水中，药物或直接刺激皮肤，或被电流导入体内而产生各种药效。药物浓度一般约为衬垫法所用浓度的1/10。

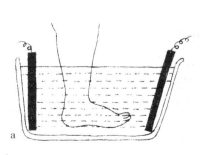 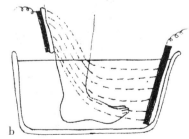

图2-32　电水浴的两种电极
a. 双极浴；b. 单极浴

二、电水浴治疗技术和方法

（一）全身电水浴

全身电水浴是理疗中对人体各系统器官刺激作用最强的一种全身疗法。但全身电水浴现已基本不用，本节重点介绍四槽直流电水浴。

（二）四槽直流电水浴

1. 治疗作用原理

（1）改善局部及全身血液循环，增加心血管紧张度。采用下行电流（手槽接阳极，足槽接阴极），主要促进动脉系统及肺静脉血液循环，疗后血压上升。采用上行电流（手槽接阴极，足槽接阳极），主要促进静脉系统（包括门静脉）及肺动脉血液循环，可降低血压。当然这些作用还受电流强度、治疗时间、病人状况等因素的影响。

（2）调节自主神经系统功能。

（3）促进局部组织及全身的新陈代谢。

（4）消炎、镇痛及对抗刺激作用。

（5）合并导入药物的药理作用。

2. 设备

（1）浴槽：浴槽多为瓷质，亦有木质、搪瓷或塑料质地者。手槽能置人前臂和上臂下部，槽底面积为55cm×15cm。足槽较深，可至小腿，底部面积约40cm×25cm。每一浴槽的壁龛内设有一对碳质电极，避免电极与人体直接接触。手槽内的水可流入足槽。足槽底部排水管距地面下水道30～40cm。

（2）槽平台：以木料制成，长100～110cm，宽90～95cm，高30～40cm，平台表面铺有一层橡皮板，上置足槽、手槽支架、手槽和坐椅。手槽高度可根据病人两臂的情况调节。支架的金属部分涂以绝缘材料（图2-33）。

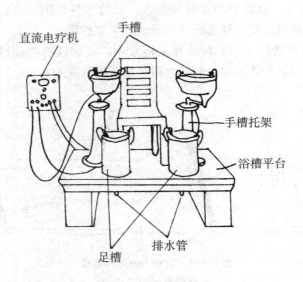

图2-33　四浴槽设备

（3）水装置：四槽浴用水量大，水温要求 36～38℃，将冷热水放入混合装置中以调节水温，再经橡皮管将水注入水槽。

（4）四槽浴直流电疗机：原理同一般直流电疗机，但输出电流强度要求达 100mA。各槽内的电极通过导线和分线连接，分线盘是进行电水浴时用以变换各槽电极极性及切断任意电流的附加装置，线路如图 2－34。

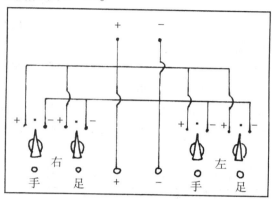

图 2－34　四浴槽分线盘

3. 操作技术和方法

（1）皮肤：先检查治疗部位的皮肤有无破损，若伤口较大或化脓则不宜进行治疗。

（2）水量：各槽注入温水（36～38℃），注意左右两侧浴槽水量相等，以免电流分布不均。手槽约 3～5L，水没过上臂 1/3。足槽约 6～10L，水面达小腿上 1/3。病变限于手指、足趾或腕踝关节时，应减少水量，以刚没过病变部位为宜。因为电流主要分布于靠近水面的部分。

（3）体位：治疗时病人坐于平台的木椅上，取舒适体位，然后将需治疗的肢体放入浴槽内。

（4）电流强度：连接好导线，确定极性无误后打开电源，缓慢增加电流强度至治疗量的 1/2～1/3。因为治疗中随着皮肤电阻下降，电流强度会自动上升。一般按每槽 10～15mA 计算。如阴阳极各接两槽时，电流强度可达 20～30mA。

（5）治疗时间：每次治疗 5～30 分钟，每日 1 次或隔日 1 次。治疗完毕后休息片刻方能离开。

（6）注意事项：治疗中密切观察病人的全身和局部反应，如治疗部位皮肤出现瘙痒，不要抓挠，可在局部涂稀释的甘油。对患有心脏病的病人治疗时更应慎重，出现胸闷、心慌、头昏等不适，应中止治疗。还应特别注意绝缘，防止触电事故的发生。

（7）四槽浴可按需要灵活应用：如图 2－35，选治一个肢体、双上肢或双下肢均可，也可一极连于水槽，另一极以衬垫电极固定在病人身体的其他部位，衬垫面积在 150cm² 以下。应按衬垫面积计算电流强度，方法同一般直流电疗法。

（8）四槽浴治疗时可同时进行药物离子导入：按药物离子的极性放入相同极性的水浴槽内。

4. **药物浓度**　药物浓度一般约为衬垫法的 1/10。由于药物浓度低，又受水中寄生离

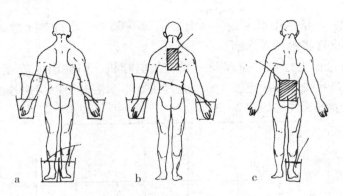

图 2-35　常用的几种治疗方式

a. 四槽浴；b. 两槽浴（两手槽或两足槽）；c. 单槽浴（一手槽或一足槽）

子的干扰，因此导入体内的药量少。不宜用贵重药品或毒性大的药物做导入。常用药物见表 2-5。

表 2-5　四槽电水浴常用的导入药物

导入离子	极性	药物及制剂浓度	浴槽内药物浓度	药理作用	适应证
氯	−	氯化钠 25%	1%	消散	类风湿性关节炎，大关节病，关节强直
鱼石脂	−	鱼石脂 5%	0.5%	消散	多发性神经炎，结节性红斑
碘	−	碘化钾 50%	1%～5%	消散，软化瘢痕	多发性神经炎，动脉粥样硬化，瘢痕粘连挛缩
水杨酸		水杨酸钠 25%	0.5%～1%	止痛，抗风湿，制霉菌	风湿性关节炎
硫	−	硫代硫酸钠 5%～10%	0.5%～1%	消炎	多发性神经炎，神经痛，关节炎
钙	+	氯化钙 50%	1%	提高自主神经张力，脱水，调节钙磷代谢	自主神经紊乱，血管神经性水肿，骨折后愈合不良，进行性肌萎缩
铜	+	硫酸铜 3%	0.5%	收敛，止汗，抑制霉菌	淋巴性水肿，足癣
锂	+	氯化锂 10%	1%	促尿酸盐溶解	痛风
镁	+	硫酸镁 25%	1%	血管扩张，镇静、脱水	高血压病，雷诺病
普鲁卡因	+	普鲁卡因 5%	0.5%	止痛	神经炎，神经痛

三、电水浴疗法在临床和康复中的应用

1. 适应证

（1）运动系统疾病：多发性关节炎、痛风性关节炎等。

（2）周围血管性疾病：雷诺病、肢体慢性淋巴循环障碍、静脉曲张及早期血栓闭塞性

脉管炎。

（3）周围神经性疾病：多发性神经炎、坐骨神经痛、臂丛神经及胫腓神经损伤等。

（4）其他：自主神经功能障碍，肢端感觉异常、早期高血压病及动脉粥样硬化。

2. 禁忌证　严重的心脏病、癌症、出血倾向、发热及局部皮肤损伤、化脓性疾病。

第四节　神经肌肉电刺激疗法

神经肌肉电刺激疗法（neuromuscular electrical stimulation，NMES）是应用低频脉冲电流刺激神经或肌肉使其收缩，以恢复其运动功能的方法。这种方法主要用以刺激失神经肌、痉挛肌和平滑肌，亦可用于治疗废用性肌萎缩。

一、电刺激作用原理

（一）电刺激对失神经肌肉的治疗作用

下运动神经元麻痹后，肌肉即失去神经支配而萎缩变性。为了延缓这种变化，根据不同的病情，选择不同的脉冲电流刺激肌肉或肌群，使之发生被动的节律性收缩，通过锻炼，保留肌肉的功能，延迟萎缩及变性的发展，即为 NMES 对失神经肌肉的治疗作用。

1. 对变性肌肉的主要治疗作用

（1）延迟病变肌肉的萎缩　在人和动物身上证明，电刺激虽不能治疗萎缩，但确实可延迟萎缩的发展。其原理尚未彻底阐明，但可能与下列因素有关：

1）被动的节律性收缩，与正常体育锻炼相仿，可以改善肌肉的血液循环和营养，保留肌肉的正常代谢。有实验证明，电刺激能使正常肌动脉血流增加 86%。

2）保留肌肉中的糖原含量，借此节省肌肉中蛋白质的消耗。肌肉蛋白消耗少，肌肉的消瘦即可减轻。

3）规律性的收缩和舒张所产生的"唧筒效应"，促进静脉和淋巴回流，改善代谢和营养，延迟肌肉萎缩。

（2）防止肌肉大量失水和发生电解质、酶系统及收缩物质的破坏。

（3）保留肌肉结缔组织的正常功能，防止其挛缩和束间凝集。

（4）抑制肌肉的纤维化　失神经支配后，肌肉有纤维化及硬化的倾向。电刺激可防止肌肉结缔组织的变厚和硬化。

2. 主要优点　电刺激延迟肌肉萎缩的作用是肯定的，而且比按摩有一定的优点，应用上比按摩节省人力，故在失神经肌肉的治疗上较有价值。

（1）电刺激能使肌块增重和肌力增强。

（2）电刺激能改善动静脉和淋巴循环，而按摩主要改善静脉和静脉回流。另电刺激改善淋巴回流的作用也比按摩强。

（3）按摩虽可防止肌肉痉挛，但对延迟萎缩无效；而电刺激却有效。

（二）对痉挛肌的治疗作用

对中枢神经系统病变而致的痉挛性瘫痪，过去是不主张用电刺激的方法来治疗的。但

20 世纪 50 年代以后，逐渐发现电刺激对这种瘫痪可收到松弛肌肉和改善肢体功能的效果。有人发现，治疗 7~15 分钟后，肌肉平均可松弛 4 小时，有人根据交互抑制原理，用电流刺激痉挛肌的对抗肌，亦发现能产生松弛的效果。

这种治疗方法的原理，目前一部分还处于假设的阶段。其基本出发点，是根据肌肉中除了以前叙述过的肌梭感受器以外，在肌腱处还有一种称为神经腱梭（高尔基器）的感受器，肌肉强烈收缩时它被兴奋，其冲动由传入纤维传到脊髓，再经过中间神经元传达到不同的前角细胞，其结果是在肌肉收缩之后使该肌抑制，使其对抗肌易于兴奋。

电刺激痉挛肌的目的主要是要兴奋这种感受器，使它产生随之而来的痉挛肌的抑制，并兴奋长期不活动的对抗肌。这两个方面，都有利于改善两者的共济活动。

至于刺激痉挛肌的对抗肌，其目的是通过交互抑制使痉挛肌松弛。交互抑制的原理为：一侧有使屈肌兴奋的冲动传入时，同侧的屈肌兴奋而对抗肌则抑制；对侧的屈肌抑制而对抗肌兴奋。对于同侧来说，任一肌肉兴奋其对抗肌必将受到抑制。反过来，任一肌肉受到抑制，其对抗肌亦必将兴奋。故刺激同侧痉挛肌的对抗肌，在对抗肌收缩期间，痉挛肌即被抑制。这就是利用交互抑制原理刺激痉挛肌同侧的对抗肌使痉挛肌受到抑制的过程。另外，同侧屈肌兴奋，对侧的屈肌即被抑制；反过来对侧的屈肌兴奋，同侧的屈肌亦必受抑制。因此，若需使同侧的屈肌受抑制，刺激对侧的相应屈肌即可。同理，要使同侧的伸肌抑制，刺激对侧的相应伸肌亦可。

痉挛肌电刺激主要是利用刺激痉挛肌肌腱中的高尔基器引起的反射抑制和刺激其对抗肌的肌腹引起的交互抑制来达到使痉挛松弛的目的。

二、电刺激治疗技术和方法

（一）电极技术

一般主张用双极法，因双极法能使电流集中于病肌而不致因邻近肌受刺激而影响治疗。但当肌肉过小（如手部小肌）或需要刺激整个肌群时，双极法就不太适宜，这时应采用单极法，用一小的主电极放于小肌运动点上，用一较大的电极放在腰骶（下肢）或肩胛间（上肢）。

治疗时电极面积可大些，以免引起疼痛。双极法时，可用两个 5cm×8cm 或 3cm×6cm 的电极，视肌肉大小而定。单极法时，主电极可用直径 2.5~3cm 的电极（小肌可小些），副电极多为 100~200cm。

（二）电刺激治疗时机的选择

1. 失神经支配后头 1 个月肌肉萎缩最快，宜及早进行电刺激。当不能肯定但疑及肌肉有失神经支配的情况时，也应尽早进行这种治疗。

2. 失神经数月后，仍有必要施用电刺激治疗，但效果已不肯定。此时虽不一定能延迟萎缩的进程，但对防止纤维化仍有效。

3. 在进行电刺激之前，均应判明肌肉是否有恢复神经支配的可能。如根本不能恢复神经支配，则电刺激的作用就不明显，因一旦电刺激停止，肌肉仍然萎缩。因此，电刺激只是在肌肉仍有恢复神经支配的可能时才真正有用。当一时无法判断是否有恢复神经支配的可能时，宜先进行电刺激，然后定期做电诊断以观察其变化，直到能肯定无恢复神经支配的可能时，才可放弃治疗。

（三）电流波形的选择

由于在活体上，任一肌肉的周围都可能有其他肌肉和神经感觉。因此，电刺激不仅可以刺激病肌而且还可能刺激邻近的感觉神经和正常肌肉，刺激前者可以引起疼痛，刺激后者可使反应灵活的正常肌肉先发生收缩，这就达不到单独刺激病肌的目的。为此，人们力图寻找一种能够专门刺激病肌而不致刺激其周围正常肌肉和感觉神经的所谓具有选择性刺激作用的电流。

理想的电流应具备的条件：

1. 能选择性地只刺激病肌而不波及其邻近的正常肌肉。

2. 能只刺激病肌而不引起或少引起感觉性反应。

（四）电流极性的选择

单极法时一般选用阴极，如阳极通电收缩大于阴极通电收缩时，可改用阳极作为刺激电极。如用双极法，阴极多放于远端。

（五）每次治疗时肌肉收缩的次数

起初进行治疗时，每次应使每条病肌收缩 10～15 次，休息十数分钟，如无条件可休息 3～5 分钟后再使之收缩相同的次数，如是反复 4 次。在整个治疗时间内每条病肌至少收缩 40～60 次是应有的数量。随着病情的好转，以后每次每条病肌应收缩 20～30 次，整个治疗时间总收缩 80～120 次左右。有人认为每次治疗的整个期间内，每条病肌至少收缩 90 次才有效。但恐不能仅仅以数目来决定，适宜的刺激应符合一定要求。

1. 适宜的刺激

（1）病肌的收缩要足够强，否则难以延迟萎缩的出现。

（2）收缩时不痛或痛感很轻。

（3）邻近肌的反应小。

（4）收缩幅度每次相近。

2. 过度刺激　当出现下面一些现象时，即应减少电流强度、收缩次数、增大 $t_止$，甚至暂时中断治疗，因这些都是刺激过度的征兆。

（1）收缩先较强，但数次后即减弱。

（2）收缩时伴有明显的颤抖。

（3）每次治疗后数小时仍有僵硬感。

3. 注意事项

（1）要注意的是根据肌肉收缩次数来决定剂量的方法，只适用于刺激频率低（即 $t_升$ 和 $t_止$ 都较长）的情况。当刺激频率高时，如给某轻度失神经肌以 $t_升 = 10ms$，$t_止 = 50ms$ 的刺激时，其 $f = 1000/（t_升 + t_止）= 1000/60 = 16.7Hz$

这种频率的收缩就不再容易用肉眼去判断其次数，此时就应改用调制式的脉冲群，使肌肉通电时发生一系列的收缩，脉冲群停止时肌肉松弛，这时脉冲群出现的次数就相当于刺激的次数。

（2）仪器上的调制频率为 15～50 次/分钟不等，可据情况选用。

（3）若仪器无自动调制部分而用手控开关调制时，调制波群持续的时间不应过长，否则效果不好。

（4）用仪器自动调制时，应调制频率为 15～50 次/分钟，周期为 1.2～4 秒，而且其中通电时间只有一半左右，因此不宜超过 5 秒，故无此问题。

（六）每日治疗的次数

有实验证明，每日治疗 4～6 次比 1～3 次好。但在门诊条件下，很难达到多次治疗。因此，如无条件，应每日至少治疗 1 次，病情好转，也宜每周治疗 3 次。

（七）加强电刺激效果的方法

1. 使肌肉抗阻力收缩　电刺激反应良好时，可逐步给肌肉增加负荷，使它抗阻收缩，以加强效果。抗阻力不外乎是对抗肢体本身的重量、加负载或反向牵引等数种。

（1）抗肢体本身重量：如刺激股四头肌时，让病人坐在床边或椅子上，足部离地。股四头肌受刺激时发生伸膝动作，肌肉需向前上方伸张抬起下垂的小腿，此时小腿的重量就是股四头肌要对抗的阻力。

（2）加负载：如上例若在足背再加上沙袋，则股四头肌对抗的阻力除小腿重量外还有沙袋的重量，故负荷较大。又如刺激手伸指肌群时可让病人将手平放在桌上，掌面向下，在手背压上沙袋，当伸指肌收缩时，压在其上方的沙袋就是肌肉要对抗的阻力。

（3）反向牵引：如刺激腓肠肌时足跖屈，此时若让病人仰卧在床上并在足前部加一套索，套索的另一端让病人用手牵拉。电刺激时肌肉收缩而使足跖屈，病人用手将之牵向背屈，二者方向相反。这也是一种抗阻力收缩的方法。

2. 使肌肉等长收缩　等长收缩法是使肌肉收缩时长度不缩短的方法。此法能增加肌肉的张力。如需刺激胫前肌，可让病人采取平卧位，由另一人将病人膝和足背按压向床面。刺激时，胫前肌由于上下两个关节被固定而不能使足背屈，自身即不能缩短，这就出现等长收缩的状况。

3. 必须注意　不论何种方法，电流引起收缩时，病人应同时尽力试图主动收缩该肌，这样电刺激引起的收缩加上病人主观意向的配合，功能的恢复将更好。

（八）准备治疗和配合治疗

1. 准备治疗　电刺激前最好用温肥皂水清洗电极下的皮肤面，用红外线灯或白炽灯加温局部，这样可以降低皮肤电阻和减轻治疗的不适感。由于肌肉收缩消耗能量，故在刺激前应用短波、微波等改善局部血液循环的治疗，可以增加肌肉的血液循环，改善其营养，加强电刺激的效果。

2. 生物反馈疗法　生物反馈技术是近代心理学和物理治疗的最新进展之一。除电刺激以外，如同时配合这种疗法，将收到更好的效果。对于病变肌肉常采用肌电图生物反馈法，其法是应用特制的肌电图生物反馈仪，通过皮肤电极从肌肉中引出肌电图，再将肌电图的变化变为声音、光亮度和仪表上刻度的变化，这样，在正常情况下病人意识不到的肌电活动就变为看得见和听得到的讯号，病者再设法通过主观意志加强这种讯号（即加强肌电活动），使之向理想方向发展。这种锻炼方法往往收到其他治疗方法所达不到的效果。现代设计出的肌电生物反馈仪可小到 12.6cm×6.1cm×2.4cm，重 0.18kg，使用比较方便。

如无条件进行生物反馈治疗，应积极进行主动或被动锻炼，或进行按摩治疗。

（九）电刺激疗程长短的估计

在神经支配有恢复可能的情况下，应尽早应用电刺激以延迟肌萎缩和保留其功能。这样做的目的是，神经支配一旦恢复，肌肉即能充分完成正常的功能。因此，在神经支配恢复以前，均应进行电刺激。对这一期间可作一些粗略的估计，然后再通过电诊断和临床检查来综合确定。

1. 神经失用是一种肌肉功能暂时丧失但神经无器质性病变的情况，电诊断无失神经反应，估计 3~4 周或稍长的时间即可恢复。此时电刺激延续 6 周以上，直至神经功能恢复为止。

2. 周围神经在外伤、挤压、手术中受到损伤时，如果位置明确、局限而又有可能再生时，可以根据周围神经再生速度加以估计，方法如下：

（1）先估算出神经从损害点再生到它所支配的肌肉的运动点的时间 T。由于周围神经的再生速度为每日 1~4.5mm 不等，故

$$T = 损害点到运动点之距离（mm）/ （1~4.5）mm/日　（日）$$

例如损害点到运动点距离为 45cm 时，则

$$T = 450mm/（1~4.5）mm/日 = （100~450）日$$

（2）再生的过程中，神经通过损伤点时较困难，一般需要 10 日左右，因此整个再生完成日期 $T_总$ 为 T 再加上 10 日，即 $T_总 = （T+10）$ 日。仍以上例为例，则

$$T_总 = （100~450）+ 10 = 100~460（日）$$

上述是一个范围，代表再生最快时（4.5mm/日），需 110 日完成，最慢时（1mm/日），需 460 日完成。在上述期间内应坚持电刺激，并定期做 I/t 曲线检查以观察再生的情况。

（3）若损伤部位不确定，无法按上式计算时，则只能按一般估计。即：部分变性或部分失神经支配，约需 6~12 周才能恢复；完全变性或完全失神经支配，约需 6~12 个月才能恢复。

但在治疗过程中亦应定期（约每 3~4 周）做电诊断检查，最好是做 I/t 曲线测定，因后者于临床恢复之前 6 周即可出现预示神经再生的扭结。出现扭结后更应密切观察，宜每 2 周做 1 次 I/t 曲线测定。

（十）常用的肌肉电刺激方法

1. 处方格式　按以下格式书写完备。

××肌肉（或××神经）的电刺激：

E——电极：双极法时：2×（5×8）cm² 或（3×6）cm² 于××肌肉

单极法时：1×φ2.5cm 或 2cm 于××肌肉或神经运动点。

1×100~200 cm² 于腰骶（下肢）或肩胛间（上肢）。

WT——波型：注明三角波，新感应电或方波；

$t_宽$：波宽；

$t_升$：脉冲上升时间或前沿斜度；

$t_降$：脉冲下降时间或后沿斜度。

T 或 f——周期或频率；

f_m：调制频率，用调制波群时给出。

I——电流强度，无指定时为平均值。

t——时间，右上角加$'$表示分钟，加$"$表示秒，亦可指定收缩若干次。

2. 决定治疗条件的原则　这些原则已于上文中分述，为应用方便，再归纳如下：

（1）电极技术：单极法用于小肌肉、神经，或在一次治疗中需分别刺激多根肌肉时用；双极法则在个别或少数肌肉时用。

（2）WT波型：

1）新感应电：适用于废用性肌萎缩和神经失用时的肌肉电刺激（即正常神经支配肌的电刺激）。

$t_宽$：1ms

$t_升$：1ms

$t_降$：0

f：50Hz

f_m：16次/分钟

2）三角形电流：可按病情参照诊断结果选择，治疗时以引起病肌明显收缩为准。可粗分如表2-6。

表2-6　按诊断结果选择治疗方案

诊断结果	$t_宽$	$t_升$	$t_降$	$t_止$	T	f
部分失神经肌	300ms	300ms	200ms	1500ms	2000ms	0.5Hz
完全失神经肌	500ms	500ms	300ms	4200ms	5000ms	0.2Hz

（3）频率或周期：已知（2）中所述，新感应电 f=50Hz 无需计算。

对部分失神经肌：T=2000ms f=1/T=1000ms/2000ms=0.5Hz

对完全失神经肌：T=5000ms f=1/T=1000ms/5000ms=0.2Hz

（4）电流强度：以引起病肌明显的收缩反应为好。

（5）时间：对于神经支配完好的肌肉，用新感应电．f_m：16~20次/分钟，治疗5分钟，休息5~10分钟，再治疗5分钟，如是3~4次；或每次5分钟，每日2~3次。对于部分或完全失神经肌，治疗时收缩次数初期为每条肌肉每收缩10~15次后休息10分钟，反复4次。由于部分失神经肌需2000ms刺激1次，10~15次需20000ms~30000ms，即20秒至30秒，因此对于部分失神经肌的治疗时间可写为：

t：（通20~30$"$；断10$'$）×4。

又因完全失神经肌需5000ms刺激1次，10~15次需50000~75000ms，即50~75秒，因此对完全失神经肌的治疗时间可写为：

t：（通50~75$"$；断10$'$）×4。

病情好转后，每次每肌应收缩20~30次，比初期多1倍，故此时改为：

对部分失神经肌：t：（通40~60$"$；断10$'$）×4。

对完全失神经肌：t：（通140$"$~230$"$；断10$'$）×4。

（6）治疗次数：一直进行到神经支配回复，再改为主动训练。

3. 常用的治疗方法　现用处方和图的形式列出一些常用的肌肉电刺激方法。由于处方占篇幅较大，故只假设一定的病情，列出几个典型的处方，读者可根据原则自定。

（1）前臂屈指肌：

屈指总肌电刺激：

E：$2 \times (3 \times 6)$ cm^2

WT：三角波

以部分失神经为例：t$_宽$：300ms。t$_升$：300ms。t$_降$：200ms。f：0.5Hz。I：以引起手指明显屈曲为准。t：（20～30"；断10′）×4。以后酌情改为（通40～60"；断10′）×4（复诊后定）。每日1次，15次后复诊。

（2）胫前肌或伸趾肌：

胫前肌电刺激：

E：$2 \times (5 \times 8)$ cm^2

WT：三角波

以完全失神经为例：t$_宽$：500ms。t$_升$：500ms。t$_降$：300ms。f：0.2Hz。I：以引起明显足背屈为准。t：（通50～75"；断10′）×4。以后酌情改变（140"～230"；断10′）×4（复诊后定）。每日1次，15次后复诊。

（3）股四头肌：

股四头肌电刺激：

E：$2 \times (5 \times 8)$ cm^2

WT：新感应电

以废用性肌萎缩为例：t$_宽$：1ms。t$_升$：1ms。t$_降$：0。f：50Hz。f$_m$：20次/分。I：以引起伸膝动作为准。t：（通5′；断3′）×4。每日1次，15次后复诊。

4. 特别说明　以上举了部分失神经、完全失神经和正常神经支配肌的三种典型处方，读者可依情况变通应用。必须指出：目前认为刺激病变肌肉最合适的电流已经不是单纯的低频脉冲电流，而是由低频调制的中频电流——脉冲的中频电流。应用这种电流时不仅可以收到同样良好的效果，而且病人不至于产生皮肤上的痛感，也不会影响继续进行治疗的皮肤刺激现象。采用这种电流时中频的频率可用1000～2500～4000Hz，调制的频率可依肌肉病变情况选择。例如：对于废用性肌萎缩可用50Hz；对于部分失神经可用0.5Hz；对于完全失神经可用0.2Hz等。当仪器最低频率达不到0.5～0.2Hz时可用手动开关控制，如需0.5Hz时可通电0.5秒，断电1.5秒；需0.2时可通电1秒，断电4秒等。电流强度亦以引起病肌明显收缩为准。至于电极技术、每次治疗时肌肉收缩的次数等，则仍依照本节所述的原则进行。

（十一）痉挛肌的低频电疗方法

这种方法的特点是，将波宽和频率相同但出现的时间有先后的两组方波，分别刺激痉挛肌和它的拮抗肌，使二者交替收缩。所以电流的波形是，一路电流用双极法刺激痉挛肌的两端肌腱处，另一路电流亦用双极法通过另两个小电极刺激其对抗肌的肌腹。两路电流是分隔开的，可单独调节。前后错开的时间也可以调节。

治疗后痉挛肌起初松弛24～48小时，2～3日治疗1次，随着治疗的进展，松弛的时间可能更长。

这种方法的效果，已日渐得到肌电图等一些客观检查的证实。

三、电刺激疗法在临床和康复中的应用

（一）适应和禁忌

1. 适应证　脑血管意外后遗症轻度偏瘫，儿童脑性瘫痪，产伤引起的痉挛性瘫痪，多发性硬化瘫痪，脑脊髓外伤引起的痉挛性瘫痪（完全性截瘫除外），帕金森病。

2. 禁忌证　肌萎缩侧索硬化症，多发性硬化的病情进展恶化期。

（二）治疗方法举例

1. 臂丛痉挛性瘫痪

E：双极法，共用 4 个小电极，每肌两个

位置甲：I_1：二头肌

I_2：三头肌

位置乙：I_1：屈指肌或大鱼际肌

I_2：桡神经支配的伸与外展肌

位置丙：I_1：斜方肌和三角肌

I_2：菱形肌

$t_宽$：0.3ms

f：1Hz

延迟时间：100ms

I：以引起肌肉明显收缩为准

t：甲、乙、丙各 10 分钟

2. 下肢痉挛性瘫痪

E：双极法，共用 4 个小电极，每肌两个

位置甲：I_1：同侧股屈肌和骶棘肌

I_2：另一侧股直肌和臀中肌

位置乙：将 I_1、I_2 位置对调

电流参数同本节（十）2（2）和（3）

t：甲、乙各 10 分钟

当内收肌痉挛明显时，可不放在臀中肌而放在内收肌上；当不欲选用骶棘肌时，可用臀大肌代替。

3. 四肢痉挛性瘫痪　轮流刺激四肢，方法同本节（十）2（1）～（3），总时间 40～50 分钟。

4. 躯干肌痉挛性瘫痪

E：双极法，共用 4 个小电极，每肌两个

位置：I_1：左侧骶棘肌头端及尾端

I_2：右侧骶棘肌头端及尾端

可分颈、胸、腰三段进行，尾端可改为臀大肌代替。

$t_宽$：0.3ms

f：0.66Hz

延迟时间：500～1500ms

I：以引起肌肉明显收缩为准

t：10 分钟

第五节 经皮电刺激神经疗法

以一定技术参数的低频脉冲电流，经过皮肤输入人体，用于治疗急、慢性疼痛的方法，称为经皮电刺激疗法（transcutaneous electrical nerve stimulation，TENS）。1967 年 Shealy 等根据疼痛闸门控制理论，推出一种将电极植入脊柱椎管内以脉冲电流刺激脊髓神经的方法，藉以治疗顽固性头痛。该方法虽然止痛效果较好，但有创伤性，病人不能接受。后来他们将电极置于体表，并改进仪器，取得了同样的止痛效果，1972 年 Shealy 和 Long 等正式发表论文，称之为经皮神经电刺激疗法。之所以用"经皮"（transcutaneous）一词，是为了和植入电极相区别。经过 20 多年的发展，TENS 在欧美国家非常普及，其临床应用已超出了治疗疼痛的范围，但仍以治疗疼痛为主。

一、经皮电刺激神经疗法镇痛作用原理

TENS 的主要作用是镇痛。TENS 是根据闸门控制学说而发展起来的。产生镇痛作用的 TENS 的强度往往只兴奋脊髓后角中的胶质细胞。在肌电图上使外周神经复合动作电位波产生去同步，对传导伤害性信息的波没有影响，但明显减弱甚至完全抑制因传入引起的背角神经元的反应，TENS 治疗的过程中和治疗后背角神经元的自发性动作电位活动明显减少。

阿片肽在两种方式的 TENS 中镇痛作用有所不同，高强度类针刺型 TENS（2Hz）引起的镇痛可以被纳洛酮逆转，腰段脑脊液中的脑啡肽无明显变化，说明内源性阿片肽起重要作用。高强度、中频率（40～60Hz）的 TENS 治疗时，患者的脑室和腰部脑脊液中内啡肽的含量显著升高，以 20～45 分钟最为明显，持续 1 小时左右，90 分钟后恢复到原来水平。常规 TENS（弱强度，100Hz）使强啡肽有所升高，脑啡肽不受影响。外源性谷氨酸能增加脊髓背角神经元的自发性电位活动，而 GABA 能降低其活动。高强度、高频率（100Hz）的 TENS 的作用能被印防己毒素（pictrotoxin）和纳洛酮逆转，但不受士的宁影响，说明 GABA 能神经元参与了镇痛机制。

关于 TENS 镇痛的中枢机制尚缺乏系统的研究。

（一）治疗急性疼痛

TENS 对急性疼痛具有很高的止痛效果，常用于软组织损伤、神经痛、手术后的止痛。

1. 手术后切口痛 TENS 最成功的应用之一是手术后的切口止痛。20 世纪 80 年代以来，大量的文献报道 TENS 治疗手术后切口痛，包括各种胸、腹部手术及关节手术等，效果非常满意。TENS 能减少止痛药物的摄入，使患者能早期活动，减少并发症。对某些病人能缩短 ICU 或住院时间。因此，Santiesban AJ 曾建议综合性医院应每 100 张床位配备 8～10 台 TENS 治疗仪。最近 Tsibuliak 等报道 TENS 的止痛显效率为 61%～64%，虽然低于麻醉止痛药（75%～79%），但手术后并发症（如尿潴留、肠麻痹、恶心呕吐）明显减少。

一般在术前就给病人应用 TENS，以确定合适的参数。在手术结束前将一次性电极平行放置于切口两旁，伤口缝合后立即通电治疗。通常持续刺激 48～72 小时，可由病人调节电流强度。一般认为，当病人还在麻醉状态时就开始治疗，止痛效果最好。

2. 骨科疼痛　TENS 治疗急性踝关节扭伤，能较早缓解疼痛，减轻水肿，早期恢复 ROM 和行走功能。治疗肩周炎也有显著疗效。Levy 等（1987）报道 TENS 能使实验性家兔急性关节炎的关节积液和白细胞浸润明显减少，减轻炎症反应，从而缓解相关性疼痛。此外，有报道对急性腰肌扭伤、运动创伤等的疗效优良。

3. 妇产科疼痛　1997 年 Augustinsson 等首先观察了 TENS 对 147 例产妇因分娩而引起的腰痛、骨盆疼痛的疗效。在第 1 产程，止痛效果最好；第 2 产程次之，没有发现副作用。此后又有很多报道证明 TENS 有助于分娩，不利之处是偶尔干扰胎儿监护仪。

TENS 治疗痛经（方法是平肚脐处以倒三角形用三个电极治疗）的疗效好于安慰性 TENS 和布洛芬，82% 的患者愿意用 TENS 取代药物治疗，常规 TENS 治疗疗效又好于类针刺型 TENS。Kaplan 等报道 TENS 治疗痛经有效率达 90%。Milson 等（1994）报道 TENS 和口服萘普生能减少子宫活动，降低子宫内压力，说明两者的止痛原理不同。

4. 颌面部疼痛　对急性牙痛，TENS 的疗效比阿司匹林好，但常规 TENS 的效果与类针刺型 TENS 无差异。TeDuits 等（1993）观察了 27 例 6～12 岁的儿童患者。有两个对称部位龋齿的，随机决定在牙修补术时一个用 TENS 止痛，另一个用局麻止痛。结果两组的止痛效果无显著差异，但 78% 的患者更愿意用 TENS 来止痛。

5. 内脏疼痛　除痛经外，对其他内脏器官疼痛进行治疗的报道很少。国内余光娣治疗胆绞痛 29 例，结果完全止痛 8 例，显效 16 例。Nam 等（1995）报道 TENS 能降低实验性肾痛模型（用封闭输尿管或肾动脉的方法获得）的脊髓背角细胞的反应 38.9%，降低体感诱发电位 40.7%，证明 TENS 对内脏疼痛亦有效。近年来有人应用 TENS 治疗癌性疼痛并取得一定效果，其机制尚有待探讨。

（二）治疗慢性疼痛

1. 腰背痛　大量的研究证明，TENS 对控制慢性腰背痛有效，长期应用减少止痛药的用量，促进工作和正常活动能力的恢复。

2. 关节炎　Taylor 等（1981）、Smith 等（1983）报道，TENS 对膝关节炎的镇痛效果显著优于安慰性 TENS，治疗过程中镇痛作用最强，治疗停止后能持续数小时。

Mannheimer 等（1978、1979）观察了 TENS 对类风湿性关节炎的镇痛效果。用常规 TENS，分三种方法。第 1 种电极对置于腕关节，强刺激；第 2 种电极亦对置于腕关节，弱刺激；第 3 种电极并置于胸 3 脊柱两旁。结果满意率（患者疼痛显著缓解，持重物时间明显增加）：第 1 种方法为 95%（18/19）；第 2 种方法为 74%（14/19）；第 3 种方法仅为 5%（1/19）。全部病人在治疗后 6 小时仍有疼痛缓解效果。

3. 神经源性疼痛　许多研究表明，TENS 对疱疹后神经痛、截肢幻痛、周围神经变性、格林-巴利综合征、三叉神经痛均有不同程度的镇痛效果。如对疱疹后神经痛和三叉神经痛的疗效优良率在 60% 以上，对截肢幻痛只有 25% 的患者能完全止痛（Gnezdilow）。

这些疾病有一个共同的特点，即感觉减退或丧失。无论是继发于周围神经损伤或神经元变性，粗纤维的传入亦减少或消失。因此，闸门控制学说曾受到怀疑。但 Fields

（1987）证实，TENS 能兴奋未受损害的那部分粗纤维，并恢复感觉活动的平衡（balance of sensory activity）。

4. 头痛　Solomon 等（1985）用 TENS 治疗偏头痛和紧张性头痛，感觉阈上刺激组有 55% 的患者疼痛缓解，而阈下刺激组和安慰性 TENS 组均只有 28% 的患者缓解。

5. 结论与探讨　总之，TENS 对治疗疼痛是有效的。短期治疗的疗效较长期治疗的疗效高。1980 年美国 PartonSL 报告了全美理疗科中 TENS 对近 30 种疼痛性疾病和症候的疗效评价，结果如表 2 - 7。报告指出，凡是其他常规疗法无效的，TENS 都有效。

1994 年 Meyler 等报告 TENS 对各种慢性疼痛的疗效优良率为：周围神经病损 53%，心绞痛 75%，骨关节肌肉疾病 69%，精神性疼痛和神经官能症 10% ~ 25%。

TENS 除直接的镇痛作用外，还可以改善局部血液循环，减轻水肿，促进炎症吸收，从而起到间接的镇痛作用。有关镇痛作用的体液机制及其他机制的详细解释，请参见本章第一节直流电疗法内容。

表 2 - 7　TENS 的疗效（%）

项目	满意	部分满意	不满意
急性痛	88.5	2.1	9.4
慢性痛	82.5	8.2	9.0
心理性痛	50.0	12.5	37.5
短期应用	95.4	1.8	2.8
长期应用	68.6	7.8	3.6

二、经皮电刺激神经治疗技术和方法

（一）治疗技术

1. 仪器　仪器输出类型有恒流型和恒压型两种。恒压型易于被患者接受。输出通道有单道、双道和三道，负载阻抗一般为 1kΩ。以 $t_宽 < 2 ~ 50$、f 由 1 ~ 150Hz 可调、输出 30 ~ 150mA 连续可调者较为实用。仪器配有充电池，一次充电用 50 小时，总寿命达 1000 小时。

2. 电极　常用者为 4 和 5 大小的导电胶电极，用不干胶粘贴固定。

（二）治疗方法

1. 电极的放置　电极的放置部位比较灵活，常用方法有：

（1）电极置于痛区、运动点、扳机点、穴位上。

（2）电极置于病灶同节段的脊柱旁，沿着周围神经走向、病灶上方节段、病灶对侧同节段上，两个电极或两组电极的放置方向有并置、对置、近端 - 远端并置、交叉放置等。

（3）眼 - 枕经颅法。

（4）电极放在术后切口两旁。

2. 电极恰当放置的意义　上述这些电极位置放置方法，有利于兴奋神经粗纤维，关闭脊髓后角闸门，激发 MLS 释放而产生镇痛作用。

3. 参数的选择　目前分为常规型、类针刺型、短暂强刺激型三种治疗方式。各种方式的治疗参数见表 2 - 8。此外还有微电流方式，尚处于研究阶段。

表 2 - 8　三种 TENS 的参数和适应证比较

TENS 方式	强　度	脉冲频率	脉冲宽度	适　应　证
常规型	舒适的麻颤感	$75 \sim 100 Hz$	$< 0.2 ms$	急慢性疼痛，短期疼痛
类针刺型	运动阈上，一般为感觉阈的 $2 \sim 4$ 倍	$1 \sim 4 Hz$	$0.2 \sim 0.3 ms$	急慢性疼痛，周围循环障碍，长期疼痛
短暂强刺激型	肌肉强直或痉挛样收缩	$150 Hz$	$> 0.3 ms$	用于小手术，致痛性操作过程中加强镇痛效果

4. 治疗时间　最常用的是常规型，治疗时间可很长，从每次 30 ~ 60 分钟至 36 ~ 48 小时不等。类针刺型能同时兴奋感觉神经和运动神经，治疗时间一般为 45 分钟，根据受刺激的肌肉的疲劳程度决定。短暂强刺激型的电流很大，肌肉易疲劳，一般每刺激 15 分钟左右后休息几分钟。一般情况是每次治疗 30 ~ 60 分钟，每日 1 ~ 2 次，每周 3 ~ 6 次。

三、经皮电刺激神经疗法在临床和康复中的应用

（一）适应证
参见表 2 - 7 所述。
（二）禁忌证
1. 戴着心脏起搏器者严禁使用。
2. 严禁刺激颈动脉窦。
3. 孕妇的腹部和腰骶部不要使用。
4. 以下情况需慎用：
（1）眼睛部位的治疗。
（2）脑血管意外患者的头部。
（3）电极植入人体体腔内的治疗等。
5. 有认知障碍的患者不应进行自我治疗。

第六节　间动电疗法

间动电流是将 50Hz 交流电经整流后叠加在直流电上构成的一种脉冲电流。用这种电流来治疗疾病的方法称为间动电疗法（diadynamic therapy）。这是法国医生 Bernard 于 1950 年发明的，故也称为 Bernard 电疗法。

一、间动电流作用原理

（一）物理特性
1. 间动电流的种类　间动电流的脉冲部分仍属正弦波。这种正弦电流可以半波或全波的形式出现，可以半波或全波交替出现，或断续地出现。单个脉冲宽度为 10ms。常用的间动电流有 6 种类型，以前 4 种最为常用（图 2 - 36）。

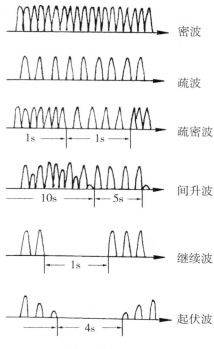

图 2 - 36 间动电流的六种形式

（1）密波（diphase fixe，DF）由 50Hz 的正弦交流电经全波整流后叠加在直流电上而成。频率为 100Hz，无间断，频度恒定。

（2）疏波（monophase fixe，MF）经半波整流而成，频率为 50Hz，间歇 10ms。

（3）疏密波（courtes periodes，CP）由疏波和密波交替出现而成，各持续 1 秒。

（4）间升波（longues periodes，LP）亦由疏波和密波交替出现而成。但密波持续 8～10 秒，疏波持续 4～6 秒。密波部分是由两组疏波组成，其中一组幅度不变，而间插在其中的另一组是缓升缓降的。

（5）断续波（RS）是间断出现的疏波。通断电时间均为 1 秒。

（6）起伏波（monophase modulate，MM）是断续波的一种变形，通断电时间各为 4 秒，通断电时的幅度是缓升缓降的。

2. 间动电流的特点

（1）间动电流每组电流的波形、频率、脉冲持续时间和间歇时间是固定的，治疗时只能调节电流强度。

（2）间动电流属于半波正弦电流。在电流峰值和波宽相同的情况下，正弦电流的作用比感应电流和指数曲线电流大。若使三种电流的作用区相等，则感应电流和指数曲线电流的峰值将超过痛阈而引起疼痛（图 2 - 37）。这说明要引起相同的治疗作用，间动电流所需的强度比感应电流和指数曲线电流小，患者较易耐受。当然，方波电流的作用区比半波正弦电流的更大，但方波的前沿过陡，对感觉神经的刺激较大，人体不易耐受。

（3）间动电流具有直流电性质，有电解作用，治疗时需要明确阴阳极，并要用衬垫。

（4）间动电流的载波频率较低，故作用不深。

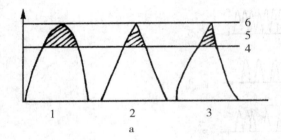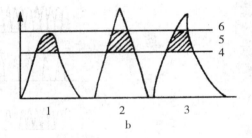

图 2 - 37　三种电流的比较

a. 波峰相同时的情形；b. 作用区面积相同时的情形

1：正弦半波；2：感应电；3：指数曲线型波；4：作用阈；5：作用区；6：痛阈

（二）间动电流的治疗作用

间动电流的治疗作用，主要是止痛、促进周围血液循环和锻炼肌肉三个方面。

1. **止痛作用**　间动电流的止痛作用比较明显。有些实验证明，治疗后皮肤对 2mm 方波电刺激的痛阈明显增高，作用最显著者为间升波，其次为疏密波，再次为密波和疏波。实验还证明，在镇痛方面，间动电流比直流电和感应电更佳。

（1）作用机制：间动电流的止痛机制尚未彻底阐明，但目前有下面的解释：

1）掩盖效应：掩盖效应是在神经系统内部由于输入一种新的冲动而使原有刺激引起的兴奋灶受到干扰的现象。现在电生理学已从脊神经元间引出的电位证明，痛觉确实可由于皮肤上其他强刺激（压力、振颤、冷、热或另一种痛刺激）的作用而减弱。间动电流引起的明显振颤感，可能是一种与上述强刺激类似的刺激，因而可以通过掩盖效应达到镇痛的效果。

2）闸门假说：该假说认为外周神经的粗纤维主要传导非痛性感觉，细纤维主要传导痛感。粗纤维的兴奋阈值低而且传导速度快，除此以外粗纤维兴奋的时候还同时兴奋了脊髓后角中的"闸门"——胶质细胞，结果闸门关闭，使痛冲动难于传入，因而粗纤维的兴奋可产生镇痛作用。由于震动、搔抓、摩擦等都是兴奋粗纤维的刺激，所以间动电流引起的明显振颤感可能是兴奋粗纤维的刺激之一，因而起到镇痛的作用。

3）中枢作用：国内曾有人通过从属时值的测定以观察间动电流的止痛机制。观察时为了避免局部的因素使测量点远离病灶区，如对三叉神经痛病人不在面部而在前臂屈指浅肌上测定其从属时值，结果发现随着三叉神经痛的好转，屈指浅肌的从属时值明显延长。由于从属时值延长反应中枢神经系统的兴奋值降低，而且测定点又不在治疗局部，所以认为间动电流的止痛作用是由于治疗引起中枢神经系统功能状态改变的结果。

（2）结论探讨：上述几种解释仍需进一步核实，但目前一般认为间动电流的止痛作用机制既有局部成分又有中枢成分，否则不能解释所有的现象。至于间动电流的后期止痛作用机制，显然与继发动力反应所引起的改变有关。

值得注意的是，间动电流对严重疼痛的效果是不够满意的。1974 年国外有人用严格的对照方法（双盲试验）观察了间动电流对较严重疼痛的治疗作用，结果发现疗效与对照组并无统计上的差别。

2. **对周围血液循环的作用**　间动电流有较明显的促进局部血液循环的作用。有些观察证明，治疗时皮肤温度上升0.3℃，治疗后10分钟上升0.6℃，40分钟平均上升0.7℃，然后缓缓下降，两小时后恢复到原有水平。

有些实验采用同位素吸收技术研究间动电流对周围血液循环的作用。治疗前于上、下肢肌肉注入同位素，治疗后根据肌肉对同位素的吸收情况推断局部血液循环状态。结果发现以6cm直径的阴极放在脊柱颈段、阳极放在骶部时，治疗后腓肠肌的血液循环增加37%；在电极性对调时，供血的增加更显著，竟达到80%；当把电极分别放在腰两旁时，阴极所在侧腓肠肌血液循环增加32%，而阳极侧的则无变化；当以间动电流作用于颈交感神经节上时，上肢的供血亦增加40%。临床上用间动电流治疗动脉内膜炎时，治疗后有时能使肢体供血增加50%。

关于间动电流对周围血液循环的作用机制，目前认为有局部作用和通过抑制交感神经的间接作用。

治疗后的皮肤发红和皮肤温度升高，与电流作用与局部引起的轴突反射（该反射的详细机制请参考直流电疗法部分）、电流通过组织时引起小量的组织蛋白分解而形成血管活性肽、治疗时肌肉细微运动产生的肌肉活动代谢产物（乳酸、ATP等）以及阴极对血管壁的松弛作用等有关。

至于在远离病灶的区域进行治疗仍能引起血液循环改善的问题，无疑是间动电流作用于自主神经系统所致。

3. 对神经肌肉组织的作用　为兴奋肌肉和周围神经，脉冲的宽度分别达到或超过1ms和0.03ms，间动电流的每个正弦半波的宽度为10ms，因此用于刺激周围神经和肌肉均可引起反应。有些实验研究了神经肌肉组织对不同频率正弦电流刺激的阈曲线，发现曲线的最低点在100Hz左右，说明这种频率的正弦电流较易兴奋这些组织，间动电流是整流后的半波正弦电流，其阈值将比交流电的更低。由于电流对神经肌肉组织的刺激性与电流强度在单位时间内的变化速度有关，变化越快刺激性也越强，所以整流后的正弦电流的刺激性就比未整流的强。这些特点，使间动电流在刺激神经肌肉组织方面有一定的作用。

（三）各型间动电流的作用特点

各型间动电流的一些生理和治疗作用，可简括为表2-9。

表2-9　间动电流的类型、感觉运动反应、生理作用和适应证

波　型	感觉和运动反应	生　理　作　用	适　应　证
密波（DF）	快而细的振动，针刺感，主观感觉比MF弱，感觉和运动反应消失比MF快	止痛，促进局部血液循环，降低交感神经张力	疼痛，交感神经过度兴奋，周围性血液循环不良
疏波（MF）	振动较快，震颤较强，电流强度加大时出现肌收缩	止痛	痉挛性痛
疏密波（CP）	在DF期和MF期内有明显的感觉差别：DF期内颤抖细，消失快；MF期内震颤强而持久。强度高亦可引起肌肉收缩	止痛，促进渗出物的吸收，降低肌张力	扭伤，挫伤，损伤后状态，关节痛，神经痛，局部循环和营养不良

波　　型	感觉和运动反应	生　理　作　用	适　应　证
间升波（LP）	同 CP，但间升期升降时有渐升和渐降的针刺蚁爬感	止痛	肌痛，关节痛，神经痛
断续波（RS）	感觉与 MF 相仿，但断续明显，强度大时肌挛缩	使正常支配的肌肉强直收缩	锻炼废用性萎缩的肌肉
起伏波（MM）	与 RS 类似，但断续感不如 RS	同 RS	同 RS

二、间动电流治疗技术和方法

（一）电极

间动电疗法中所用电极基本与直流电疗法的相同。常用的电极有下列几种：小圆电极直径 $1.6 \sim 2.6 cm$；大圆电极直径 $4 \sim 6 cm$；方形和矩形电极 $50 cm^2$ 或 $100 cm^2$。除此以外可根据需要自行设计，无需受上述规格的约束。

（二）电极的作用方式

1. 痛点　以小圆电极连接阴极，放在痛点上，阳极放在痛点近端距阴极 $2 \sim 3 cm$ 处。
2. 神经根　在脊柱旁相应节段横并置，用 $50 cm^2$ 或 $60 cm^2$ 直径的电极。
3. 神经干　并置，沿神经走行，电极大小依情况而定。
4. 上肢周围血管　用小号或大号圆电极作用于病侧颈交感神经节，一极放在锁骨内 1/3 上方，另一极放于胸锁乳突肌前缘下中 1/3 交点附近。
5. 下肢周围血管　双侧病变用大圆电极或 $50 cm^2$ 电极于脊柱面做下行通电，阳极放于颈部，阴极放于骶部；单侧病变时在腰部相应节段横并置安放电极，阴极在病侧。
6. 肌肉　用小号或大号圆电极，分别放于肌肉的起止点处。
7. 局部　用小号或大号圆电极对置。

（三）电流种类

电流种类的选择可按表 2-8 中各电流的生理和治疗作用选用，也可按照常见症状选择。每次治疗可选用 $1 \sim 2$ 种。当需预先降低皮肤电阻时，先用密波 $1 \sim 3$ 分钟。过去认为间动电流能兴奋和锻炼平滑肌，现已证明无效。

1. 止痛　短期通用密波，较长期通用疏密波或间升波。
2. 改善周围血液循环　用阳极以密波作用于相应的交感神经节，以疏密波作用于局部。
3. 促进渗出物的吸收　疏密波。
4. 锻炼废用性萎缩的肌肉　断续波或起伏波。
5. 缓解骨骼肌紧张　疏密波或疏波。

（四）电流量

直流电：电极面积小时用 $1 \sim 2 mA$，电极面积较大时用 $2 \sim 3 mA$。

脉冲电流：在电流基础上再加入脉冲电流，电流量以增加到病人能耐受的最大限度为准（简称"耐受限"）。

（五）通电时间

一般每次部位仅 3～6 分钟。因为时间延长易引起适应，疗效反不明显。过去主张痛剧或渗出物较多时于通电中途变换极性，目前认为无意义。

（六）频度和疗程

急性期每日 1 次；新鲜挫伤、扭伤可每日两次，5～6 次为 1 疗程。

慢性疾病每日或隔日 1 次，10～12 次为 1 疗程。

三、间动电疗法在临床和康复中的应用

（一）主要适应证与禁忌证

1. 适应证　枕大神经痛，三叉神经痛，肋间神经痛，耳大神经痛，神经根炎，坐骨神经痛，交感神经综合征，挫伤，扭伤，骨折后遗症，网球肘，肩周炎，退行性骨关节病，肱二头肌腱鞘炎，颞颌关节功能紊乱，动脉内膜炎，雷诺病，高血压病等。

2. 禁忌证　急性化脓性炎症，急性湿疹，出血倾向，严重心脏病，安装心脏起搏器者，对直流电过敏者。

（二）常用处方举例

1. 关节扭伤、挫伤、半脱位复位后　间动电疗于 × × 关节。E：$2 \times 50 \sim 100^2$（用于大关节）或 $2 \times$ 大圆形（小关节时用）。WT：CP。t：3～4′。I 值：2～3mA。I 脉：渐升到"耐受限"。

受伤当日 2 次，以后每日 1 次。痛点明显时加用：E：$2 \times$ 小圆，（－）于痛点，（＋）于肌近端 2～3cm。WT：CP。t：3～4′。I 值：1～2mA。I 脉："耐受限"。

剧痛或渗出物较多时局部用：WT：DF；CP。t：1′；3～4′。I 值 I 脉与前相同。陈旧性病例改用：WT：CP；LP。t：2′；2′。其余条件与上相同。

当关节附近肌肉有反射性萎缩时：E：$2 \times$ 小圆形于肌腹两端。WT：RS。t：每肌 1′。

对急性期病例于受伤当日每日 2 次，以后每日 1 次，5～6 次后隔日 1 次，3～4 次。慢性病例每日 1 次，10～12 次。

2. 腰肌劳损或腰扭伤

（1）椎旁治疗：间动电流于腰 3～腰 5 和骶 1 两旁。E：$2 \times$ 大圆形。WT：DF。t：腰 3：3′，腰 4：2′，腰 5：1′，骶 1：1′。I 值：1～3mA。I 脉：小于"耐受限"。每日 1 次，6～12 次。

（2）痛点治疗：紧接于椎旁治疗后进行，纵并置。E：$2 \times$ 小圆形。WT：DF。t：各点 1′。I 值 1～2mA。I 脉："耐受限"。每日 1 次，6～12 次。

（3）神经根治疗：当有痛性肌紧张时用。E：$2 \times 300cm^2$ 于腰、腹。WT：DF；LP。t：1′；2′。I 值 2～3mA。I 脉："耐受限"。每日 1 次，6～12 次。

第七节 超刺激电疗法

应用超出一般治疗剂量的低频方波脉冲电流治疗疾病的方法，称为超刺激电疗法（ultra – stimulation electrotherapy）。它主要用于镇痛，亦称刺激电流按摩疗法。该方法是 20 世纪 60 年代由 Traber. H 提出的，故也称 Traber 电疗法。

一、超刺激电流作用原理

（一）物理特性

超刺激电流是一种方波电流，其波宽为 2ms，频率为 5 ~ 143Hz（常用 143Hz）。电流密度高达 0.3mA/cm^2。由于治疗中电极面积只有 100 cm^2 左右，故电流峰值可达 80mA，平均值达 20 ~ 30mA。这种电流强度远高于一般低频脉冲电流的治疗剂量。

（二）治疗作用

超刺激电流的主要作用为止痛和促进局部血液循环。每次治疗后，止痛作用可持续 3 小时左右，皮肤充血持续 5 小时左右。

1. 与止痛作用有关的因素

（1）电流作用于神经，刺激粗纤维通过"闸门"机制镇痛。

（2）是超刺激电流改善局部血液循环的间接后果。血液循环改善后，局部供氧好转，使肌肉缺氧所致的疼痛得到缓解。

（3）水肿渗出物消退加快，使局部组织肿胀而致的张力性疼痛得到减轻。

（4）止痛的化学介质——细胞破坏后释出的钾离子。

（5）组织损伤释出的胺类——组胺、5 – 羟色胺。

（6）蛋白分解产生的激肽、缓激肽，炎症局部代谢不完全而淤积的酸性产物等的排除加速，减少了致痛的化学因素等各方面的综合作用。

2. 与促进局部血液循环有关的因素

（1）电流刺激皮肤感受器，通过轴突反射导致血管扩张。

（2）电流通过组织，因电解效应使组织蛋白发生微量的变性分解，形成血管活性肽或胺，引起血管扩张。

（3）抑制交感神经，引起血管扩张等。

二、超刺激电流治疗技术和方法

（一）电极

因本治疗属低频范畴，所用电极亦与直流电疗法中所用的相同，但衬垫宜柔软些，至少应有 1 ~ 2cm 厚。亦可由泡沫塑料块代替衬垫，但必须注意有些泡沫塑料其洞眼并不贯通两个表面，因此导电性能不好，不宜采用。

由于治疗中应用的电流强度较大，电解作用相应也较大，为避免对皮肤造成刺激，阴、阳极衬垫可以分别进入保护液。

阳极：NaCl　4.8g、NaOH　0.8g，加水至 1000.0ml。阴极：NaCl　4.8g、稀盐酸 6.3ml，加水至 1000.0ml。

超刺激电疗中常用的电极有下面几种规格：一种是 8cm×12cm 的，适用于腰骶部；一种是 6cm×8cm 的，适用于颈椎、胸椎、膝关节、肩关节；一种是 5cm×5cm 的，适用于腕、踝等关节；一种是电水浴疗法中所用的槽，槽中盛水，水中浸入电极，患者肢体浸入其中。

治疗时宜将阴极放于痛区。

（二）电流量

超刺激电疗中应用的电流强度较大，一般约为 $0.2 \sim 0.3 mA/cm^2$ 电极面积，而且要求以较快的速度增大电量。一般要求在头 1 分钟内将电流增至 $8 \sim 12mA$（电极小时宜小些），在以后的 $2 \sim 7$ 分钟内增加到病人能耐受的最大值。

（三）通电时间

整个治疗时间为 15 分钟，据临床观察多于 15 分钟效果较差。

（四）频度和疗程

每日或隔日治疗 1 次，一般 3 次后应有效，如无效应放弃治疗。有效者每疗程需治疗 $6 \sim 12$ 次。

（五）治疗反应及电极下皮肤反应的处理

刚通电时病人有触电感，但旋即消失，代之以波涛起伏样肌肉颤动。治疗后皮肤充血明显，由于电流量大，皮肤如有反应，疗后局部涂 50% 的甘油，反应重者可涂氢化可的松油膏。

（六）处方格式

超刺激电疗处方可采用下列格式：

超刺激电疗于×× 部位：

E：电极

WT：波型

$t_{宽}$：波宽

f：频率

I：电流

t：时间

三、超刺激电疗法在临床和康复中的应用

（一）主要适应证和禁忌证

1. 适应证　颈椎病，软组织劳损，肋间神经痛，腰椎间盘突出症，灼样神经痛等。

2. 禁忌证　急性化脓性炎症，出血倾向，严重心脏病，安装心脏起搏器者，对直流电过敏者。

（二）处方举例

1. 颈椎病　超刺激电流作用于后颈部。电极：6cm×8cm 加厚电极 ×2，后颈部与肩

胛区并置。波型：方波。波宽：2ms。频率：143Hz。电流强度：耐受限。时间：15 分钟。每日 1 次，共 7 次。

2. 腰椎间盘突出症　超刺激电流作用于腰骶部。电极：8cm×12cm 加厚电极×2，腰椎旁与痛侧臀部并置。波型：方波。波宽：2ms。频率：143Hz。电流强度：耐受限。时间 15 分钟。每日 1 次，共 10 次。

第八节　低频高压电疗法

应用 150~500V 高压的低频脉冲电流来治疗疾病的方法，称为高压脉冲电疗法（high voltage pulsed current stimulation，HVPC）或低频高压电疗法。此方法在欧美国家较为流行。国外在 20 世纪 70 年代初就研制出这种仪器。我国从 20 世纪 70 年代末开始应用的经络导平治疗，实质上就是低频高压电疗法。

一、低频高压电作用原理

（一）物理特性

HVPC 的特点是电压高，国外的仪器输出的电流峰值电压为 500V 左右，峰值电流可达 2000~2500mA。波型为单相的尖波（图 2-38）。脉冲宽度为 5~65μs，脉冲频率 1~150Hz。

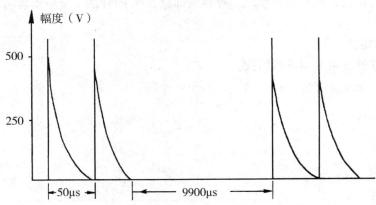

图 2-38　HVPC 示意图

尽管 HVPC 的峰值电压很高，但其电流平均值一般不超过 1.5mA，与常规 TENS 相比，对人体的充电量更小。正常人体可以耐受 20μC、1000V、2ms 或 80μC、500V、25ms 的电流。电压 100V、脉宽 50μS 的 HVPC 对人体的充电量仅为 3.0~5.3μC，这样小的电流量对人体的刺激性比较弱。

（二）生理作用和治疗作用

低频高压电疗法，既能兴奋感觉神经，又能兴奋运动神经，同时还可以促进血液循环。临床上主要用来治疗各种疼痛。

1. 促进皮肤伤口愈合　20 世纪 80 年代国外有报道用 HVPC 微弱直流电治疗慢性皮肤溃疡。认为其对糖尿病并发的皮肤溃疡比旋涡浴好。

2. 止痛　与 TENS 相比，HVPC 更适合于治疗急性浅表性疼痛。HVPC 对神经纤维的兴奋性比 TENS 小，故治疗时电极一般置于痛点、扳机点或穴位上。常见的治疗参数见表 2 - 10。

3. 促进周围血液循环　研究发现，HVPC 的阴极电流有抑制外伤后肿胀的发生或减轻肿胀作用，而阳极电流和低压脉冲电流无此作用。其作用机制尚不明确。

4. 抗菌消炎作用　有研究报道，HVPC 的阴阳极电流都能直接抑制大肠杆菌、克雷伯杆菌、铜绿色假单胞菌和金黄色葡萄球菌的生长。因为电极下的温度无变化，或只有微弱改变，说明 HVPC 的抗菌机制是直接作用于细菌的。

表 2 - 10　HVPC 用于止痛的参数

指　标	急性或表浅性痛	慢性或深部痛
频　率	50 ~ 100Hz	1 ~ 5Hz
脉冲宽度	5 ~ 65μs	65μs
电流强度	感觉阈	引起肌肉收缩

二、低频高压电治疗技术和方法

国外生产的 HVPC 治疗仪类似于 TENS 仪。HVPC 治疗仪的操作方法与 TENS 的治疗方法相同。对于急性浅表性疼痛，一般将电极置于疼痛部位或其周围，或相应传入神经分布区，频率为 80 ~ 120Hz，脉宽 5 ~ 65μs，电流强度调至病人有较舒适感觉，且不引起肌肉收缩。对于慢性深在性疼痛，一般选择频率为 1 ~ 4Hz、脉宽 65μs 的高压电流，电流强度为病人耐受量，且引起肌肉节律性收缩。电极亦可置于针灸穴位。

需注意的一点是，对痛点和伤口的长时间治疗，应经常更换极性，以减轻对皮肤的刺激。

三、低频高压电疗法在临床和康复中的应用

（一）适应证

1. 各种急慢性疼痛。

2. 因疼痛引起的反射性肌肉痉挛。

3. 废用性肌萎缩。

4. 血液循环不良性疾病，如 Raynaud 综合证。

（二）禁忌证

高压电刺激可以诱发肌肉收缩，但不能用于兴奋大的肌肉群，亦不能兴奋失神经支配的肌肉。

（谢欲晓）

思考题

1. 何谓直流电及直流电疗法?
2. 从直流电生理作用中得到哪些启示?
3. 直流电在临床与康复中有哪些应用?
4. 简述电离子导入原理。
5. 电水浴有哪些治疗技术和方法?
6. 何谓神经肌肉电刺激疗法?
7. 试述神经肌肉电刺激的作用原理。
8. 神经肌肉电刺激在临床和康复中有哪些应用?
9. 何谓经皮电刺激神经疗法（TENS)? 请试述其原理。
10. 何谓间动电疗法?
11. 试述间动电疗法的作用原理。
12. 超刺激电疗法有何特点?
13. 超刺激电疗法有哪些主要治疗作用?
14. 低频高压电疗法有哪些特点?
15. 低频高压电疗在临床和康复中有哪些应用?

第三章　中频电疗法

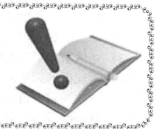

学习目标

1. 了解中频电疗的定义、发展简史、治疗特点。

2. 掌握音频电疗法、干扰电疗法、音乐电疗法、调制中频与电脑中频电疗法的原理、治疗作用、治疗技术与方法、适应证与禁忌证。

第一节　中频电疗法基本知识

一、中频电疗的定义

在医学上把应用电流脉冲频率 1～100kHz 治疗疾病的方法，称为中频电疗法（Medium Frequency Electrotherapy；MFE）。脉冲频率在 1000Hz 以下的范围内，每一个脉冲均能使运动神经和横纹肌发生一次兴奋，此称周期同步原则。当脉冲频率大于 1000Hz 时，运动神经和肌肉的兴奋，即不符合周期同步原则，而是依照中频电流所特有的规律发挥作用。当脉冲频率超过 1000Hz 时，脉冲周期短于运动神经和肌肉组织的绝对反应期，就不能引起足够的兴奋，因此在医学上把中频电流频率规定为 1～100kHz 的范围，就是这个缘故。

二、中频电疗的简史

中频电流在临床应用的历史比低频电流要晚得多。

20 世纪 40 年代 Gleid meister 首先提出中频电流的概念。

20 世纪 50 年代初期奥地利 Hans Nemec 首创干扰电疗法。

20 世纪 60 年代中期前苏联 Ясногородский 研制成功正弦调制中频电疗法。我国引进干扰电疗法，并开展音频电疗法。

20 世纪 70 年代后期我国应用脉冲调制中频电疗法。

20 世纪 80 年代国内开展音乐电疗法，并引进立体动态干扰电疗法。

目前，我国中频电疗技术的研究和应用，特别是微电脑技术在电疗法中的应用，已相当普及，即使在基层医疗单位，也广泛应用电脑中频电流治疗各种疾病。

三、中频电疗法的分类

中频电疗法所采用的电流频率，多在 2 000～8 000Hz 之间，有的中频电疗法，采用的电流频率超过 10kHz。根据中频电流波形与频率之不同，中频电疗法一般分为：

1. 等幅中频正弦电疗法

（1）音频电疗法。

（2）音频电磁场疗法。

（3）超音频电疗法。

2. 低频调制的中频电疗法

（1）传统干扰电疗法。

（2）动态干扰电疗法。

（3）立体动态干扰电疗法。

3. 由不同波形调制的中频电疗法

（1）正弦调制中频电疗法。

（2）脉冲调制中频电疗法。

4 低中频电混合疗法

（1）音乐电疗法。

（2）波动电疗法。

四、中频电疗作用特点

中频电流与低频电流比较，主要治疗作用有以下特点：

（一）组织电阻抗低

实验证明，人体组织对不同频率电流的电阻率有显著差异，电流频率越低电阻率越高。随着电流频率增高人体组织电阻抗也逐渐降低。中频电流作用于人体，组织电阻抗下降，通过电流较多。因此，中频电疗法所应用的电流强度可达 $0.1 \sim 0.5 \text{mA/cm}^2$，所能达到人体组织的深度也较深。

（二）不发生电解现象

中频电流是频率较高的交流电，是一种正向与负向交替变化的电流，无正极与负极之分。中频电流作用于人体，在每一个电流周期，即正半波与负半波时间内，人体组织内的带电离子都向不同的方向往返移动，因而不能形成电解反应，电极下没有酸碱产物，皮肤不像直流电疗那样受到酸碱产物的化学刺激。所以，中频电疗时，可以使用比较薄的衬垫，不需使用厚衬垫，从而简化了治疗备品。此外，由于治疗后皮肤完好无损，患者能较好地耐受，并坚持较长疗程的治疗。

（三）对神经肌肉的作用

哺乳动物神经每兴奋一次，均有一个绝对不应期，大约持续 $1 \sim 2 \text{ms}$。在此期间，不论给多大强度的电流刺激，都不能引起第二次兴奋。因此，若要使每次电刺激都能引起一次兴奋，两次电刺激间隔必须 $\geq 1 \text{ms}$。即电流的频率，必须 $\leq 1\,000 \text{Hz}$。频率 $> 1\,000 \text{Hz}$ 的电流（每 $< 1 \text{ms}$ 振荡 1 次），往往不能引起神经兴奋和肌肉收缩。只有综合多个周期的连续作用，并达到足够强度时才能引起兴奋，这就是中频电刺激的综合效应。有的学者观察到，对于以感应电刺激已不能引起兴奋的神经 – 肌肉，或呈现变性反应时，用中频电刺激仍可引起兴奋。

（四）对感觉神经的作用

中频电作用于皮肤，对皮神经和感受器没有强烈的刺激，通以阈强度的中频电时，只有轻微的振颤感；电流强度增大时，只有针刺感而无明显不适和疼痛感，持续通电时针刺感逐渐减弱；电流强度很大时，才出现不适的束缚感。强的中频电刺激，引起肌肉收缩时的感觉，比低频电刺激的感觉要舒适得多，尤以 6 000 ~ 8 000Hz 电刺激时，肌肉收缩的阈值与痛阈有明显分离，肌肉收缩的阈值低于痛觉阈值。中频电刺激引起肌肉收缩时，患者没有疼痛的感觉，故中频电疗患者能耐受较大强度电流。

（五）对局部血液循环的作用

用微循环镜观察，各种中频电流作用 10 ~ 15 分钟，局部开放的毛细血管数增多，血流速度及血流量均有增加，局部血液循环明显改善。

（六）对生物膜通透性的作用

有人在实验中观察到，在正弦中频电流的作用下，药物离子、分子透过活性生物膜的数量，明显多于失去活性的生物膜。作者指出：此系中频电流具有扩大细胞间隙或组织间隙的作用所致。因而，提高活性生物膜的通透性，是中频电流的又一特殊作用。干扰电、调制中频电、音乐电等疗法，所采用的这些电流，既含有中频电成分，又含有低频电成分。这类中频电流，不仅克服低频电流的缺点（如：作用表浅、对皮肤刺激大、有电解作用等），而且还兼有低、中频电流两者的优点和作用。

五、中频电疗名词解读

（1）载波：在调制波中，被低频调制的中频振荡称为载波。

（2）载频：载波的频率称为载频。

（3）调幅：振幅调制简称为调幅。为使载波的振幅按照传送信号变化规律进行调制的方法。

（4）调幅波：载波经调幅后即称为调幅波。

（5）调频：频率调制的简称。为使载波瞬时频率按照传送信号变化规律进行调制的方法。

（6）调频波：载波经调频后即称为调频波。

（7）微分波：是方波脉冲经微分电路而获得的脉冲电流，故名微分波。这种脉冲波形特征为：前缘陡直，电流强度变率很大；后缘坡缓，电流强度变率亦缓，且按指数曲线下降，脉冲形成一个尖顶。

（8）积分波：方波经积分电路而获得，故名积分波。其特征为：积分波脉冲前缘按指数曲线缓升；后缘亦按指数曲线而缓降。

第二节　音频电疗法

应用 1 000 ~ 20 000Hz 等幅正弦电流治疗疾病的方法，称为音频电疗法（audio‑frequency current therapy）。1969 年我国皮肤科杨国亮教授首先应用 2 000Hz 等幅正弦电流治疗皮肤疾病取得较好疗效，自此之后，我国有些物理治疗工作者，将应用电流频率扩大到 4 000 ~ 8 000Hz，甚至 10 000Hz，但多数仍采用 2 000 ~ 5 000Hz 中频电流于临床各科治疗许多疾病。

一、音频电流治疗作用

（一）解痉镇痛

音频电疗镇痛作用，尚无定论。

缪鸿石等报告，用 2 000Hz 音频电单次治疗后，痛阈即刻明显上升，与疗前相比差异非常显著（P < 0.005），呈现明显的镇痛作用，但次于正弦调制中频电、干扰电、间动电等低中频电流，并且发现这种镇痛作用的持续时间不长，单次治疗后 15 分钟痛阈即下降，与疗前相比无显著差异（P < 0.005）。临床上观察到等幅中频正弦电流，镇痛作用时间较长，可能是肌肉痉挛缓解、局部血液循环改善等间接效应，并非音频电流直接作用的结果。

（二）促进局部血液循环

（1）有人用音频电流作用于肢体或其近端躯干部位，可见甲皱微循环改善，视野比治疗前清晰，血管管径增大，血管长度增加，血流明显增快。作者认为这是由于音频电流作用于皮肤和浅表血管，神经感受器发生反射作用所致，并发现受测者微循环的变化与其临床效果相一致。另有作者也发现，音频电流作用于下腹部后，即刻治疗和治疗 30 分钟后，髂外动脉血流量明显增加。

（2）但也有作者观察结果不尽相同。音频电流作用 20 分钟后，甲皱毛细血管袢长度、口径、颜色、血流状态均无明显变化，但治疗时的毛细血管数与疗前相比有非常显著的减少（P < 0.001），疗后 10 分钟却比疗前明显增加（P < 0.05），疗后 15 分钟恢复疗前水平（P < 0.05）。这种现象被认为是音频电流作用后，在短时间内小血管先收缩而后扩张、再恢复至正常状态的过程。

（3）尽管以上观察结果不尽一致，但仍可认为音频电流具有促进或调节局部血液循环的作用。

（三）软化瘢痕、松解粘连

音频电疗法临床应用起源于对皮肤瘢痕及粘连的治疗，它可使瘢痕颜色变浅、质地变软、缩小与变平，并使粘连组织松动解离。

（四）消散慢性炎症及硬结

音频电流对慢性炎症、炎症残留浸润、外伤后瘀血、血肿、软化硬结，均具有促进吸收、消散、软化的作用。这种作用与促进血液循环、软化瘢痕、松解粘连作用是一致的。

（五）调节神经系统功能

音频电流作用于神经节段或反射区，可以促进汗腺、乳腺分泌，增进食欲，降低血压，对自主神经及高级神经活动均具有调节作用。

（六）增强细胞膜通透性和药物透入

有人通过生物膜实验证明，等幅中频正弦电流可提高活性生物膜的通透性，使药物分子因浓度梯度而扩散透过生物膜。有人观察，中频电能将药物分子透入体内。在 2 000、

4 000Hz等幅正弦电流作用下，药物的pH值及性质均无变化。因此，有人主张，不能电离或极性不明的中草药，可进行中频电药物透入疗法。

（七）音频–直流电药物离子导入的特殊优势作用

音频电与直流电叠加药物离子导入，是否比单纯直流电药物离子导入为优？一般认为，这种方法可以提高人体对直流电的耐受力，加大直流电量，有利于药物离子导入体内，还可以提高药物离子的迁移速度。药物离子不但通过毛孔汗腺管口，而且通过皮肤细胞间隙进入人体，导入较深。有人应用25～30kHz等幅正弦电流与直流电，证实可使皮肤电阻下降，皮肤温度升高，药物离子导入量增加，有显著即时镇痛作用，优于单纯直流电导入法（P<0.01）。

二、音频电流治疗技术和方法

（一）仪器设备

1. 仪器 应用输出电流频率2 000Hz，或为2 000Hz、4 000Hz两种频率音频电疗仪。

2. 电极 由电极板及吸水衬垫两部分构成。

电极板多采用厚度0.8mm的条形铜片，面积分大、中、小三种：大号$5×200cm^2$；中号$5×15 cm^2$；小号$4×9cm^2$。

吸水衬垫由吸水性好的四层白色绒布制成套，周边超出电极板1cm。

（二）操作方法

1. 单纯音频电疗法

（1）根据病变部位选择电极板及衬垫。

（2）衬垫用生理盐水或热水浸湿，保持适宜温度，然后将铜片电极板装入衬垫套内。

（3）患者治疗时采取舒适体位，暴露治疗部位，并检查皮肤是否破损，将电极置于治疗部位，用沙袋或绷带固定。

（4）检查仪器各旋钮是否在"零位"，接通电源，调节输出量，以病人能耐受为准。

（5）治疗中应参照患者感觉，适当增加电流量。

（6）告诉患者治疗时正常感觉为麻感，如局部有烧灼感，应立即告诉工作人员检查处理。

（7）患者治疗时不能移动身体，不能触摸仪器和接地金属物（如水管、暖气等）。

（8）治疗完毕，将输出钮缓慢转到"零位"，关闭电源，取下电极，检查皮肤反应，然后将衬垫用清水洗净，煮沸消毒，晾干备用。

2. 音频直流电药物离子导入疗法 用一个联合器，将音频电疗仪与直流电疗仪连接起来，音频交流电经整流后可进行音频电与直流电药物离子导入的联合治疗。开始治疗时，先接通直流电，然后接通音频电，以免引起患者不适。治疗结束时，逆上述顺序，先关音频电，再关直流电。

3. 治疗时间与疗程 以上几种治疗均每次15～30分钟，每日1次，15～30次为1疗程。治疗瘢痕及粘连时可连续治疗数个疗程。

（三）注意事项

1. 导线夹子必须将金属电极板夹紧，不可直接与皮肤接触，以免引起灼伤。

2. 注意不能以心脏、脑部、眼睛为中心放置电极，孕妇禁忌在腹部、腰部及其他邻近部位进行治疗。

3. 电极板切勿折叠或扭曲，以免损坏而影响治疗。

4. 治疗部位有金属物，如骨折的固定钉等，不宜治疗。

5. 衬布垫湿度要适中，太干、太湿均影响电流强度。

三、音频电疗适应与禁忌

1. 适应证 主要适应于术后粘连、瘢痕疙瘩、肠粘连、肩关节周围炎、慢性关节炎、慢性盆腔炎、慢性咽喉炎、声带结节、腰肌劳损、注射后吸收不良或硬结等。

2. 禁忌证 对于急性化脓性炎症、发烧、活动性肺结核、恶性肿瘤等视为禁忌证。

第三节 干扰电疗法

一、干扰电疗方法原理

干扰电疗法（Interferential Current Therapy；ICT）又称交叉电流疗法。它分为静态干扰电疗法、动态干扰电疗法和立体干扰电疗法三种：

（一）静态干扰电疗法

将两路频率为4000Hz与4000±100Hz的正弦交流电流，通过A、B两组（4个）电极交叉输入人体，于体内电流交叉处形成电流干扰场（图3-1）。在干扰场中，按差拍原理（图3-2）产生由0~100Hz的低频调制"内生"的中频电流。应用这种干扰电流治病的方法，称为静态干扰电疗法（Static Interferential Current Therapy；SICT）。

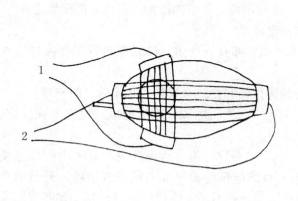

图3-1 在体内形成电流干扰场

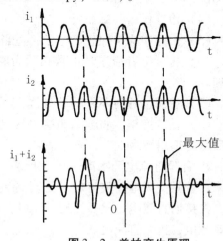

图3-2 差拍产生原理

（二）动态干扰电疗法

因为静态干扰电流只产生平面二维效应，它有许多缺陷，诸如：①在体内电流作用范围受限。②干扰电场处于恒定不变状态。③人体易产生适应性等。

为了克服 SICT 这些缺点，人们在研究 SICT 的基础上，将两组电流输出强度，以周期 6 秒的节律交替变化：A 组电流增强时，B 组电流减弱；相反，B 组电流增强时，A 组电流减弱。由此形成 XY 轴方向上的节律性变化，如是往复循环。此种电流，称为动态干扰电流，用这种干扰电流治病的方法，称为动态干扰电疗法（Dynamics Interferential Current Therapy；DICT）。

（三）立体干扰电疗法

将在三维空间流动的三路 5000Hz 相互叠加的交流电，交叉输入人体（图 3-3、图 3-4）对疾病进行治疗的方法称为立体干扰电疗法（Stereo dynamic Interferential Current Therapy；SDICT）。其特点有：

（1）立体刺激效应：三路电流在三维空间通过，能在 XYZ 三个方向产生立体空间刺激效应。

（2）多部位刺激效应：在电流通过区域内，呈现不同形式多部位干扰最大值（最大干扰振幅）。

（3）强度动态变化效应：由于补充了第三个电场，在"内生"干扰电流基础上，进一步使低频调制电流幅度，发生非常缓慢的变化，产生"内生"动态刺激效应，这样便可消除任何一种不变方式、均一性所引起的疲劳反应。

（4）刺激部位动态变化：由于使用了很低干扰频率，可在相当范围内产生动态变化刺激。

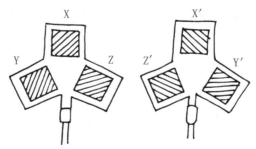

图 3-3 立体动态干扰电疗用星状电极

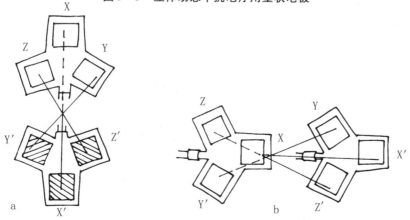

图 3-4 立体动态干扰电疗电极放置方法
a. 对置法；b. 并置法

二、干扰电治疗作用

1. 镇痛作用 干扰电流可以抑制感觉神经，镇痛作用比较明显。研究证明；单次干扰电流作用后，皮肤痛阈即刻明显升高，作用后 15～30 分钟，仍有显著镇痛作用。

2. 促进血液循环 干扰电流具有促进局部血液循环作用，在动物实验与人体实验中，均可看到干扰电作用后，开放的毛细血管数增多，动脉扩张。局部血液循环改善，有利于炎症渗出物及水肿的吸收。

3. 对运动神经和骨骼肌作用 有人曾对比人体对干扰电和三角波电流的耐受度，以及肌肉收缩反应，发现人体对干扰电的耐受度比对三角波电流的耐受度显著为好。在不引起疼痛的情况下，可显著增大作用的电流强度，引起骨骼肌的收缩反应强度和活动范围都比三角波电流为大。也有人将干扰电与直流电、感应电、调制方波、三角波电流对多种周围神经麻痹的疗效进行对比，发现干扰电使患者恢复所需治疗的日数最少，疗效最佳。

4. 对内脏平滑肌作用 干扰电流作用较深，在体内形成干扰电场，能刺激自主神经，改善内脏血液循环，提高胃肠平滑肌张力，调整内脏功能。在实验室中，可以看到干扰电引起肠道平滑肌收缩，比间动电疏密波为强。

5. 对自主神经作用 干扰电流有调节自主神经功能的作用。有人将干扰电流作用于高血压患者星状神经节部位，可使患者收缩压、舒张压下降；作用于闭塞性动脉内膜炎患者腰交感神经节部位，下肢皮肤温度上升，肢体血液循环改善，跛行症状减轻。

6. 促进骨折愈合 国内有人在动物实验中观察到，干扰电能促进骨痂形成，加速骨折愈合。

三、干扰电治疗技术和方法

（一）仪器与电极

目前国内外干扰电疗仪均有 4 个电极，分 A、B 两组电流输出，多为频率相差 100Hz 的正弦交流电，一组为 4000Hz，另一组为 4000±100Hz。

有一种四联电极，将 4 个电极镶嵌在一块绝缘海绵上，此适于小部位治疗（图 3－5b）。立体干扰电疗用 2 个星状三联电极进行治疗（图 3－5a）。

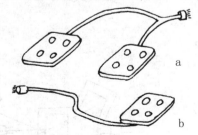

图 3－5 干扰电疗法的四联电极
a. 双四联电极与八脚插头；b. 单四联电极与四脚插头

还有一种治疗仪，带有产生负压的装置和专用的吸附电极。操作方便，而且电极易于固定（图 3－6）。

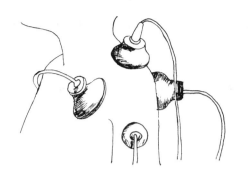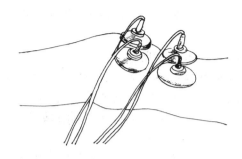

图 3 - 6 干扰电疗法的吸附电极

（二）固定电极

选用 4 块大小合适的电极，与电极相连接的 4 根导线，分为 A、B 两组，每组 2 根导线。A 组导线连接至治疗仪的 A 路输出孔，B 组导线则连接至 B 路输出孔。这两组不同频率电极，交错放置，使病灶处于 4 个电极中心，即电流交叉处。

（三）选择差频

根据治疗需要选用不同差频，每次治疗选用 1~3 种差频，每种差频治疗 5~15 分钟，总治疗时间不宜超过 20~30 分钟。（表 3 - 1）

表 3 - 1 不同差频干扰电的治疗作用

差 频	治疗作用
100Hz，90~100Hz	1. 抑制交感神经（作用于交感神经节时） 2. 止痛
50~100Hz	1. 止痛 2. 促进局部血液循环 3. 促进渗出物吸收 4. 缓解肌紧张
25~50Hz	1. 引起正常骨骼肌强直收缩 2. 促进局部血液循环
20~40Hz	1. 兴奋迷走神经 2. 扩张局部动脉血管 3. 引起骨骼肌不完全性强直收缩
1~10Hz	1. 兴奋交感神经 2. 引起正常骨骼肌单收缩 3. 引起失神经肌收缩（1~2Hz±） 4. 引起平滑肌收缩（1~2Hz±）
0~100Hz	作用广泛，兼具上述各种作用，但因各种频率出现时间过短，针对性不十分明显。

（四）治疗剂量

治疗电流强度一般在 50mA 之内，可参照患者感觉或肌肉收缩强度，将治疗剂量分为三级：

1. 参照患者感觉

（1）感觉阈下：刚有电刺激感时再稍调小至感觉消失，但电流表应有指示。

（2）感觉阈：刚有电刺激感或麻痹感。

（3）感觉阈上：有明显电刺激感或麻颤感。

2. 参照患者运动

（1）运动阈下：电流表有指示，但无肌肉收缩反应。

（2）运动阈：引起肌肉收缩反应。

（3）运动阈上：有明显肌肉收缩反应。

3. 参照耐受程度　除了上述，还可参照患者耐受程度来调节电流强度。耐受限是指患者所能耐受的最大限度。应当在耐受限内进应调节。

（五）操作步骤

（1）根据治疗部位选择适当电极，衬垫用普通热水浸湿，湿度、温度须适宜。

（2）检查两组输出钮是否处在"零"位，差频数值显示开关是否在显示位置处。

（3）接通电源，指示灯亮。先开电源开关，后放电极，此与一般电疗仪操作步骤不同。如差频数值显示屏不亮，应重新开一次差频数值显示开关。

（4）患者采取舒适体位，暴露治疗部位，按医嘱固定电极，务使两路电流电力线交叉于病灶处。操作时，同路电极不要互相接触，四个电极之间距离根据部位大小决定，一般不能小于 4 ~ 5cm。

（5）按医嘱选用差频，差频在 ±5Hz 即可，然后缓缓调节电流输出钮，将电流量达到医嘱要求规定略低处，数分钟后再调准。

（6）治疗完毕，将电流输出钮调至"零"位，取下电极，分开放置，不使按触，无需关闭电源开关（此点与一般电疗仪不同）。

（7）最后一人治疗结束，取下电极，再关闭电源开关。

（8）衬垫洗净、煮沸、晾干备用。

（六）疗次与疗程

每日或隔日治疗 1 次，治疗时间一般 20 ~ 30 分钟，15 ~ 20 次为 1 疗程。

四、干扰电疗适应与禁忌

1. 适应证　适于治疗习惯性便秘、肠麻痹、胃下垂、尿潴留、二便失禁、雷诺氏病、早期闭塞性动脉内膜炎、废用性肌萎缩、肩周炎、颈椎病、骨关节病、腰椎间盘突出症、腰部劳损、关节扭伤、各种神经痛、神经炎等。

2. 禁忌证　对于出血、急性化脓性感染、孕妇下腹部、心脏部位等，应视为禁忌范畴。

第四节　调制中频电疗法

上世纪 60 年代中期兴起调制中频电疗法（Modulated Medium Frequency Current Thera-py；MMFCT），因早年的仪器操作技术复杂，不能推广。80 年代后期出现电脑中频电疗仪后，调制中频电疗法得以推广。调制中频电疗法采用 10～150Hz 的低频调制波，2000～5000Hz 的中频载波。波形组合分为 4 个基本类型：连续调制波（连调）、断续调制波（断调）、间歇调制波（间调）和变频调制波（变调）。电脑中频电疗仪不但简化了技术操作，而且使脉冲电流组合变化更加多样，病人不易产生适应性反应，因此这种仪器在国内应用广泛，并且已经相当普及。（图 3－7～3－10）

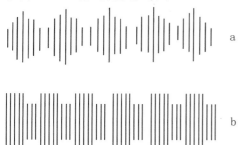

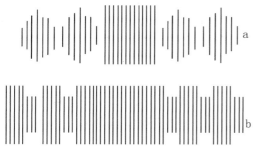

图 3－7　连续调制波

a. 正弦调制中频电流连调波；b. 脉冲方波调制中频电流连调波

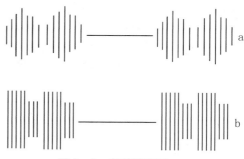

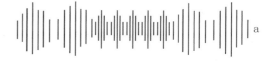

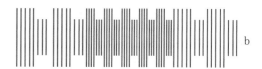

图 3－8　断续调制波

a. 正弦调制中频电流断调波；b. 脉冲方波调制中频电流断调波

图 3－9　间歇调制波

a. 正弦调制中频电流间调波；b. 脉冲方波调制中频电流间调波

图 3－10　变频调制波

a. 正弦调制中频电流变调波；b. 脉冲方波调制中频电流变调波

一、调制中频电疗方法原理

1. 调制中频电流含有中频电成分，因此它具有中频电的特点：①皮肤阻抗低；②可采用较强电流，作用较大；③无电解作用，对皮肤无刺激，能充分发挥中频正弦电流所特有的生理和治疗作用。

2. 调制中频电流含有低频电成分，因此它同时具有低频电的特点，可发挥低频电特有的生理和治疗作用。低频成分在调制中频电中起治疗作用的因素有三个：①电流频率；②频率交替变换；③不同波形的特异性作用。

3. 调制中频电波形、幅度和频率，诸参数不断变换，人体不易产生适应性。断调波作用于肌肉时，调幅波刺激可引起肌肉收缩反应，在其后断电时间内，肌肉可以得到休息，储蓄能量，有利于肌肉的再次收缩反应。

4. 调节中频电幅度，调节低频成分多少和振幅的大小，可改变刺激强度以适应不同的治疗需要。

5. 半波型调制中频电，有类似于间动电流、脉动直流电流的作用。

二、调制中频电流治疗作用

（一）镇痛

一般认为，调幅度为 50% 100Hz 的连调波镇痛效果比较好，但对镇痛作用、持续时间及调制波的类型，各家报告不一。有人认为：100Hz 连调波即刻镇痛作用明显，作用后 15 分钟皮肤痛阈恢复到作用前水平。也有人认为：100Hz 连调波作用后，皮肤痛阈、耐痛阈，均即刻明显升高，并持续 2 小时不减。还有作者对比正弦调制中频电的四种调制波，以及脉冲方波调制中频电连调波与断调波的镇痛效果，认为以 50Hz 与 100Hz （1s：1s）的变调波，耐痛阈升高最多，镇痛作用最显著。

（二）促进血液循环

许多作者认为调制中频电有明显的促进血液循环作用。用断调波及连调波作用后，可以观察到局部及指尖皮肤温度升高，甲皱及球结膜微循环的毛细血管袢数增多、血流速度加快，与作用前相比有显著差异（$P < 0.05$）。调制中频电作用后，血液循环改善，是由于电流刺激引起肌肉紧张或收缩，反射性地引起血管扩张、血流加快。

（三）促进淋巴回流

国外有人将调制中频电 50Hz 间调波、50Hz 及 150Hz 变调波，作用于动物下肢，发现在 X 线照相中，骨盆及下肢的淋巴管管径比作用前显著增粗（$P < 0.05$），说明这种电流有较好的促进淋巴回流作用。

（四）锻炼骨骼肌

调制中频电断调波作用于肌肉，可引起正常肌肉及失神经肌肉收缩，肌肉收缩幅度比锯齿波电流刺激大，肌力增强，肌电指标好转，血液循环得到加强，组织营养改善，有助于预防和减轻肌萎缩和骨质疏松。

（五）提高平滑肌张力

调制中频电连调波、断调波有提高胃肠、胆囊、膀胱等内脏平滑肌张力作用，并可增强其蠕动收缩，使其运动功能正常化。

（六）调节自主神经功能

调制中频电作用于脊髓的下颈、上胸段，对心脏呈现迷走神经作用，改善心肌供血，心电指标好转，血压下降，对血液动力学有良好影响。在动物实验中，可见动物心肌 α-酮戊二酸脱氢酶、丁二酸脱氢酶、异构枸橼酸脱氢酶的活性增高。调制中频电作用于脊髓的颈及上胸段，可以改善呼吸功能。作用于腰交感神经节，可改善下肢血液循环。

（七）消散慢性炎症

调制中频电对非化脓性、非特异性炎症有消散作用，在动物实验和临床实践中均得到证实。分析认为，这是由于调制中频电具有促进局部血液循环，加速渗出或水肿吸收的作用。

三、调制中频电流治疗技术和方法

（一）仪器设备

早期调制中频电疗仪面板上需调节的项目、参数较多，采用铅板电极，还需加用浸湿的绒布衬垫，操作复杂。有的治疗仪所能提供的电流种类、成分、项目不够齐全，不能如意选择。近几年研制的电脑调制中频电疗仪，克服了上述缺点，可以按不同病种需要，编制多步程序处方，储存在机内，处方内包含多种治疗参数，往复循环、多次变换。有的电脑中频电疗仪，医生可以根据需要和经验，加以变更或重新编制程序处方。治疗电极改用硅胶电极。因此，电脑调制中频电疗仪具有操作简便、治疗电流多样化、患者不易产生适应、治疗时间准确等优点。有的治疗仪还保留了自选电流种类和参数的功能，可由使用者按需调配。

上世纪 80 年代中期我国有人研制了超声调制中频电治疗仪，将超声治疗与调制中频电治疗同步叠加治疗，甚至同时叠加进药物离子导入。

（二）操作方法

（1）将仪器接通电源，检查是否处于良好工作状态。

（2）选择适宜大小电极板和吸水垫，或涂抹导电胶，再将输出导线与仪器连接：然后将电极放在病人裸露的治疗部位上，用砂袋或固定带固定电极。

（3）开启电源，根据疾病诊断，按动程序处方键，选择治疗所需的程序处方。

程序处方编制，目前尚少规范，一般按疾病或症状命名，举例参见表 3-2。

表 3-2 电脑中频程序治疗处方

程序编号	处方名称	程序编号	处方名称
1	软组织损伤	11	腰肌劳损
2	周围神经损伤	12	胃下垂
3	骨关节病	13	偏瘫
4	坐骨神经痛	14	软化瘢痕
5	腰椎间盘突出	15	盆腔炎、乳腺炎
6	风湿、类风湿	16	肾功能衰竭（早期）
7	局部减肥	17	尿路结石、胆结石
8	肩周炎、网球肘	18	高血压病
9	颈椎病	19	失眠、神经衰弱
10	骨质增生	20	面神经麻痹

（4）检查输出旋钮，使之处于"0"位；然后调节治疗时间，进入倒计时状态；最后调节电流输出使之达到治疗所需的适宜强度。

（5）治疗时电极下有电刺激、麻、颤、肌肉收缩感，可按患者的感觉与耐受度调节电流量，一般为 $0.1 \sim 0.3 \mathrm{mA/cm^2}$。

（6）治疗完毕时，将"剂量"旋钮转至"0"位，关闭电源，取下电极。

四、调制中频电疗适应与禁忌

1. 适应证　主要适用于治疗神经痛、神经炎、胃下垂、肌萎缩、弛缓性便秘、神经源性膀胱功能障碍、张力性尿失禁、慢性前列腺炎、早期血栓闭塞性脉管炎、软组织扭挫伤、骨关节退行性病变、腰椎间盘突出症、风湿或类风湿性关节炎等。

2. 禁忌证　急性化脓性炎症、出血性疾患、恶性肿瘤，戴心脏起搏器者禁忌。

第五节　音乐电疗法

顾名思义，音乐电疗法（musical current therapy；MCT），是按音乐节奏产生电流用以治疗疾病的方法。

20 世纪 70 年代，有人曾经应用语言、戏剧、歌曲和音乐等产生的电波进行针刺麻醉，并且取得成功。

20 世纪 80 年代初期，张隆宽、李世经设计音乐电疗仪，并应用于临床治疗神经衰弱、坐骨神经痛及高血压病等多种疾病，取得显著疗效。

1981 年以来《中华理疗杂志》发表多篇相关论文。

1991 年美国《Applications of music in medic ine》专辑（华盛顿版）发表李世经等音乐电针治疗脑血栓形成所致偏瘫疗效观察论文。

一、音乐电流的产生

音乐电疗仪由磁带录放仪、功率放大器及声频分配器（包括耳仪部）三部分组成。

录音磁带音乐信号，经过放大，转换成电流，此即音乐电流。

输出功率 10W，音乐电压峰值为 0～80V，音频电流为 0～50mA。

二、音乐电流的特点

（一）物理特性

音乐电流是由音乐信号转换成的多频电流，它既有低频率，又有中频率，是一种多波形、多频率、不同力度的混合电流，其频率范围一般在 27～4 000Hz 之间。

（二）电流与音乐信号同步

由音乐转换成的电流与音乐信号同步，并随着音乐节奏、力度和速度的变化而改变。每一支乐曲或歌曲，都有多种乐器伴奏，音乐信号不是单一的，而是多源、多种信号的。因此，所产生的音乐电流也就不是单一的，而是多源、多种电流同时出现。音乐电流与一般的音频电疗仪发出的电流是完全不相同的。

（三）克服适应性反应

正弦波电流的波形、波幅和频率变化，较一般脉冲电流复杂而且多变。普通脉冲电流是单个周期重复，其波幅与频率是相对固定的，有一定的节律性，作用于人体一段时间，很容易产生适应。因此，人体对这种电流的刺激反应逐渐减弱，乃至完全消失。音乐电流则不同,其波形、波幅及频率,随着音乐旋律起伏、节奏快慢、力度大小等变化而改变。所以,当人体接受音乐电流刺激时,每个脉冲电流都能成为新的刺激,可以克服普通电流所引起的适应性反应。

三、音乐电流治疗原理

音乐电流治疗疾病是多种因素的综合作用。病人在进行治疗时,一方面从耳机里接受音乐治疗,另一方面还接受与音乐同步的音乐电流治疗,而且这种电流又是低、中频混合电流,所以音乐电疗既有音乐的治疗作用,又有低、中频脉冲电流的治疗作用。

(一)低频脉冲电流作用

音乐电流中的低频脉冲部分,不是单一的低频电流,而是一种随着音乐节奏、力度、速度、调性的变换而改变的低频电流,因此对神经、血管、肌肉等组织,除了不引起适应性外,还对病变组织有消炎和止痛作用。

低频脉冲镇痛作用机制,可能与刺激感觉神经粗纤维而引起的闸门效应、激发内源性吗啡样物质的增多有关。

(二)中频脉冲电流作用

音乐电流中的中频部分,其频率在 4 000Hz 以内(因钢琴最高域只有 4000Hz)。实验证明,中频电流通过机体组织时,阻抗减小,电流可达较深组织;一般不出现刺激皮肤现象。音乐电流是随着音乐力度变换而增减,即使电流强度增大,也只是瞬间值的增大,对组织产生的刺激也是瞬间刺激,机体易于耐受。

实验证明,中频电流可使受作用的局部组织毛细血管开放,局部血液循环增强,改善新陈代谢,有助于解除痉挛和消散炎症。

(三)音乐作用

患者通过耳机可听到音乐电流产生的音乐,并通过视觉和听觉作用于大脑边缘系统和中枢网状结构,可改善神经 – 体液和内分泌功能,促进新陈代谢,调节情绪,使注意力集中。

四、音乐电流治疗技术和方法

(一)治疗音乐的选择

音乐种类颇多,不是所有音乐都能治病,必须加以选择。选择出来的音乐称为治疗音乐。

一只抒情、优美的乐曲,常会给人带来安静、平稳的精神状态。

一支活泼、愉快的曲调,则会使人处于兴奋、激情的精神状态之中。

从日常生活中,可选出一些有特点、适用于不同疾病的乐曲和歌曲,应用于临床治疗。注意不要采用打击乐,因为打击乐器的节奏感特别强烈,速度又快,由它转换的电流,干扰歌曲转换的电流变成规律性脉冲电流,因而会失去音乐电流的治疗优势。

(二)治疗音乐编组

1. 各组的性质　根据目前临床治疗的经验,大体上可分为以下六组。

A 组音乐:旋律舒展、优美,节奏平稳,调性明朗(一般大调性居多),速度、力度适中,如"军港之夜"。

B组音乐：旋律深沉、忧郁，节奏平稳，调性暗淡（一般小调性居多），速度缓慢，力度较弱，如"妹妹找哥泪花流"。

C组音乐：旋律活泼、愉快，节奏紧凑，调性明朗（大、小调都有），速度较快，力度各有不同，如"玛依拉"。

D组音乐：旋律热情、火爆，节奏激烈（该组调性作用居次，主要是节奏），速度快，力度强，如"西班牙斗牛士"。

E组音乐：旋律雄壮、庄严，节奏平稳有力，调性明朗（多为大调），速度不快，力度较强，如"国际歌"。

F组音乐：旋律个性较小，节奏平稳、松散，调性模糊、游离，速度缓慢，力度较弱，如"摇篮曲"。

2. 各组的治疗作用

A组、B组、F组音乐，具有镇静和解除忧郁情绪的作用，尤其是F组音乐，还有催眠作用。

D组、E组音乐，具有显著的镇痛与兴奋作用。

C组音乐，要考虑其调性。大调性音乐有镇痛、消炎与兴奋作用；小调性音乐有镇静和解除忧郁作用。

节奏有力、力度强的音乐，对肌肉有锻炼、消炎、止痛作用，可预防肌肉萎缩和刺激神经功能。

3. 相关说明 此外，有些类型居于两者之间，或超出这个范围。但是，这部分很少。至于戏曲和民间说唱音乐，可根据其板腔特点及音乐的轻、重、缓、急，参考上述，亦可加以采用。

（三）磁带录制

治疗音乐分组之后，把各组音乐集中地分别录制到磁带上，成为处方磁带。病人治疗时，在一个疗程中，不能只用一盒处方磁带。因为，病人每天治疗都反复使用一盒处方磁带，听相同的乐曲，会感到枯燥、厌烦，影响疗效。最好每天接受不相同的电流治疗，使病人产生一种"新鲜感"，增强治疗兴趣，提高治疗效果。所以，应当多选出一些乐曲，多录制一些磁带，以备治疗使用。

在录制过程中，每个乐曲连接处，不要留有时间空隙。因为，在通电时间音乐突然中止，又突然开始，即造成电流的突然中止和突然接通，病人会产生不快感和恐惧心理，将会影响继续治疗。

每盒处方磁带的每面录制时间，引带不要超过1分钟，乐曲时间不少于25分钟。

（四）电流强度

音乐电流随着音乐变化，电流表指针处于不稳定状态，因此电流表只能指示大概参数范围。若了解电流强度大小，除参考电流表外，还要依据病人感觉和肌肉收缩反应。现在判定电流强度指标，一般用四种阈值：①感觉阈下：稍有电感。②感觉阈：有明显电感。③运动阈：有电感的同时，肌肉有颤动感。④运动阈上：有电感的同时，肌肉颤动明显。

感觉阈下和感觉阈，属于弱刺激，多应用于对电流反应比较敏感的部位，如头面部。

运动阈和运动阈上，属于强刺激，多用于对电流耐受较好的部位，如四肢肌肉丰满部位。

在刺激强度方面，应用弱刺激或强刺激，视疾病种类、阶段、治疗部位和病人接受能力等因素决定。一般每日治疗 1 次，每次 20～30 分钟（半面磁带），15～20 次为 1 疗程，间隔 1 周，可行第 2 疗程。

（五）几种治疗方法

1. 电极板法　铅板电极，采用对置法和并置法，具体操作及注意事项，同直流电疗法。电极不分正负，治疗中一般不发生电灼伤。治疗神经痛时，以最大耐受量效果为佳。

2. 电水浴法　单槽浴多用于小关节部位，如手、足关节，把治疗部位放在浴槽中，水温 38～40℃为一极，另一极放在相应的肢体上，注意电流不能通过心脏。双槽浴多用于下肢治疗。

3. 音乐电针法　为使音乐电流对穴位不产生突然刺激，必须加以处理，削去其过高的、突然出现的电流峰值，使音乐电流能保持相对平稳。

（1）穴位通电法：进针及取穴同普通针灸，可在两穴间或多穴间通电，电流强度及通电时间应视病情而定，一般多用 C 组或 D 组音乐，每日或隔日 1 次。

（2）刺激神经法：以毫针刺入神经。其优点为刺激点少、灵活性大、针感强，对临床常见病、多发病有较好效果。

1）找刺激点：①按神经分布节段，在相应的脊椎旁选取刺激点。如下肢大腿前肌群麻痹时，针刺腰 2～4 椎旁点。②按神经支配关系，在相应的神经干及主要分支上取刺激点。如大腿前肌群麻痹时，取股神经刺激点。

2）电流强度：常用 C 组或 D 组音乐，对疼痛、瘫痪、麻痹、病程长者用强刺激。对头面部及体质较弱者用弱刺激。

4. 肌群运动法：可增强与改善肌肉的血液循环，促进静脉和淋巴回流，训练肌肉运动；或对不完全变性的周围神经损伤，促进其功能恢复，预防肌肉萎缩。

（1）以毫针或多针刺入肌肉肌腹为作用极，另一针刺入肌群起点或止点为辅助极，然后通音乐电流。电流强度应以感觉到或见到有肌肉运动为准。

（2）依据疾病发展阶段，选用电流强度。初次治疗时间不宜过长，2～3 分钟为宜；而后可视病情反应，适当延长每次治疗时间，一般不超过 20 分钟。每日或隔日治疗 1 次，每次治疗 3～8 分钟，15～20 次为 1 疗程。

（六）注意事项

1. 与普通针刺方法相同，但要求出现较好的针感。

2. 针刺臂丛点、胸椎旁点时不得过深，以防气胸。针刺股神经点时，先摸准股动脉位置，不要刺破股动脉。

3. 治疗次数多时，应沿神经走行，移动刺激点，防止刺激过度而损伤神经。

五、音乐电疗适应与禁忌

1. 适应证　外伤性截瘫（不完全性）、脑血管病引致的偏瘫恢复期、小儿脑瘫（弛缓型）、周围神经损伤、神经痛、神经炎、周围型面神经麻痹、神经官能症、血管性头痛、高血压病、胃肠功能紊乱、关节炎、软组织损伤及关节软组织损伤、肩关节周围炎、颈椎病（神经根型）、纤维组织炎（肌肉风湿），以及某些内脏器官疾病。

2. 禁忌证　参考直流电疗法。

（乔志恒）

思考题

1. 何谓中频电疗法？
2. 中频电疗与低频电疗有何异同？
3. 中频电疗有哪些主要方法？
4. 试述干扰电流方法原理。
5. 调制中频与电脑中频电疗法有何异同？
6. 音乐电疗法有哪些特点？

第四章　高频电疗法

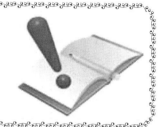

第一节　高频电疗的理论基础

高频电疗法即利用频率100KHz以上的高频正弦交流电流治疗疾病的电疗法。

高频电疗的共鸣火花疗法始于19世纪末叶，至20世纪上半叶相继出现了中波、短波、超短波、微波等高频电疗。目前用于临床治疗的高频电疗有共鸣火花、短波、超短波、微波、毫米波等。高频电疗所具有的热效应、热外效应被广泛应用于各科疾病的治疗中，成为临床治疗的重要手段之一。

一、高频电的物理学特性

（一）电磁波特性

高频电流产生的交替变化的电场和磁场，称为电磁场，电磁场向空间的传播称为电磁波。电磁波具有波速和能量，波速近似光速，为 $300 \times 10^6 \text{m/s}$。根据公式可以计算波长或频率，$\lambda = \dfrac{v}{f}$（$\lambda$ 为波长，v 为波速，f 为频率），频率愈高，波长愈短，能量愈大。高频电磁波波长的单位为米（m）、厘米（cm）、毫米（mm）、微米（μm）、纳米（nm），频率单位为吉赫（千兆赫，GHz）、兆赫（MHz）、千赫（kHz）、赫（Hz）。

（二）高频震荡电流的类型

高频电磁场由高频振荡电路产生，后者由感应线圈和电容器组成，给电容器充电，就会在电路中产生高频振荡电流，其振荡的形式有四种（图4－1）：

1. 等幅振荡电流　即振幅不变的振荡电流，如短波、超短波、微波。

2. 减幅振荡电流　即振幅逐渐变小致消失振荡的电流，现已不被采用。

3. 脉冲等幅振荡电流　即有规律性间断时间的等幅振荡电流。其间歇时间长于脉冲时间，峰值功率大于连续振荡。如脉冲短波、脉冲超短波、脉冲微波等。

4. 脉冲减幅振荡电流　即有规律性间歇时间的减幅振荡电流，其间歇时间长于脉冲时间。如共鸣火花。

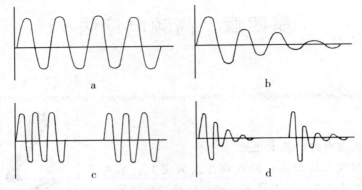

图 4 - 1　振荡电流的波形

a. 等幅振荡电流；b. 减幅振荡电流；c. 脉冲等幅振荡电流；d. 脉冲减幅振荡电流

二、高频电的生物物理学特性

（一）无电解作用

高频电疗属于正弦交流电，故无电解作用。

（二）对神经肌肉无兴奋作用

引起神经、肌肉兴奋的脉冲电持续时间必须 >0.01ms，而 100kHz 以上高频电的脉冲持续时间 <0.01ms，所以不能引起神经、肌肉的兴奋。

（三）电极不必接触皮肤

容抗的计算公式为：$Xc = 1/2\pi fc$　其中 Xc 为容抗，f 为频率，C 为电容量。即容抗与频率成反比，高频电流的频率高达 100KHz 以上，故间隔空气的电极与皮肤间的容抗小，电流容易通过，所以高频电疗时电极（辐射器）可以不接触皮肤。

（四）高频电流作用下人体组织的电磁学特性

1. 导体特性　人体血液、淋巴液、体液中的水分子、电离子（K^+、Na^+、Ca^{++}、Mg^{++}、Cl^-、HCO_2^{2-} 等）以及带电荷的蛋白质分子为导体，在高频电流的作用下，沿电力线方向来回移动，产生传导电流。由于欧姆损耗可以产热，电流密度愈大或组织的电阻率愈大，产热愈多（图 4 - 2）。

2. 电介质特性　人体的肌腱、韧带、骨骼、干燥的皮肤等具有电介质特性。其电学结构为无极分子，在高频电场中，无极分子极化成有极分子，即偶极子。而水、氨基酸等本身就是偶极子。偶极子在高频电场中取向运动，产生位移电流。由于介质损耗可以产热，频率愈高、电介常数愈大和电场强度越强时产热愈多（图 4 - 3 ~ 4 - 5）。

3. 电容特性　人体组织中既有导体又有电介质，在高频电场中的同一组织中，可以同时存在电阻和电容成分。例如：肌肉组织，其肌细胞膜内外为导体产生电阻，而肌细胞膜为电介质，与肌细胞内外构成电容体，具有电容特性，且容抗小，高频电疗可以通过细胞膜，使电力线分布均匀（图 4-6）。

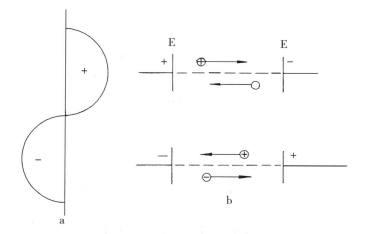

图 4 - 2 离子在高频电场中的移动

a. 电流曲线；b. 正负离子在电场中的活动方向；E. 电极

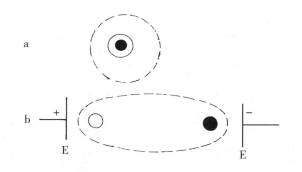

图 4 - 3 电介质在电场作用下电荷的偏移

a. 电场未作用时；b. 电场作用时

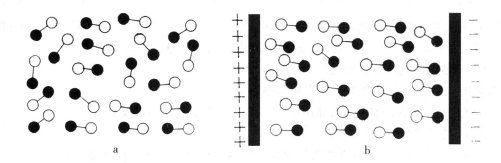

图 4 - 4 偶极子的取向作用

a. 电场未作用时；b. 电场作用时

4. **磁性** 人体组织中的氮、二氧化碳是顺磁性物质，在磁场中被磁化后其磁感应强度比在真空中大；而氢、水等是逆磁物质，在磁场中其磁感应强度比在真空中小；铁、钴、锰等为铁磁物质，被磁化后磁感应强度比在真空中大很多，所以人体组织的总的导磁系数接近于 1。

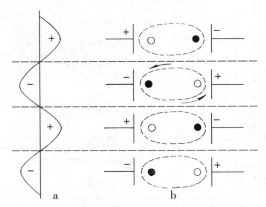

图 4 - 5　偶极子在高频电场作用下的取向运动

a. 高频电曲线；b. 相应的极性变化和偶极子取向

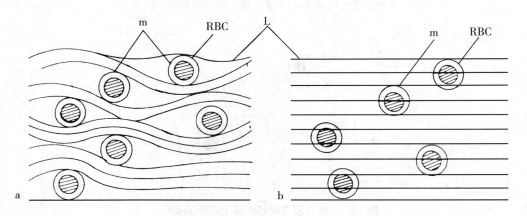

图 4 - 6　低、高频电疗时，电力线在组织细胞的分布

a. 低频电疗时电力线的分布；b. 高频电疗时电力线的分布（L. 电力线；RBC. 红细胞；m. 细胞膜）

5. 线圈特性：在高频电磁场中，人体可以被视为由多个大小不同的线圈同心的套在一起形成的导体，由于电磁感应，在这些线圈中产生感应电流，即涡电流。

（五）高频电的生物物理效应

高频电作用于人体时产生热效应和非热效应。

1. 热效应　高频电作用于人体组织时，可以产生明显的热效应。

（1）产热机理：

1）高频电作用下，组织内产生传导电流的欧姆损耗产生热，如前述（四）1。

2）高频电作用下，组织内产生位移电流的介质损耗产生热，如前述（四）2。

（2）热效应特点：

1）为"内源"热，即为组织吸收电能后转变的"内生"热，而非体外热辐射的加热。

2）热作用较深，可达体内深部组织，其深度依高频电的频率而别。

3）热作用较均匀，包括皮肤、组织深部及体内脏器。

4）热作用的选择性分布：高频电疗的波长频率、治疗方法不同，其产热的分布不同。例如：短波电感法在浅层肌肉产热最多；电场法在皮下脂肪产热多；超短波电场法在各种组织中产热比较均匀；微波辐射在富含水分的组织中产热多。

（3）热效应的生理和治疗作用：

1）止痛：高频电疗的热效应可使多种原因引起的疼痛减轻或消失。①神经痛：热效应可以降低感觉神经的兴奋性，干扰疼痛冲动的传导而止痛。②肌肉痉挛性痛：热效应可以缓解肌肉痉挛，促进血液循环，增加致痛物质的排出，从而缓解疼痛。③肿胀的张力性痛：热效应促进血液循环、静脉和淋巴的回流及渗出物的吸收，使肿胀消退，组织张力下降，疼痛减轻。④缺血性痛：热效应改善血液循环，增加氧供，缓解疼痛。⑤炎症性痛：适量的热作用，促进局部的血液循环、肿胀的消退和致痛介质的排出，降低感觉神经的兴奋性，从而缓解炎性痛。

2）改善局部血液循环：热效应可使局部血管扩张，血液循环明显增强。①通过轴突反射扩张血管。②热作用使血液温度升高时，兴奋血管周围的自主神经间质神经网，直接或通过轴突反射性地扩张血管。③热引起组织蛋白的微量变性，产生组织胺、血管活性肽等血管扩张物质。

2. 非热效应　即为高频电场作用于人体时，在无温热感觉的前提下，引发的生物物理效应。非热效应时，体内同样存在离子的移动、偶极子和胶体粒子的转动、膜位的改变、膜通透性变化等理化过程，只是能量的转换尚未产生明显的热效应。非热效应可以影响机体的生物学过程。例如：增强白细胞的吞噬功能，促进纤维结缔组织、神经纤维的再生，阻抑急性炎症的发展等等。

三、高频电疗法的分类

高频电疗法的波长与无线电学的波段不同，可按波长（频率）进行分类。（表4-1）

表4-1　高频电疗的波长分类

电疗名称	波段	波长范围（m）	波长（m）	频率（MHz）
共鸣火花电疗	长波	3000～300	2000～300	150～1000
中波电疗法	中波	300～100	184	1.625
短波电疗	短波	100～10	22.12 11.06	13.56 27.12
超短波电疗	超短波	10～1	7.37 6.0	40.68 50.0
分米波电疗	分米波	1～0.1	0.69 0.3278	433.9 32.78
厘米波电疗	厘米波	0.1～0.01	0.1225	2450.0
毫米波电疗	毫米波	0.01～0.001	0.083	36000

注：表中的分米波、厘米波、毫米波电疗皆属于微波电疗法

第二节　短波电疗法

应用波长 100～10m 的高频正弦交流电所产生的高频电磁场作用于人体治疗疾病的电疗法，称为短波电疗法。短波电疗以温热效应为主，故又称短波透热疗法。

目前短波治疗仪常用波长为 22.12m，频率 13.56MHz 或波长 11.06m，频率 27.12MHz。连续短波输出电压 100～150V，功率 250～300W，脉冲短波的峰功率 100～1000W，脉冲持续时间 25～400μs，脉冲周期 1ms，脉冲重复频率 15～600Hz。射频治疗的短波输出电压为 3000～4000V，功率为 1000～2000W。

一、短波治疗作用与机理

（一）治疗作用

1. 以热效应为主的作用

（1）改善组织血液及淋巴循环：由于热作用使毛细血管和小动脉继短暂收缩后再扩张，血流加快，组织营养改善，促进水肿吸收，炎症消散。

（2）镇静、止痛、缓解肌肉痉挛：通过短波的热作用降低神经的兴奋性，缓解平滑肌及骨骼肌的痉挛。

（3）改善器官的功能：

1）促进肺内慢性炎症吸收，改善换气功能。

2）增强肝内代谢，加强肝脏解毒功能。

3）作用于肾区，增加肾血流量，改善肾功能，促进排尿。

4）促进肾上腺皮质的分泌，改善机体的适应能力。

5）作用于胃肠区，缓解胃、肠痉挛，改善营养、分泌、吸收功能，促进骨折愈合和神经再生。

6）增强单核吞噬细胞功能，有利于炎症的消散。

2. 脉冲短波的非热效应　脉冲短波即以脉冲形式出现的短波，其断电间歇时间大于通电持续时间，故有足够的时间散热，产生非热效应，用于治疗急性炎症。

3. 短波的抑癌作用　大功率短波透热可以杀灭、阻抑肿瘤细胞的增殖，常与放疗结合用于癌瘤的治疗。

（二）作用机理

1. 电感场法　即利用盘绕体表或缠绕肢体的电缆或盘状电极或涡流电极作用于人体，通过高频交变电磁场使组织产生感应电流。其机理为：当高频交变电流通过电缆时，按电生磁的右手拇指法则，电缆周围将产生相应的交变磁场，根据高频电磁场作用下人体具有的线圈特性，则在线圈内感应产生感应电流，即涡流电流。涡电流属于传导电流，主要通过电阻较小的组织。其欧姆损耗产生的热，单位时间内单位体积组织中为：$Q = Kf^2 H^2 g = Kf^2 \mu H^2 / R$，$Q$——产热量，$K$——常数，$f$——电流频率，$H$——磁场强度，$g$——组织导电率，$\mu$——组织导磁系数，$R$——电阻率。

由上式可知：组织的导电率愈高，或电阻率愈低，组织产热愈多。肌肉组织的含水量多，导电率高，电阻率低。因此，电感场法时肌肉组织产热多，而脂肪组织产热少。

2. 电容场法　即利用电容电极间的高频交变电场作用于局部产生生物学效应。在电容场中，人体电介质的特性突出，即产生位移电流为主，其介质损耗产热，单位体积内产热量为：$Q = 0.96 J^2 \dfrac{g}{4g^2 + f^2 \varepsilon^2} t$（$Q$——产热量，$J$——电流强度，$g$——组织导电率，$f$——电流频率，$\varepsilon$——组织介电常数，$t$——作用时间）。由上式可知，导电率和介电常数低的组织产热多。脂肪的导电率和介电常数是肌肉的几分之一至几十分之一，故电场法治疗时脂肪组织产热是肌肉的数倍，而脂肪组织中血管少，血循环差，产热后不易散发，因此容易造成脂肪过热现象，而影响热作用的深度。

二、短波治疗技术和方法

（一）电极法

1. 电容场法

（1）电极种类：

1）胶板式电极：分大、中、小号板极，可对置和并置，适于较平坦的治疗部位，胶板电极的皮肤面须衬毡或棉垫。

2）玻璃电容电极：分大、中、小号电极，可对置或并置，适于急性炎症、伤口、溃疡等的治疗。

（2）电极放置方法：

1）并置法：将两电极置于治疗部位的同一侧，且两电极间距不小于电极直径。

2）对置法：将两电极置于治疗部位的两侧，相对或斜对置，且两电极的间距不应小于一个电极的直径；电极与皮表并行，电极端的距离应大于两侧电极间隙之和。

3）单极法：将一电极置于治疗部位上，另一电极接地或置于远离治疗区之处。

（3）电极与体表的距离：

1）衬垫法：在橡胶板电极与皮肤之间放由毛毡或厚毛巾做成的衬垫，根据剂量要求决定放置衬垫的厚度。

2）空气间隙法：将玻璃电极置于体表上一定距离的空间，根据剂量要求决定距离的大小。

2. 电缆电极法

（1）盘缆法：根据需要将长约 2～3 米的电缆盘绕成饼形、祥形、栅形、螺旋形等置于治疗部位（图 4－7、4－8）。

（2）缠缆法：将电缆缠绕于肢体上，盘缆或缠绕电缆时以 2～3 圈为宜，缆圈间距为 2～3cm，盘、缠后留下的两端电缆以分缆夹固定。电缆与皮肤间距 1～3cm，以衬垫间隔（图 4－9、4－10）。

（3）圆盘电极法（鼓状电极法）：将有绝缘胶木盒的盘状电极置于局部的治疗方法（图 4－11）。

3. 涡流电极法　将有绝缘胶木盒的涡流电极置于局部的治疗方法（图 4－12）。

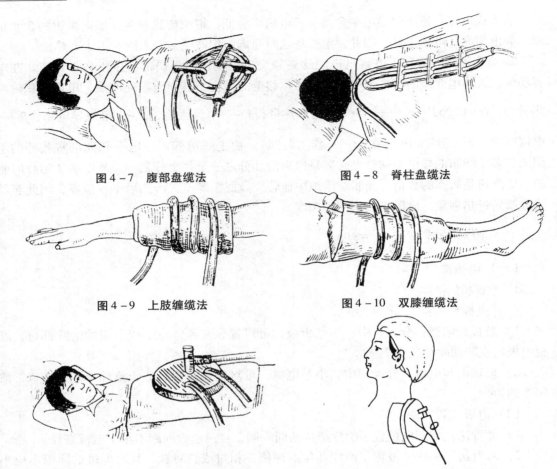

图4-7　腹部盘缆法　　　　　图4-8　脊柱盘缆法

图4-9　上肢缠缆法　　　　　图4-10　双膝缠缆法

图4-11　腹部圆盘电极法　　　图4-12　肩背部涡流电极法

（二）剂量、时间和疗程

依患者感觉分四级，可用空气间隙的大小或衬垫的厚度获得不同的剂量。急性病变宜用脉冲式，无热量；慢性病变宜用微热～温热量；肿瘤宜用热量。

1. 剂量分级

（1）Ⅰ级：无热量，无温热感。

（2）Ⅱ级：微热量，有微弱的温热感。

（3）Ⅲ级：温热量，有明显的温热感。

（4）Ⅳ级：热量，有强烈热感（只用于射频的肿瘤热疗中）。

2. 治疗时间　根据剂量分级要求，每次5～20分钟不等。急性病变宜用脉冲式无热量，短时间。

3. 疗程　通常每日或隔日1次，10～20次为1疗程，急性病变可每日1～2次。

（三）注意事项

1. 治疗室需木地板，治疗床、椅为木制品，暖气及水管等予以绝缘隔离罩，治疗仪必须接地线。

2. 除去患者身上一切金属物，禁止在有金属异物的局部治疗。

3. 治疗局部应干燥，禁穿潮湿衣服及金属织物治疗，疗前擦去汗液，除去伤口的湿敷料及伤口的分泌物。

4. 患者保持适宜的治疗姿位，维持治疗局部的平整，对不平的局部宜适当加大治疗间隙；对双膝或踝两侧对置治疗时宜置衬垫于膝（踝）间，可避免电力线集中于突起处，以保证电力线的均匀。

5. 电极面积应大于病灶，且与体表平行。

6. 两电极电缆不能接触交叉或打卷，以防短路；电缆与电极的接头处及电缆与皮肤间需以衬垫隔离，以免烫伤。

7. 治疗中患者不能触摸仪器及他物，治疗中要询问患者的治疗感觉，尤其对有感觉障碍者，以免烫伤。

8. 禁用于恶性肿瘤（大功率热疗除外）、出血倾向、结核、妊娠、局部有金属异物、心脏起搏器植入者。

三、短波治疗适应与禁忌

（一）适应证

1. 主要适于亚急性、慢性炎症及疼痛

（1）支气管炎、支气管哮喘、肺炎、胃炎、胃十二指肠溃疡、胃肠痉挛、胆囊炎、肾盂肾炎、膀胱炎、盆腔炎、前列腺炎。

（2）脊髓炎、神经根炎、肌炎、周围神经损伤、坐骨神经痛。

（3）肩周炎、滑囊炎、关节炎、风湿性关节炎、退行性骨关节炎、扭挫伤、腰椎间盘突出症。

（4）血栓性脉管炎、急性肾功能衰竭。

2. 无热量短波可用于急性炎症（同超短波）。

3. 短波高热疗法可配合化、放疗治疗肿瘤。

（二）禁忌证

恶性肿瘤（大功率热疗除外）、出血倾向、结核、妊娠、局部有金属物、心脏起搏器植入者。

第三节　超短波电疗法

应用波长 10～1m 的高频正弦交流电所产生的高频电场作用于人体治疗疾病的方法为超短波电疗法。因超短波电疗应用电容电极产生超高频电场，故又称为超高频或超短波电场疗法。

目前超短波电疗仪常用波长为 7.37m（频率 40.08 MHz）或波长 6m（频率 50 MHz）。输出功率：大型仪 200～400W，小型仪 30～50W。脉冲超短波的波长 7.7m（频率 38.96 MHz）或波长 6m（频率 50 MHz）。脉冲持续时间 1～100μs，周期 1～10ms，通断比为 1:25 或 1:100～1000，脉冲重复频率 100～1000 Hz，峰功率 1～20kW。

一、超短波治疗作用与机理

超短波电场作用于机体产生热效应和非热效应，因频率比短波高，故非热效应比短波显著，而热作用比短波更深、更均匀。

（一）热效应和非热效应产生的机理

1. 热效应　超短波以电容场法作用于人体，体内并存传导电流的欧姆损耗和位移电流的介质损耗，但在超高频电容场中，人体的电介质特性更突出，故以位移电流、介质损耗产热为主。与短波的电容场法产热机制一致（见本章第二节三（五）1）。所不同的是：超短波的频率高于短波，容抗较低，"脂肪过热"现象较短波轻，若脂肪层不厚，超短波可穿透至较深部位，故其热作用较短波均匀。

2. "非热"效应　超短波的"非热"效应较短波明显，其机理如前述（本章第一节三（五）2）。

（二）治疗作用

1. 对心血管系统

（1）通过迷走神经影响心率，小剂量时心率减慢，心肌张力和收缩力下降，血压下降；大剂量时心率加快，血压上升。

（2）小血管、毛细血管继短时收缩后再持续扩张，血管壁通透性增强，血液循环改善，从而促进水肿的吸收，代谢产物与致痛介质等的排出。剂量过大，可引起血管麻痹、瘀血、毛细血管栓塞。

2. 对神经系统

（1）镇痛：降低感觉神经的兴奋性，抑制传导。

（2）中小剂量促进受损周围神经再生，提高神经传导速度；过大剂量则抑制。

（3）中小剂量作用于头部可抑制中枢而嗜睡，大剂量可使脑脊髓通透性增强，使颅内压升高。

（4）作用于自主神经节或神经丛，调节相应脏器、血管的功能。

3. 对单核－巨噬细胞及免疫功能　中小剂量可增强单核－巨噬细胞功能，使吞噬细胞数量增多，吞噬功能增强；增加体内球蛋白、抗体、补体、凝集素、调理素，提高白细胞内碱性磷酸酶活性，升高白细胞干扰素的效价。大剂量则抑制。

4. 对内分泌系统

（1）作用于肾上腺，可增强肾上腺皮质功能，皮质类固醇的合成增加，血中可的松类激素增加。

（2）作用于脑垂体，增加促肾上腺皮质激素，血清 11－羟皮质酮增加，血糖继短时升高后再下降。

5. 对脏器

（1）作用于胃肠，可缓解平滑肌的痉挛，增强胃肠黏膜的血供和营养，改善胃肠道的吸收和分泌功能。

（2）作用于肝脏，促进胆汁的分泌，增强解毒功能。

（3）作用于肺部，使肺血管扩张，改善呼吸功能。

（4）作用于肾脏，使肾小球血管扩张，血流增加，泌尿增多。

6. 对血液和造血器官

（1）中小剂量血沉短时内加快，凝血时间缩短，周围血液中白细胞总数、嗜酸性细胞数和单核细胞数增多；大剂量则减少。

（2）小剂量刺激脊髓造血功能，网织细胞增多。

7. 对生殖系统　小剂量调节失调的卵巢功能。动物实验报告小剂量超短波使精子生成增多。大剂量可引起睾丸退变、坏死，精子减少，活动障碍，母鼠不孕。

8. 对新陈代谢　小剂量增强组织代谢，使酶活性提高，氧化过程加强，促进细胞有丝分裂，肉芽及纤维结缔组织增生，加快损伤组织的修复。大剂量则可抑制、破坏结缔组织的生长。

9. 对炎症的作用　超短波的抗炎作用显著，其机理为：

（1）改善局部的血液循环，增强毛细血管的通透性，加强营养代谢，促进药物向病灶的进入和炎性介质、病理产物、细菌毒素的清除以及水肿的消散。

（2）增强单核–巨噬细胞的功能，使病灶的白细胞和抗体增多，细胞的吞噬功能加强。

（3）病灶内 Ca^{++} 浓度增高、K^+ 浓度减少，使组织的兴奋性降低，炎性渗出减少；使病灶的 pH 值向碱性转化，缓解酸中毒，利于炎症的逆转。

（4）电场不利于细菌的生长，即间接抑菌。

（5）降低感觉神经的兴奋性，抑制传导，故能止痛及阻断恶性循环。

（6）促进结缔组织、肉芽组织生长，利于修复、伤口愈合。

二、超短波治疗技术和方法

超短波电疗一律采用电容电极的电容场法。

（一）电极种类

1. 板状电极　为金属电极外包以橡胶的板状电极，依面积的大小分为大、中、小号，小功率治疗仪为圆形板极，大功率治疗仪为长方形或圆形。治疗时在板极与皮肤间置衬毡或棉垫。

2. 玻璃电极

（1）圆形玻璃电极：为圆形金属电极外包玻璃罩，罩内有空气间隙，分大、中、小号。

（2）体腔电极：为圆柱状金属电极外包玻璃罩，用于阴道者为阴道电极，用于直肠者为直肠电极。

（二）电极的选择

1. 电极种类

（1）小而浅的部位，如眼、耳、鼻、喉及皮表，可选用圆形板极。

（2）较深的病灶，可选用玻璃电极。

（3）较平坦的胸、背、腰等部位，可选用长方形板极。

（4）急性炎症、感染、伤口、溃疡等宜选有支架的空气为间隙的电极。

2. 电极大小　除浅表部位治疗外，电极应比病灶面积大，以电极的直径与病灶截面最大径线之比为 1.2：1 为宜，这样可使电力线作用深且均匀。（图 4–13）

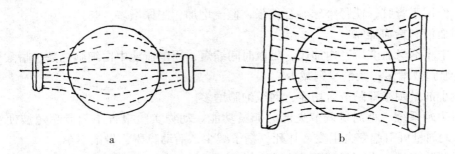

图4－13 电极面积大小对电力线在人体内分布的影响

a. 电极面积小于病灶横切面积；b. 电极面积大于病灶横切面积

（三）电极间隙

电极间隙的大小，决定着电场作用的深度和均匀性。间隙小时，电力线密集于中表浅处，间隙大时电力线分布均匀，作用较深。对凸凹不平的表面治疗，更应选用大间隙。间隙的大小，依治疗仪的输出功率和病变部位的深浅而定，通常微热量治疗时，小功率仪浅作用的间隙为0.5～1cm，深作用的间隙为2～3cm；大功率仪浅作用的间隙为3～4cm，深作用的间隙为5～6cm。（图4－14）

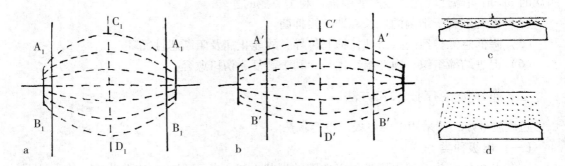

图4－14 间隙大小对电力线分布的影响

a、c. 小间隙；b、d. 大间隙

（四）电极的放置

1. 对置法 将两个电极相对放置，使电力线贯穿治疗部位。

（1）两电极之间的距离应大于一个电极的横径。（图4－15）

（2）电极应与体表平行，而且两电极的近端间距应大于两电极与皮肤间隙之和，以使电力线均匀。（图4－16）

（3）两电极与皮肤的间隙应相同，否则电力线将集中于间隙小的一侧。（图4－17）

（4）对凹凸不平的体表宜加大间隙，以免电力线密集于凸起处。（图4－18）

（5）当电力线需穿过小的接触面时，如双膝、双踝的治疗，其间应置衬垫，以免电力线密集于突起处。（图4－19）

2. 并置法 将两电极置于体表的同一侧，作用较浅。（图4－20）

（1）电极应与体表平行。

（2）对不平的表面需加大电极与皮肤之间的间隙。

（3）两电极的近端距离不能太近，应大于两电极与皮肤间隙之和，以免电力线短路。

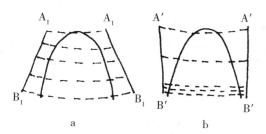

图4-15 电极与体表的关系

a. 平行；b. 不平行

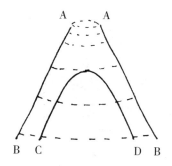

图4-16 电极一端过于靠近的电力线

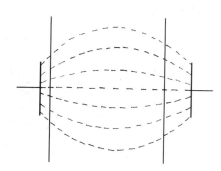

图4-17 电极间隙不等时的电力线分布

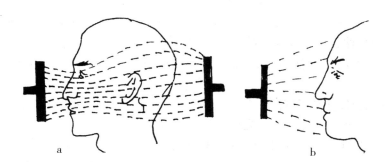

图4-18 加大电极间隙避免尖端效应

a. 间隙小时电力线密集于凸出的鼻部；b. 间隙加大后电力线均匀

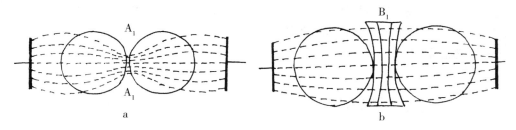

图4-19 双膝治疗时的两种情况

a. 两膝靠近，电力线密集穿过小的接触面（A_1A_1）；b. 两膝间加入衬垫（B_1）时情况好转

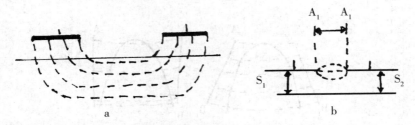

图 4 - 20 并置法时电极的正确与错误位置

a. 正确；b. 错误

3. 交叉法 垂直方向上的 2 次对置法，使病变部位得到更均匀更充分的治疗。用于副鼻窦、肺部、盆腔等处的治疗。(图 4 - 21)

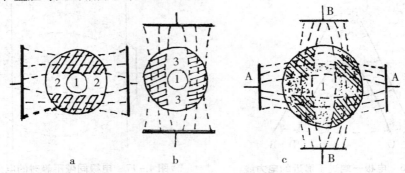

图 4 - 21 交叉法的电极位置

4. 单极法 将一个电极置于治疗部位，另一电极相背置于远离治疗部位之处。大功率仪尽量避免单极法，以减少电磁波对空间的污染。

5. 体腔法 将消毒的体腔电极置于阴道或直肠内，另一板极置于相应的腹部或腰骶部。

（五）治疗剂量、时间和疗程

治疗剂量、时间和疗程基本同短波电疗法。

急性病变宜无热量，短时间；慢性期宜微热量，15 ~ 20 分钟；用于肾功能衰竭尿闭时可用温热量 20 ~ 30 分钟，每日 1 ~ 2 次。恶性肿瘤的高热治疗用热量，每次 40 ~ 60 分钟，每周 1 次。

（六）操作

超短波的操作程序基本同短波电疗法，治疗剂量可以通过电极的空气间隙距离或衬垫的厚度或仪器输出档做调节，但无论哪种剂量，仪器的调出必须处于谐振状态。

（七）注意事项

同短波电疗法。

三、超短波治疗适应与禁忌

同短波电疗法。

第四节　微波电疗法

应用波长 1m～1mm，频率 300～300000MHz 的高频正弦交流电，作用于人体治疗疾病的电疗法为微波电疗法。

一、分米波疗法

应用波长 100～10cm，频率 300～3000MHz 的微波治疗疾病的方法为分米波疗法。常用仪器的波长为 33cm、频率 915MHz 和波长为 69cm、频率 433.92MHz 两种，一般多连续输出，功率为 200～250W。用于肿瘤热疗的治疗仪输出功率为 500～700W。

微波波段接近光波，除具有电磁波的特性外，还具有光波的特性：束状单向传播，可被媒质反射、折射、散射、吸收。

分米波的频率高，除热效应外，还有非热效应。

（一）治疗作用及机理

1. 分米波电疗的特点

（1）反射、吸收、折射：分米波辐射人体时，可发生皮表对微波的反射，组织对微波的吸收和各层组织介面上对微波的反射、折射。

（2）热作用：

1）含水多的组织吸收分米波多，故肌肉组织产热多。

2）"脂肪过热"现象不明显：因含水多的脂肪组织吸收分米波少，脂肪与肌肉分界面上反射不多。

（3）作用深度：分米波穿透组织的深度为 5～7cm。

2. 分米波电疗的治疗作用

（1）对血液循环的作用：致局部血管扩张，血液循环加强，尤其肌肉组织的营养、代谢提高，促进水肿吸收，炎症产物、致痛物质等的排除。

（2）对神经肌肉：

1）小剂量增强神经系统的兴奋性，中大剂量则加强抑制过程。

2）降低周围神经的兴奋性，具有镇痛作用。

3）降低肌张力，缓解肌肉痉挛。

（3）对脏器：

1）心脏：小剂量可减慢心率，改善心肌血供，减轻心绞痛。

2）肺脏：中小剂量可减慢呼吸，缓解支气管痉挛，增加呼吸道气量，利于炎症吸收。

3）胃肠：中小剂量可缓解胃肠痉挛，抑制胃酸分泌；大剂量可能引起胃肠黏膜出血、坏死、溃疡穿孔。

4）肝脏：大剂量可引起肝细胞肿胀、变性、坏死。

5）大剂量分米波作用于脑、心、肺等，可引起充血、水肿、变性、坏死。

（4）对内分泌：

1）肾上腺：中小剂量兴奋肾上腺交感系统，促进肾上腺皮质激素的合成，使血中 11－脱氢皮质酮和去甲肾上腺素含量增高；大剂量则抑制。

2）中小剂量提高胸腺、甲状腺功能，表现为淋巴细胞增生活跃，免疫球蛋白含量升高，肾上腺的糖皮质醇活性降低，免疫功能增强。

3）小剂量作用于头部，刺激下丘脑－垂体－肾上腺皮质系统糖皮质激素的浓度、活性提高，免疫功能抑制。

4）大剂量对内分泌起抑制作用。

（5）对血液系统：中小剂量使周围血液的白细胞、中性粒细胞增多，淋巴细胞减少。大剂量使白细胞、中性粒细胞减少，凝血时间延长。

（6）对皮肤、皮下组织：小剂量促进上皮生长；大剂量可引起皮下水肿、坏死等。

（7）对眼睛：较大剂量可引起晶体混浊，导致白内障。

（8）对生殖系统：较大剂量，可引起睾丸退行性变、萎缩、坏死、精子减少、活力降低、变性，引起卵巢功能受损、早产、流产。

（9）对恶性肿瘤：大剂量可杀灭或抑制恶性肿瘤细胞。

（二）治疗技术与方法

分米波治疗采用非接触辐射法，即将辐射器对准治疗部位，按要求调整与皮肤的间距。

1. 方法

（1）圆柱形及矩形辐射器适用于局限的病灶，凹槽形辐射器适用于面积较大的病灶。

（2）凹槽形辐射器内已有空气间隙，应贴近体表，以减少向四周的散射。

（3）隔沙辐射法：在辐射器与皮肤之间置沙袋，以沙袋代替空气间隙，进口仪的沙袋厚 4～7cm，内充直径 2～3mm 的石英沙粒（也可用均匀的河沙或海沙代替）。隔沙辐射时患部吸收的微波功率比空气间隙法约大 1 倍（凹槽形、马鞍形除外）。

（4）隔"介质水袋"辐射法：在辐射器与皮肤之间置"介质水袋"，可以减少分米波向周围空间的反射、散射；可使局部组织吸收的电磁波均匀，以避免集中于凸出部位。"介质水袋"由透明的耐热材料制成，袋内充去离子水或特殊配方液体，其介电常数与人体组织接近。此法多用于肿瘤的大剂量治疗。

（5）接触式辐射法：将辐射器与治疗局部接触的治疗方法。

1）体表接触辐射法：辐射器与皮肤接触治疗，又称聚焦辐射器。辐射器的直径有 1cm、1.5cm、4cm 三种，辐射器口内有风冷或水冷装置，功率不超过 10W。可使微波集中作用于小范围的治疗局部，适用于直径 < 4cm 的小病灶。

2）体腔辐射法：将接触式辐射器伸入体腔内，一般应用长柱状电极，置入阴道或直肠。

2. 剂量、时间和疗程

（1）剂量：通常按患者的温热感程度分为四级（同短波）。以直径 17cm 圆形辐射器有距离辐射法为例：距离 10cm ± 时无热量为 20～50W，微热量温热 50～100W，热量 100～200W。直接辐射一般为 10～40W，但聚焦及体腔电极不超过 10W，隔沙辐射剂量比有距离辐射功率小 1/2。

（2）时间和疗程：治疗时间通常 5～20 分钟，每日或隔日 1 次，6～20 次为 1 疗程。

（三）操作程序

1. 有距离辐射时　将辐射器对准治疗部位，支架固定，距体表 5～10cm。

2. 接触辐射时

（1）将辐射器紧贴皮肤。

（2）将体腔电极套上耐热乳胶或专用套，涂少量消毒滑润剂后轻轻伸入阴道或直肠内，以砂袋等物将辐射器尾端及电缆固定稳妥。

3. 隔沙辐射　将沙袋置于凹凸不平的治疗局部，沙袋上置辐射器，固定支架。

4. "介质水袋"法　将介质水袋置于治疗局部，其上紧贴辐射器，若有循环冷却系统则需接通循环水或泵。

5. 旋转时间控制钮至所需治疗时间，接通高压后，调节输出至所需功率，开始治疗。

6. 治疗结束按上述的相反顺序关闭输出、高压及电源，移开辐射器。

7. 接触辐射器治疗前后应消毒处理。

（四）注意事项

1. 辐射器必须与电缆紧密连接，电缆未接辐射器时或辐射器未调正好治疗位置前不得调节输出，勿空载辐射或对准治疗人员及周围空间。

2. 眼部、睾丸区忌用微波辐射；头面部治疗时，患者需戴专用的微波防护眼镜，或 40 目铜网保护眼睛；下腹、腹股沟、大腿上部治疗时，应用防护罩或 40 目铜网保护阴囊、睾丸、卵巢。

3. 对感觉迟钝或感觉丧失者及严重血循环障碍者必须慎用，必须用时宜小剂量。

4. 小儿慎用微波，尤其骨骺部位更应避免。

5. 严格遵照各辐射器的距离、剂量要求，切勿过量。

6. 其余同短波疗法。

（五）适应证

主要适用于亚急性、慢性炎症及疼痛。

1. 支气管炎、支气管哮喘、肺炎、胃炎、胃十二指肠溃疡、胃肠痉挛、胆囊炎、肾盂肾炎、膀胱炎、盆腔炎、前列腺炎。

2. 脊髓炎、神经根炎、肌炎、周围神经损伤、坐骨神经痛

3. 肩周炎、滑囊炎、关节炎、风湿性关节炎、退行性骨关节炎、扭挫伤、腰椎间盘突出症。

4. 血栓性静脉炎、急性肾功能衰竭。

二、厘米波疗法

应用波长 10～1cm、频率 3000～30000MHz 的微波治疗的方法为厘米波疗法。常用仪器的波长为 12.24cm，频率 2450 MHz，虽属于分米波段但习惯上将 30cm 作为分米波与厘米波的分界线，故称为厘米波疗法。输出功率 200W。脉冲厘米波应用较少，波长

24.2cm、频率1240 MHz 或波长 10cm、频率 3000 MHz，脉冲波宽 2ms。

（一）治疗作用与机理

1. 厘米波电疗特点

（1）脂肪与浅层肌肉组织的产热接近，因厘米波波长较分米波短，脂肪与肌肉分界面上能量反射较多，故脂肪产热较分米波多，与浅肌肉的产热接近。

（2）作用深度：穿透组织为 3～5cm，穿透肌肉为 1～1.2cm，较分米波浅。

（3）厘米波电疗的非热效应较分米波明显，脉冲厘米波主要产生非热效应，其他特性同分米波。

2. 治疗作用 基本同分米波，但作用较浅、较弱。

（二）治疗方法技术

基本同分米波。

（三）适应与禁忌

基本同分米波，但限于较表浅病变。

三、毫米波疗法

应用波长 10～1mm，频率 30000～300000 MHz 的微波治疗疾病的方法为毫米波疗法。常用仪器的波长 8mm，频率 37.5GHz；波长 7.11mm、频率 42.19GHz；波长 5.6mm、频率 53.53GHz。多为连续波，亦有方波调制的脉冲波，调制频率为 2、4、8、16、64Hz。输出功率 40～100mW，功率密度 1～5mW/cm^2，亦有 10mW/cm^2 以上者。毫米波在高频电疗中波长最短，近于红外线，更明显的是兼具光波的特性。为直线传播。振荡量子能量大，空气中能量衰减快，极易被水吸收。

（一）治疗作用与机理

1. 毫米波电疗特点 作用深度不及 1mm，但能引起深部效应、远隔效应，产生生物学作用。

（1）谐振学说：多数学者认为，人体组织中 DNA、RNA 蛋白质分子和生物膜各自的固有频率（$0.5×10^{11}$Hz～$3×10^{12}$Hz）处于毫米波的频率范围（$3×10^{10}$Hz～$3×10^{11}$Hz），当毫米波作用时发生谐振，使能量增强。该谐振能引起一系列的生物学效应，如超微结构的变化，蛋白质、氨基酸、酶活性的变化，从而调节细胞的代谢和功能。

（2）声电波学说：有人认为，毫米波引起生物膜上偶极子振荡出现的偶极力矩，可以产生电磁波。该电磁波有超声波的作用，称为声电波，它可促使细胞浆与细胞间液循环流动，加速组织代谢。膜振荡的能量被水吸收后，膜感受器的蛋白结构与功能发生变化，产生生物学作用。

（3）场力学说：有人认为，毫米波电磁场的场力引起组织中的粒子振动，场力感应的离子流改变细胞膜的离子分布而影响其功能。

（4）超导电性学说：有人认为，毫米波可改变体内大分子的超导性，引起微电流变化，使信息受到干扰。

（5）半导体电性学说：有人认为，毫米波的弱电磁场可改变细胞的半导电性，引起细胞功能结构的变化。

2. 作用途径

（1）神经体液途径：通过神经系统的一系列反射，自主神经、内分泌功能的变化导致具备直接效应、内脏效应、远隔效应、间接效应。

（2）经络途径：毫米波作用于穴位，通过经络引起局部和全身反应。

3. 治疗作用

（1）对血液循环的作用：使毛细血管扩张、延伸，血流加快，血供增加，白细胞活跃，促进水肿的吸收、炎症的消散、疼痛的减轻、组织的生长修复。

（2）对造血功能的影响：毫米波作用于穴位，可以减轻放、化疗所引起的骨髓抑制，促进造血功能恢复。

（3）对免疫功能的影响：增强受抑的免疫反应。

（4）对皮肤的作用：小剂量促进伤口愈合，较大剂量有损害作用。

（5）对眼睛的影响：较大剂量可引起角膜上皮和基质的损害，造成虹膜炎、晶体混浊等。

（6）对细胞和微生物的作用：能抑制核酸、DNA、RNA 的合成，损伤细胞壁和细胞膜，使膜电位发生改变。对病毒、大肠杆菌有抑制作用，连续波促进白色念珠菌生长，调制波有抑制作用。

（7）对生殖器官的影响：大剂量使睾丸的精原、精母细胞减少。

（8）对神经系统的作用：小剂量促进神经再生、镇痛。

（9）对肿瘤的作用：大剂量可抑制至破坏肿瘤细胞生长，可与放疗联合应用。

（二）治疗技术与方法

1. 暴露治疗部位，将辐射器贴近治疗局部，可有 0.5～1cm 空气间隙。

2. 接通电源，选定治疗用处方号，再调节输出，治疗时患者无任何感觉。

3. 治疗结束时关闭输出及电源，移开辐射器。

4. 治疗时间为 15～30 分钟，每日或隔日 1 次，5～15 次为 1 疗程

（三）注意事项

1. 辐射器必须对准治疗部位后再调节输出，勿在调节输出后改变辐射器方向。

2. 头颈部治疗时必须将辐射器紧贴皮肤，以免毫米波散射损伤眼睛。

3. 鉴于毫米波治疗时无任何感觉，故应经常以毫米波辐射强度测试仪检测辐射器的输出，以确保有效治疗。

4. 眼和睾丸部不宜毫米波治疗。

5. 其他同分米波疗法。

（四）适应与禁忌

1. 适应证　除与超短波电疗法相同的适应证外，还可用于化疗后的骨髓抑制及配合放疗治疗浅表肿瘤。

2. 禁忌证

（1）眼和睾丸部不宜用毫米波疗法。

（2）禁用于妊娠、局部金属异物、安装心脏起搏器者。

第五节　高频电热疗法

高频电热疗法即应用高频电的热作用治疗恶性肿瘤的电疗法。常用的治疗波段有短波、超短波、微波。

一、高频电热治疗作用与机理

（一）热对肿瘤细胞的杀灭作用

1. 肿瘤细胞对热敏感　41℃以上的热作用可致肿瘤细胞迅速失去活性。

2. 高频电热对肿瘤的选择性加热作用　肿瘤组织的血管结构异常，血流缓慢，被高频电加热时，瘤内血管不能像周围正常组织的血管一样扩张、散热，因此肿瘤的温度明显高于周围正常组织，可高达41℃以上，导致瘤细胞的灭活。

3. 高频电热作用下肿瘤及机体免疫功能的变化

（1）在高频电热作用下，瘤细胞代谢发生改变，致肿瘤细胞内的氧代谢减弱，无氧糖酵解增强，乳酸堆积，pH下降，因而肿瘤细胞的增殖受到抑制，存活减少，生长缓慢。

（2）在高频电热作用下，瘤细胞结构改变，肿瘤细胞膜的通透性增强，细胞内多胺及低分子蛋白外移，ATP酶等的活性降低，从而影响了细胞的生长和修复；热破坏溶酶体膜，使溶酶体释放，细胞自溶；热引起染色体畸变，线粒体膜破坏，DNA键断裂，RNA、DNA和蛋白合成受到抑制，从而影响细胞的生长、分裂和增殖。

（3）在高频电热作用下，肿瘤细胞被破坏，释放出抗原，刺激机体的免疫系统，增强对肿瘤的免疫力。

（二）热疗与放疗的协同作用

高频电热与放射治疗联合应用，可以增强抗肿瘤的效果。

1. 抗肿瘤的效果为热疗与放疗的共同作用。

2. 热疗与放疗的作用互补　肿瘤中心对热敏感，肿瘤周边对放疗敏感，二者作用互补，阻滞放疗、热疗后的亚致死损伤细胞的修复。

（三）热疗与化疗的协同作用

1. 热疗可以提高病灶区化疗药物的浓度。

2. 热疗可以提高化疗药物的杀伤效力。

二、高频电热治疗方法与技术

（一）方法

1. 仪器设备及治疗方法

（1）短波、超短波（射频）热疗法：治疗仪频率8、13.56、27.12、40.68、60MHz，

输出功率 1000～2000W。

1）电容场法：治疗时使肿瘤置于高频电场中，适于治疗部位较深的内脏肿瘤。①多用 13.56 MHz、8 MHz 短波。②40.68 MHz 超短波。③55～65 MHz 超短波。

2）电感场法：多用 27.12 MHz 短波，治疗时使肿瘤处于有短波通过的线圈或金属环内，适于治疗表浅肿瘤。

3）间质加热法：多用 500KHz～10 MHz，治疗时将金属针插入瘤内，适于治疗表浅肿瘤。

4）热籽：将铁磁物质或高度透磁非铁的合金悬液注入肿瘤内，形成铁磁微柱，再外加高频电场，频率通常用 27.12MHz，含铁磁颗粒感应产热。

（2）微波热疗：多用 434 MHz、915 MHz 分米波，输出功率 500～1000W，2450 MHz 厘米波，输出功率 200W。

1）体表辐射法：①有距离辐射：适于各波段微波。②经冷却介质袋辐射，适于各波段微波，体表冷却后可加大辐射强度和深度。③多辐射器环形相位阵列系统：四个以上辐射器排成圆环形阵列，使各辐射器发出的电磁波互相叠加，增强阵列中心的加热强度。

2）体腔内加热：多用 915MHz、2450MHz，将专用体腔辐射器插入鼻咽部各道、直肠、阴道进行腔内加热，功率＜50W。

3）刺入式辐射法：多用 2450 MHz 厘米波，将 1 个或多个针状或铲状小天线插入瘤体内，进行点状组织凝固治疗，适于体表肿瘤或经内镜的体腔内肿瘤治疗。

2. 测温技术

（1）半导体皮肤点温计，用以测定皮肤温度。

（2）热敏电阻测温计：①刺入组织内测温，于关机时进行。②测量皮温。

（3）如果测温计与仪表连接线为高阻线，亦可在透热治疗时测温。

3. 剂量、时间、疗程　应用热量级（Ⅳ级）剂量：使肿瘤温度达到 43℃以上，每次治疗 30～60 分钟，每周 1～2 次，5～15 次为 1 疗程。刺入式治疗时，每点每次点凝数秒钟，温度 200～300℃，一般只需 1 次治疗，必要时 1 周后再点凝 1 次。

4. 联合应用

（1）热疗与放疗联合：热疗与放疗应接连进行，二者间隔时间不应超过 1 小时，放疗剂量采用常规全剂量或 3/4 剂量。

（2）热疗与化疗联合：热疗在化疗药物静脉点滴或阻断灌注的同时应用，亦可同时加用血管活性药或增敏剂。

（3）热疗与放、化疗联合。

（4）热疗与手术联合：术中一次性热疗。

5. 注意事项

（1）热疗时必须使肿瘤局部温度在数分钟内达到 42.5～43℃以上。

（2）治疗中严密观察，防止皮肤烫伤。

（3）禁用于高热、昏迷、严重肝肾功能不全、局部金属异物、安装心脏起搏器者。

三、高频电热治疗适应证

1. 表浅肿瘤　皮肤癌、乳腺癌、颈淋巴结转移癌、恶性黑色素瘤、恶性肿瘤术后皮下种植转移癌。
2. 较深肿瘤　食道癌、胃癌、直肠癌、宫颈癌、膀胱癌、前列腺癌等。

（华桂茹）

思考题

1. 高频电疗法的概念及其分类。
2. 高频电疗法的生物物理学特征与效应。
3. 短波、超短波电疗法的主要治疗作用及适应证、禁忌证。
4. 微波电疗法的分类及主要治疗作用。
5. 高频电热疗法的概念、作用及原理。

第五章　光疗法

学习目标

1. 了解光疗的理论基础。

2. 掌握红外线疗法、可见光疗法、紫外线疗法、激光疗法的原理、治疗作用、治疗技术与方法、适应证与禁忌证等。

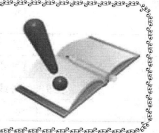

第一节　光疗的理论基础

光疗法即利用光线的辐射能治疗疾病的方法，包括可见光、红外线、紫外线及激光疗法。光疗始于日光疗法，早在公元 2 世纪就有了日光疗法的记载。人工光源的光疗始于 18 世纪末至 19 世纪中，可见光、红外线、紫外线、激光疗法相继形成，随后于临床治疗的各领域中得到广泛应用和不断发展，逐渐出现了紫外线穴位照射疗法、紫外线光敏疗法、紫外线照射充氧自血回输疗法、激光血管内照射疗法等等，并取得可喜的临床疗效。随着科学技术的发展和医疗水平的不断提高，光疗将在医疗、保健事业中发挥出更大的作用。

一、光的本质

光是一种具有电磁波和粒子流二重性的物质，既具有波长、频率、反射、折射、干涉等电磁波特性，也具有能量、吸收、光电效应、光压等量子特性。光量子的能量与光的波长成反比：$E = hf$ 或 $E = h \times C/\lambda$。其中 E 为光能量，h 为普朗克常数（6.62×10^{-27} 尔格 . 秒），f 为频率，C 为光速，λ 为光波长。

二、光波单位

光波的波长很短，以微米（μm）、纳米（nm）、埃（Å）为单位。

1 微米（μm）＝1/1000 毫米（mm）

1 纳米（nm）＝1/1000 微米（μm）

1 埃＝1/10 纳米（nm）

三、光谱

光谱是电磁波谱中的一小部分，位于无线电波和 X 线之间，波长为 1000（m ~ 180nm，依其波长的长短，分为红外线、可见光、紫外线三部分，可见光由红橙黄绿青蓝紫七种单色光组成，红外线的波长最长，位于红光之外，紫外线的波长最短，位于紫光之外。红外线与紫外线为不可见光线。光疗的光谱中红外线分为长波和短波两部分，紫外线分为长波、中波、短波三部分。其谱线见表 5 - 1。

表 5 - 1　光疗的光谱

名　称	波　长
长波红外线	15 ~ 1.5μm
短波红外线	1500 ~ 760nm
红光	760 ~ 650nm
橙光	650 ~ 600nm
黄光	600 ~ 560nm
绿光	560 ~ 530nm
青光	530 ~ 490nm
蓝光	490 ~ 450nm
紫光	450 ~ 400nm
长波紫外线	400 ~ 320nm
中波紫外线	320 ~ 280nm
短波紫外线	280 ~ 180nm

四、光的发生

光的发生是原子或分子等微粒的能量变化的结果。原子和分子通常处于能级最低的基态，当受到外界能量的作用时，本身获得了能量，其能级由低能级跃升至高能级，即激发态。处于激发态的微粒是极不稳定的，当它们从高能级回到低能级时，多余的能量便以电磁波和光子的形式放出，即产生了发光现象。

（一）自发辐射

原子或分子自发地从高能级返回低能级的发光现象称为自发辐射。红外线、可见光及紫外线的发生属于自发辐射。如果分子或原子处于激发态时仅表现为自身振动或转动的加强，那么，自发辐射的光子能量小、频率低，产生出红外线。如果原子受激出现了电子的跃迁，则自发辐射时的光子能量较大、频率较高，则产生可见光或紫外线。若电子从高能级返回低能级时经过的层次少，则放出的能量较小，光波较长，形成可见光，若经过的层次多，则放出的能量大、光波短，形成紫外线。

（二）受激辐射

高能级的原子在外来光的诱发下返回低能级时的发光现象称为受激辐射。激光属于受激辐射发光。在受激辐射过程中，放出的光子使外来光得到反复的加强和放大，形成束状的相干光，即激光。

能够激发原子的能量有：热能、机械能、化学能、生物能、电能等等。

五、光的传播

（一）光的折射

光从一种媒质进入另一种媒质时，其传播方向改变的现象称为折射（图 5 - 1）。折射的规律是光由密媒质进入疏媒质时，传播方向折离法线；而从疏媒质进入密媒质时，传播方向折向法线。折射角的大小与二种媒质密度的相差度有关，差距越大，折射角度越大；折射角还与光波长有关，波长越短，折射角越大。体腔照射的光导子即利用了光折射和反射的原理。

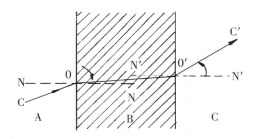

图 5 - 1 光的折射

N - N，N′- N′：法线；CO：入射线；OO′，OC′：折射线；A，C：空气；B：玻璃

（二）光的反射

光照射到两种媒质的介面上时，一部分从介面上反射回来，称为光的反射（图 5 - 2）。入射线、法线、反射线在同一平面内，入射角等于反射角。反射的光能与投射到该介质上的光能的比值称为反射系数，反射系数 = 反射回来的光能量/投射该介质的光能量。与反射系数大小相关的重要条件，是光的波长和投射面的性质。波长越短，反射系数越小；波长越长，反射系数越大。投射面的性质：金属镁铬合金和铝对紫外线的反射达80%以上。光疗仪器的反射罩即利用光的反射原理。一个好的反射罩应具备的条件，是将光源的辐射能量，尽量均匀地集中于照射野，反射系数大的镁铬合金或铝等金属适合做反射罩，例如红外线、紫外线、可见光的反射罩。反射罩的形状依辐射源的情况而定，辐射源小的，以半圆形为宜。

紫外线体腔导子的形状，是根据光线全反射原理而定的。

当光线从密媒质玻璃投向疏媒质空气时，如果入射角的角度使折射角等于90°，该入射角称为临界角。若入射角大于临界角时，则折射线与反射线重叠，全部光线均反射回玻璃内，此现象称光的全反射。紫外线石英导子的设计，即利用了全反射的原理，石英—空气的临界角为38°，石英导子的形状满足了入射角大于38°的要求，使紫外线通过导子照射至照射野。（图 5 - 3、5 - 4）

各种光线照射人体表面时，反射的多少与皮肤色素情况有关。（表 5 - 2）

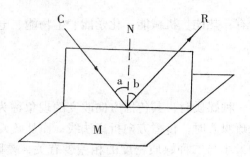

图 5 - 2　光的反射

N：法线；C：入射线；R：反射线；a：入射角；b：反射角；M：照射面

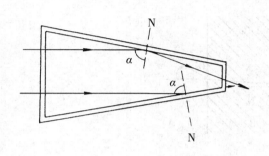

图 5 - 3　石英探头内的全反射

N：法线；a：入射角

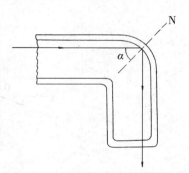

图 5 - 4　利用全反射的弯探头

N：法线；a：入射角

表 5 - 2　皮肤对光线的反射（反射的百分率 %）

皮肤类型	红外线	红光	黄光	绿光	橙光	紫光	紫外线
无色素沉着皮肤	62	38	24	21	18	15	13
有色素沉着皮肤	42	20	12	9	8	6	8

（三）光的吸收与透过

1. 光的吸收　光照射到物质上时，除发生反射、折射外，还可以被物质吸收，转化成热能、化学能、生物能，引起一系列理化变化。

当光的能量不大时，只能使物质分子或原子发生旋转或振动，由动能变成热能，例如红外线和红光多属此类；当光的能量足够大时，可使物质分子或原子产生光化反应，例如紫外线。

2. 光的透过　光被吸收的多少与穿透能力成反比，吸收愈多，穿透愈浅。人体组织对紫外线的吸收强于长波红外线，因此紫外线的透入浅于长波红外线。不同物质对光的吸收不同，水易吸收红外线而使紫外线透过，红玻璃不吸收红光而使其透过。人体角质层吸收紫外线，不吸收红光、短波红外线而使其透过。

石英玻璃不吸收紫外线，能使其透过，因此用以制作紫外线灯管及导子；绿玻璃吸收红外线和紫外线，因此用来做光疗的防护眼镜。

玻璃对紫外线的透过性取决于氧化铁的含量，如果含 0.01% 就可大大影响紫外线的透过，若其厚为 1mm，那么 300nm 以下的紫外线就不能透过。玻璃对紫外线的吸收系数如下：

波长（nm）	每厘米厚玻璃的吸收系数
315	7.5
320	5.0
340	12.9
360	0.45

不同厚度的玻璃对紫外线透过的能力亦不同。

3. 人体皮肤对紫外线的透过

（1）各种光线对皮肤的穿透能力不同：短波紫外线的有效穿透深度为 0.01～0.1mm，相当于表皮的浅层；中长紫外线的有效穿透深度为 0.1～1.0mm，相当于表皮的深层；可见光、短波红外线的有效穿透深度为 1.0cm；长波红外线的有效穿透深度为 0.05～1mm；可见光线对皮肤的穿透深度不大。

（2）影响光穿透的因素：

1）反射：无色素皮肤对光的反射为 13%～62%，有色素皮肤对光的反射为 8%～42%，其中被反射的大部为可见光和短波红外线，故透入浅。

2）散射：根据 Rayleigh 定律，散射强度（I）与频率（f）的 4 次方成正比或与波长（λ）的 4 次方成反比。$I \propto f^4$ 或 $I \propto 1/\lambda^4$。可知：频率越高或波长越短散射越强，进入深度越小。

3）吸收：皮肤角质层、棘层强烈吸收 260nm 和 280nm 紫外线，基层进一步吸收 300nm 紫外线，氧合血红蛋白和还原血红蛋白强烈吸收 542nm 和 556nm 可见光，较深的含水多的组织中的水分吸收更长波段光线。由于皮肤中的色素对各波段光线皆可吸收，故光线进入深度较浅。

六、光的照度定律

被照物体单位面积上所接受的光的能量称为照度，照度随光源投射到被照物体的距离、入射角度而变化。

（一）平方反比定律

点状光源垂直照射物体时，物体表面的照度与光源距离的平方成反比（图 5-5）。例如：照射距离增加 1 倍，照度减少至原来的 1/4。距离增加至 3 倍，照度减至原来的 1/9。

（二）照度余弦定律

被照物体表面的照度与光源投射照射面的入射角的余弦成正比（图 5-6、表 5-3）。

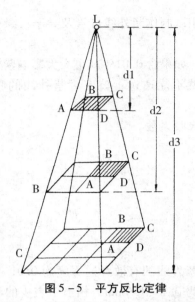

图 5-5 平方反比定律

L：点光源；d_1：照射距离1m；d_2：照射距离2m；
d_3：照射距离3m；A、B、C：不同距离的照射面

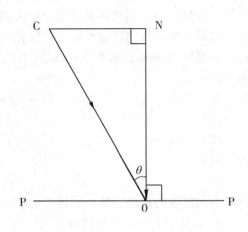

图 5-6 余弦定理

P-P：受照射面；N：法线；
C：入射线；θ：入射角

表 5-3 入射角度与照度

θ	0°	30°	45°	60°	90°
$\cos\theta$	1	0.87	0.7	0.5	0

七、光的能量

光的能量 $E = hf$ 或 hc/λ

已知光的波长，即可得出光的能量。

例如：长波红外线　　　　$\lambda = 3\mu m$ （3×10^{-4}cm）

$E = 6.624 \times 10^{-27}$　erg·s $\times 3 \times 10^{10}$cm/秒 $/3 \times 10^{-4}$cm $= 6.624 \times 10^{-13}$erg

1erg $= 6.624 \times 10^{11}$电子伏特（eV）

故 $6.624 \times 10^{-13} \times 6.624 \times 10^{11} = 0.413$ 电子伏特（eV）。

其他波段光线的光子能量以此类推。

八、光能的测量单位

（一）辐射测定和光度测定

辐射测定为测量任何辐射能的方法，适用于任何光线的测定。

光度测定为测定人眼看得到的光线能量的方法，适用于可见光的测定。

（二）光疗中常用的光能单位

在红外线和紫外线中常用辐照（W/cm^2）、辐射能（J）和辐射通量（W）为单位；在可见光中常用照度（Lx）为单位。

九、引起光化及光生物学效应所需之光能

表 5 - 4 引起生物学效应所需的光能

生物效应	光能	说明
1. 人眼视觉绝对阈值	$(2.1 \sim 5.7) \times 10^{-10}$ 尔格	
2. 人眼色觉	$0.0000001 W/cm^2$	
3. 人温觉阈	$0.00063 W/cm^2$	
4. 人最大耐受热值	$0.27 W/cm^2$	
5. 人皮肤紫外线红斑阈值	$0.036 \sim 0.05 J/cm^2$	$\lambda = 297nm$
6. 人皮直接色素沉着阈值	$7.5 \sim 20 J/cm^2$	$\lambda = 340nm$，高压水银石英灯为 $20 J/cm^2$，氙灯为 $7.5 J/cm^2$
7. 防止 50% 营养不良小鼠发生佝偻病	$0.0444 J/cm^2 \times 5.4$ 次	
8. 灭活 90% 的细菌	$0.0021 \sim 0.0064 J/cm^2$	

十、光化学效应

光化学效应即光作用下发生的化学效应。在光疗中，紫外线、可见光引起的光化学效应具有重要意义。

（一）光分解改变

光分解改变即在光作用下引起化学键的断裂，使物质分解的过程。例如，碘化钾在光作用下分解析出碘原子的过程。光作用于眼引起视觉即为光分解的结果，人的视网膜中杆状细胞含有结合蛋白的视紫质，在光作用下分解为视黄醛和视蛋白，在这一分解过程中使杆状细胞除极化，产生神经冲动至视中枢，引起视觉。

（二）光合作用

光合作用即在光作用下将自然界无机物变为植物本身的有机物释放氧的过程。例如，植物的叶绿素在光作用下将二氧化碳和水化合成碳水化物，释放氧的过程。

（三）光聚合作用

光聚合作用即在光作用下，相同元素聚合成大分子的过程。例如，紫外线将空气中的氧聚合成臭氧（O^3）；短波紫外线照射使 DNA 链中两个胸腺嘧啶单体聚合成胸腺嘧啶二聚体。

（四）光敏作用

光敏作用即在光感性物质或光敏剂的参与下，使原来不发生的光化学反应完成的现象。例如，植物日光性皮炎就是一种光敏反应，即食用含光感性物质的植物（如灰菜、萝卜叶等）后受光照射，使通常情况下对日光无异常反应的皮肤出现了皮炎改变。临床上利用光敏作用治疗疾病，如口服或注射光敏剂再照射紫外线治疗白癜风、牛皮癣。

（五）荧光

物质吸收光能后被激发，在极短时间内释放能量发出光子的现象称荧光效应。

荧光的波长比激发光的波长长。人体内很多组织经紫外线照射即可发出荧光，而且荧光的颜色因组织而异。例如，骨骼发射的荧光为白色，软骨发射的荧光为淡蓝色，骨骼肌发射的荧光为棕黑色，结缔组织发射的荧光为深蓝色，脂肪发射的荧光为浅黄色等等。不同的病理变化，发射的荧光颜色亦不同，如花斑癣为黄褐色，黄癣为暗绿色，盘状红斑狼疮为银白色，小孢子菌病为鲜绿色，上皮癌为橘红色等等。

光疗中的荧光紫外线灯亦利用了荧光原理，其灯管内涂有特殊的荧光物质，吸收了灯管本身发出的 253.7nm 的紫外线后发出波长 280～350nm 的较长波长的紫外线。

第二节　红外线疗法

一、红外线作用原理

（一）红外线的物理学及生物物理学特性

红外线是人的眼睛看不见的光线，用红外线治疗疾病的疗法为红外线疗法。红外线的波长较红光长，为 760nm～50μm 之间。目前医疗用红外线分为两段，即短波红外线（波长 760nm～1.5μm）、长波红外线（波长 1.5μm～15μm）。

1. 红外线的光量子能量　红外线的波长长，光量子能量低，故作用于组织后只能引起分子转动，不能引起电子激发，其主要的生物学作用为热效应而无光化学作用。

2. 红外线的穿透能力较弱　短波红外线的穿透深度为 1～10mm，可达真皮及皮下组织；长波红外线的穿透深度为 0.05～1mm，仅达皮肤表皮的浅层。

3. 组织对红外线的反应　治疗应用的红外线强度一般为 0.07～0.49W/cm²，治疗时皮肤因充血而发红，出现斑纹或线网状红斑，可以持续 10 分钟～1 小时。反复多次照射后皮肤将出现分布不匀的脉络网状色素沉着，而且不易消退。其形成机理为血管中血液富含水分，水对红外线有强烈吸收作用，而红血球的血色素对短波红外线亦有较强的吸收作用，故血管内温度升高，血管周围基底细胞层中黑色素细胞的色素形成。人体对红外线的耐受与皮肤升温有关。短波红外线和可见光的皮面耐受温度 43.3℃±，表皮下耐受温度为 42.5℃±，长波红外线的皮面耐受温度为 45℃±，表皮下耐受温度为 42.2℃±。红外线照射至 45℃～47℃以上时皮肤痛感出现，温度再高则出现水疱。

（二）红外线的治疗作用

1. 改善局部血液循环　红外线照射时皮肤及表皮下组织将吸收的红外线能量转变成热能，热能可以引起血管扩张、血流加速、局部血循环改善、组织的营养代谢加强。

用放射性同位素 ^{24}Na 研究下肢的皮肤、肌肉、关节在红外线作用下血循环变化时证明：红外线作用下，皮肤对 ^{24}Na 的清除率平均增加 50%，平均升温 6℃，胫前肌 ^{24}Na 清除率增加 100%，膝关节 ^{24}Na 清除率增加 37%。

皮肤温度的升高与红外线的波长有关。相同强度的长波、短波及可见光照射后皮温的升高，依次为长波 > 短波 > 可见光。

2. 促进肿胀消退 由于循环的改善可加快局部渗出物吸收，从而促进肿胀的消退。

3. 降低肌张力与缓解肌痉挛 热作用使骨骼肌张力降低及胃肠平滑肌松弛，胃肠蠕动减弱。

4. 镇痛 热可降低感觉神经的兴奋性，干扰痛阈。同时血循环的改善、缺血缺氧的好转、渗出物的吸收、肿胀的消退、痉挛的缓解等，都有利于疼痛的缓解。

5. 表面干燥作用 热作用使局部温度升高，水分蒸发，可使渗出性病变的表层组织干燥、结痂，制止进一步渗出。

二、红外线治疗技术与方法

（一）红外线辐射器

1. 红外线灯 由电阻丝绕在或嵌在耐火土、碳化硅等物质制成的棒或板内构成辐射头。发出全部为不可见的红外线，波长为 $15\mu m \sim 770nm$，以 $2 \sim 3\mu m$ 的长波红外线为主。功率 $50 \sim 600W$，亦可至 $1500W$，适于局部治疗。

2. 石英红外线灯（白炽灯） 将钨丝伸入充气石英管或泡中构成。发出 95% 的红外线、4.8% 的可见光，其波长为 $350nm \sim 4\mu m$，主要为 $800nm \sim 1.6\mu m$ 的红外线。功率为 $150 \sim 1500W$ 不等，多为 $300 \sim 500W$，最好加防护罩，适于局部治疗。对于病灶较深的部位更好。

3. 光浴箱 由多个白炽灯组成或由碳化硅辐射头排列于箱内而构成，皆有铝或铜等金属制成的反射罩，可以反射 90% 红外线，能使红外线辐射充分。适于躯干、双下肢或全身治疗。

（二）辐射器的选择

1. 依照射面积而定 肩、手、足等小部位照射可用小灯；照射部位大，如背、腹部等，用功率 $500 \sim 1000W$ 的大灯；躯干、双下肢或全身照射可用光浴箱。

2. 依病灶深度而定 病灶较深时应用发光的红外线灯，因其发出的主要是透入较深的短波红外线和可见光。

3. 发汗治疗 应用石英红外线灯。

（三）照射距离、时间、疗程

照射时暴露局部皮肤，辐射器垂直于照射野上方，距离 $30 \sim 60cm$，以病人有舒适的温热感为准，每次 $20 \sim 30$ 分钟，每日 1 次，也可根据需要增加照次。一般亚急性疾患 $7 \sim 10$ 次为 1 疗程，慢性疾患 $15 \sim 20$ 次为 1 疗程。红外线照射可与局部外用药相结合；红外线照射亦可与针刺同时进行。

（四）注意事项

1. 首次照射前必须询问并检查局部知觉有无异常，如果有感觉障碍，一般不予治疗，必须照射时需严密观察，以免烫伤。

2. 新鲜的植皮、瘢痕区，其血液循环、散热功能不佳，红外线照射时宜拉开距离，以免烫伤；水肿增殖的瘢痕，不宜用红外线照射，以免促其增殖。

3. 急性外伤后，一般不用红外线，约 $24 \sim 48$ 小时后局部出血、渗出停止后可用小剂量照射，以免肿痛、渗出加剧。

4. 红外线照射时需注意保护眼睛。因红外线照射眼睛易引起白内障及视网膜灼伤。照射头部时，应戴绿色防护镜或用浸水棉花敷于眼睛上。

5. 动脉阻塞性病变不宜用红外线。

6. 皮炎时忌用红外线，以免加剧。

三、红外线治疗适应与禁忌

（一）适应证

红外线疗法的适应证广泛，主要用于缓解肌痉挛、改善血运、止痛。常用于亚急性及慢性损伤、炎症，例如肌肉劳损、扭伤、挫伤、滑囊炎、肌纤维组织炎、浅静脉炎、慢性淋巴结炎、静脉炎、神经炎、胃肠炎、皮肤溃疡、挛缩的瘢痕等。

（二）禁忌证

出血倾向、高热、活动性结核、严重动脉硬化、代偿不全的心脏病等。

第三节　可见光疗法

一、可见光作用原理

（一）可见光的物理学及生物物理学特性

可见光就是人眼能看到的光线。用可见光治疗疾病的方法为可见光疗法。可见光的波长为 760～400nm，由红、橙、黄、绿、青、蓝、紫 7 种单色光组成，可见光疗法包括红光、蓝光、蓝紫光及多光谱疗法。

1. 可见光的光量子能量　可见光波长短于红外线，长于紫外线，其光量子能量介于二者之间，具有热效应，蓝、紫光近紫外线，光量子能量较大，具有一定的光化学作用。

2. 可见光对组织的穿透能力　可见光对组织的穿透深度约为1cm，可达真皮及皮下组织。其中波长最长的红光穿透最深，随着波长的缩短，穿透力减弱。

3. 可见光对神经肌肉的影响　红光具有兴奋作用，使肌肉的兴奋性提高，时值缩短；黄、绿光与红光的作用相反；蓝紫光具有抑制作用。

4. 可见光的视觉作用　可见光作用于人眼底视网膜杆状细胞的视紫质，通过视神经反射影响松果体的分泌功能，加强糖代谢，促进机体氧化过程，提高皮质功能，加强交感神经的兴奋性，增强机体的免疫能力。

5. 可见光的色素沉着作用　与红外线相似。

（二）可见光的治疗作用

1. 温热作用　可见光能被组织吸收产生热效应，其热效应较红外线深，可以改善组织的营养代谢，促进炎症消散，特别是红光穿透较深，可引起深部组织的血管扩张，血液循环加快。

2. 光化学热效应　蓝紫光具有的光化学作用可用于治疗核黄胆。

二、可见光治疗技术与方法

1. 可见光光源　白炽灯的光谱约 4.8% 为可见光，红外线占 95%，占 0.1% 左右的紫外线被灯泡玻璃吸收。若做单色光照射，可在灯头下加一滤光板，红光治疗用红色玻璃的滤光板，蓝光治疗加蓝色玻璃的滤光板。白炽灯的功率通常为 250～500W。

2. 治疗方法、技术　同红外线

3. 注意事项　同红外线。

三、可见光治疗适应与禁忌

适应证及禁忌证基本同红外线。需要作用较深、范围较大、较均匀的热效应时主选可见光。

附：核黄疸的蓝紫光疗法

核黄疸的蓝紫光疗法即利用蓝紫光治疗核黄疸的光疗法。

（一）治疗原理

1. 核黄疸是新生儿溶血致血中胆红素过多引发的胆红素性脑病，蓝紫光疗法在于使体内的胆红素排出体外。

2. 胆红素对波长 400～500nm 的光线有强烈的吸收作用，其最大吸收光谱为 420～460nm。胆红素吸收蓝紫光能后，转化成一种水溶性的低分子化合物，然后随尿便排出体外。光照同时可以使皮肤血流增加 224%，使体内胆红素被丰富的血流带至皮肤等浅层组织而更利于接受照射。

（二）治疗方法

1. 光源

（1）蓝光荧光灯：辐射光谱以波长 425～475nm 的波段为最强，几乎无 400nm 以下的紫外线，最适于治疗核黄疸。

（2）日光荧光灯：辐射光谱较宽，其中波长 425～475nm 的光强度较弱，还需滤去部分 400nm 以下的紫外线。

（3）白炽灯或蓝灯泡：需用蓝色滤光板获得蓝紫光。

2. 治疗技术及注意事项

（1）将婴儿裸露平卧于治疗床上，遮盖双眼，其上 70cm 处置荧光灯光浴罩，光源中心对正婴儿胸部，光浴器宽为 1m，其内有 10 支荧光灯管，与床的长轴平行，呈弧形并列排开，光浴器功率 200W 左右，功率密度 0.25～0.4mW/cm²。连续或间断照射，总照射时间 24～48 小时；间断照射可照射 6～12 小时，停照 2～4 小时。

（2）照射中应常给婴儿翻身并注意保护婴儿眼睛。病儿体温宜维持 37.5℃～37.7℃以下，照射总时达 24 小时后，若病儿黄疸不见消退或血中胆红素无下降时，应考虑改换其他方法治疗。对于早产儿，可在孵箱上方照射治疗。

第四节　紫外线疗法

一、紫外线作用原理

（一）紫外线的物理及生物物理学特性

紫外线是光谱中位于紫光之外，波长小于紫光的不可见光线，其波长为 400～180nm，光量子能量高，有明显的光化学效应。

1. 紫外线的波段　根据紫外线的生物学特点，将医用紫外线分三段：长波紫外线（UVA）400～320nm；中波紫外线（UVB）320～280nm；短波紫外线（UVC）280～180nm。

太阳光中含有大量的紫外线，但大气层几乎将短波紫外线吸收殆尽，故辐射地面的只有长、中波紫外线，短波紫外线靠人工光源获得。

2. 紫外线的光化学效应　紫外线具有光分解效应、光合作用、光聚合作用、光敏作用、荧光效应。

3. 人体皮肤对紫外线的反射、折射、吸收和穿透

（1）反射：皮肤对紫外线的反射依其波长而异，对于波长 220～300nm 的紫外线，平均反射 5%～8%，对 400nm 的紫外线反射约为 20%。皮肤对紫外线的反射与皮肤色泽和组织的吸收有关，白种人皮肤可以反射 30%～40% 的 320～400nm 的长波紫外线，而黑人只能反射 16%。对中短波紫外线的反射，白人和黑人则相差不多，这是因为皮肤表层能强烈吸收之故。

（2）散射：皮肤对紫外线能够散射。波长越短散射越明显。皮肤角质层扁平细胞对紫外线的散射显著，脱氧核糖核酸分子、蛋白纤维元的张力丝、透明角质颗粒皆能散射紫外线。散射的存在影响了光线的透入深度。

（3）吸收：人体皮肤对紫外线的吸收程度不同，如表 5－5。

表 5－5　皮肤各层对紫外线的吸收 %（以投射到表面为 100% 计）

皮肤层	厚度（mm）	短波紫外线（nm）		中波紫外线（nm）		长波紫外线（nm）
		200	250	280	300	400
角质层	0.3	97	76	78	58	2
棘细胞层	0.5		8	6	18	23
真皮层	2.0		11	9	16	56
皮下组织层	25		0	0	0	1

从表 5－5 可见短波和中波紫外线很大部分被角质层和棘细胞层吸收，这是由于它们富含蛋白质和核酸，蛋白质的最大吸收波长为 250～270nm，核酸的最大吸收波长为 270～300nm。紫外线大部分在此被吸收，故其光化学反应主要在浅层组织中发生。

（4）穿透程度：紫外线透入皮肤的深度很浅，而且波长愈短透入愈浅，因为大部分被

皮肤的浅层所吸收。短波紫外线透入 0.01 ~ 0.1mm；中长波紫外线透入 0.1 ~ 1mm，相当于表皮深层，部分达到真皮层、毛细血管和末梢神经。

（二）紫外线的生物学作用及治疗作用

1. 红斑反应　即以一定剂量的紫外线照射皮肤后，经过一定时间，照射野皮肤上呈现边界清楚、均匀的充血反应。

（1）紫外线红斑反应的潜伏期：紫外线照射后必须经过一定时间才能出现红斑反应，这段时间即称为潜伏期。潜伏期的长短与紫外线的波长有关，长波紫外线红斑的潜伏期较长，一般为 4 ~ 6 小时，短波紫外线的潜伏期较短，一般为 1.5 ~ 2 小时。红斑反应于 12 ~ 24 小时达到高峰，之后逐渐消退。（图 5 - 7）

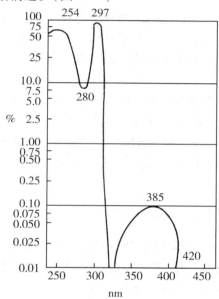

图 5 - 7　人体皮肤紫外线红斑反应的作用光谱

纵轴：红斑反应（%）；横轴：波长（nm）

（2）紫外线红斑反应与波长的关系：

1）紫外线的波长不同，皮肤的红斑反应亦不同。1934 年 Codletz 和 Stair 测得的红斑反应曲线中，以 297nm 波长的紫外线红斑反应最显著，其次为波长 254nm、280nm 的紫外线红斑反应较差，波长 330 和 420nm 的紫外线红斑反应最弱。

2）近年的研究认为，波长 254nm 的紫外线红斑反应最强，波长 280nm 的紫外线红斑反应略差，随波长的增加，红斑效应逐渐减弱，至 330nm 降至最低水平。

3）不同波长紫外线的红斑反应的消退时间亦不同：短波红斑出现快，消失亦较快；中长波紫外线红斑出现稍慢，消退亦较慢。（图 5 - 8）

（3）紫外线红斑反应与剂量的关系：临床应用中，要注意所用紫外线灯光谱特点，掌握适度的紫外线剂量。

1）不同波长的紫外线引起红斑反应所需的剂量不同。254nm 波长的紫外线，较小剂量即可引起红斑反应，剂量增加红斑增强，但并非显著增强，当剂量增加 3 ~ 4 倍时，红斑反应仅增加 1 ~ 2 倍。

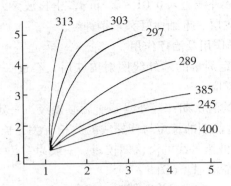

图 5 – 8　不同波长和剂量的紫外线引起的皮肤红斑反应的比较

纵轴：红斑强度；横轴：剂量（MED）

2）297nm、302nm、313nm 的紫外线，需用较大剂量才可引起红斑反应，但剂量增加，红斑反应即明显增强。

（4）紫外线红斑的组织学改变：紫外线红斑的本质是一种光化性皮炎，属于非特异性炎症。局部组织学改变为血管扩张、充血、渗出、白细胞增多。通常于照射 30 分钟后发生变化，8 ~ 24 小时达高峰；24 ~ 48 小时表皮细胞和组织间水肿；72 小时丝状分裂、增生，表皮变厚；1 周内棘细胞层厚度达最大；7 ~ 10 天后细胞增生减弱；30 ~ 60 日逐渐恢复正常。

（5）影响红斑反应的因素：

1）波长和剂量：如前述。

2）局部皮肤的敏感程度：身体的各部位对紫外线的敏感度不同，以腹胸背腰的敏感度为最高，其他部位依次为颈、面、臀、肢体、手足，肢体的屈侧较伸侧敏感，手足的敏感度最低。同一剂量在敏感度不同区的反应不同。

3）人的生理状态：月经前期红斑反应增强，月经后期减弱。妊娠期红斑反应增强，产后反应减弱。

4）疾病因素：一般状况恶劣、营养不良时反应减弱。合并高血压、甲状腺功能亢进、活动性肺结核、糖尿病、卟啉症时红斑反应增强；甲状腺功能低下、伤寒、气性坏疽、丹毒等时红斑反应减弱。

5）药物：有些药物能增强红斑反应，如补骨脂、磺胺、四环素、奎宁、冬眠灵、非那根、维生素 B、血卟啉；有些药物能减弱紫外线红斑，如肾上腺皮质激素、消炎痛。

6）植物：有些植物能增强红斑反应，如无花果、灰菜、苋菜、茴香、芹菜、萝卜缨、洋槐花、莴苣等。

7）季节：春季红斑反应高于秋季。

8）其他：长期室内工作者的红斑反应强于其他人。

（6）红斑反应的机理：红斑发生的机理，目前尚无定论，仍在研究中，有关的学说如下：

1）组织胺说：紫外线对组织蛋白的分解作用，使组织内的组胺酸分解，形成组织胺，组织胺从表皮渗透到真皮，致血管扩张，毛细血管渗透性增强，表现为皮肤充血，出现红斑。真皮内组织胺浓度积累的过程，就是红斑的潜伏期。目前认为红斑的形成非单纯组织胺的作用。

2）血管内皮损伤学说：紫外线使血管内皮细胞变性，产生 α_2 - 球蛋白和血管舒缓素，导致激肽的产生，引起血管扩张，出现红斑。

3）溶酶体说：紫外线破坏棘细胞的溶酶体膜，释放出水解酶等多种酶，使蛋白分解、血管扩张，形成红斑。实验证实，紫外线照射后，棘细胞层中的溶酶体消失，使用肾上腺皮质激素等能加强溶酶体膜稳定性的药物后，红斑反应减弱。

4）前列腺素说：紫外线照射后皮肤内有前列腺素合成，前列腺素是引起充血、水肿、细胞损伤等反应的炎症介质之一，对扩张血管的组织胺和激肽有调节作用。应用抑制前列腺素合成的药物消炎痛后，可使红斑反应减弱。前列腺素可能是紫外线红斑形成的介质，而组织胺、激肽等是辅助因素。

2. 色素沉着作用 紫外线照射后皮肤可以出现色素沉着，色素沉着类型与波长、剂量关系密切。

（1）色素沉着的类型：

1）直接色素沉着：即紫外线照射后立即出现，1～2小时达高峰，之后逐渐消退，6～8小时恢复正常。波长300～700nm的光线皆可引起这种反应。直接色素沉着是由于黑色素的氧化和黑色素体在角质细胞中重新分配的结果，并无黑色素小体的形成。

2）间接色素沉着：即延迟色素沉着，于照射数日后出现，是皮肤中色素小体和黑色素增多的结果。以254nm和297nm的紫外线作用为著。

（2）色素沉着与紫外线波长的关系：

1）色素沉着最有效的波段：254nm的短波＞297nm的中波与340nm的长波。

2）波长与色素沉着出现、消退的关系：波长254nm、297nm的紫外线色素沉着于照后1日开始出现，3～4日达高峰；254nm引起的色素消退快，多在2～3周消失，而297nm的紫外线引起的色素沉着持续1月或数月消失；320nm以上的紫外线引起的皮肤色素沉着出现快却消退慢，甚至持续1年。

3）波长、照射剂量与色素沉着的关系：254nm、297nm的紫外线，必须达到阈红斑量方可引起色素沉着；而340nm的紫外线，小于阈红斑量亦可引起色素沉着。小于阈红斑量的紫外线反复多次照射，多种波形都可引起色素沉着。

（3）色素沉着的机理：

1）色素的形成：皮肤色素的形成出自表皮下方的黑色素细胞，黑色素细胞呈树突状，位于基底细胞中，其树突伸展至棘细胞里。一个黑色素细胞和由它提供黑色素的36个棘细胞构成1个表皮色素单位。在黑色素细胞中的黑色素小体内，在酪氨酸酶的作用下，使酪氨酸转化成黑色素，当黑色素小体进入树突末端时，被分泌到与之直接接触的细胞中，或被附近的吞噬细胞所吞噬，形成色素沉着。

2）紫外线的作用：紫外线可以激活黑色素细胞，使黑色素细胞增生、树突增大，黑色素小体增多；紫外线促进酪氨酸酶的合成，解除酪氨酸酶活性抑制剂的作用，增强酪氨酸酶的活性；紫外线为黑色素合成提供光化能；紫外线促进黑色素小体从黑色素细胞向棘层、角质细胞转移。

利用紫外线的色素沉着作用，可以治疗白癜风，尤其是长波紫外线与光敏剂配合，是治疗白癜风的一种有效疗法。（详见光敏疗法）

3. 对 DNA 的影响

（1）脱氧核糖核酸 DNA 主要存在于细胞核的染色体内，称为基因，是细胞繁殖、发育、生长的核心。DNA 对中、短波紫外线有强烈的吸收作用，其最大的吸收光谱为253.7nm。大剂量紫外线可以使 DNA 严重受损，结构改变，引起细胞生命活动的异常或导致细胞的死亡，这正是紫外线杀菌作用的机理。波长 300nm 以下的紫外线皆有杀菌作用，但杀菌的最佳波长为 253.7nm 的短波紫外线。（表 5-6）

表 5-6　各种波长杀菌力的比较

波长（nm）	杀菌力	波长（nm）	杀菌力
220	0.25	290	0.5
240	0.62	300	0.06
254	1.0	340	0.0009
257	1.0	400	0.0001
270	0.87	700	0.00001

（2）紫外线的杀菌若以 90% 杀菌灭活为准，所需的能量约为：金黄色葡萄球菌21 800尔格（erg）；痢疾杆菌22 000 尔格；白色葡萄球菌18 400 尔格；白喉杆菌33 700 尔格；大肠杆菌30 000 尔格；炭疽杆菌45 200 尔格；绿脓杆菌44 000 尔格；副伤寒杆菌32 000尔格；溶血性链球菌21 600 尔格；沙门化菌属40 000 尔格。

（3）利用紫外线的杀菌作用，可以消毒清洁疮面，治疗皮肤、黏膜、伤口、窦道、瘘管等的各种感染。

（4）如果紫外线的剂量不大，则 DNA 的合成于照射后 1～3 小时明显受抑，数小时或1 天后恢复正常；随后 DNA 合成细胞丝状分裂加速，于照射 48～72 小时达顶点；而后复原。利用小量紫外线的促进 DNA 合成和细胞丝状分裂的作用，可以促进肉芽、上皮的生长和伤口的愈合。

（5）目前认为正常人体有切除性修复功能，不致因紫外线对 DNA 的影响使细胞畸变，因此一般紫外线的照射不致引起癌变。患着色性干皮症者，缺乏切除修复功能，照射紫外线有可能致癌。

4. 对 RNA 和蛋白合成的影响　核糖核酸 RNA 存在于细胞的胞浆中，它与 DNA 一道参与细胞内蛋白的合成，亦与细胞的生命活动相关。大剂量紫外线可以引起 RNA 的破坏，蛋白质的分解和蛋白变性与 DNA 的破坏一致，是紫外线杀菌、消毒、清洁创面的机理之一。利用光敏剂加强紫外线对 DNA、RNA 的抑制作用，可以治疗牛皮癣等增殖性皮肤病。蛋白质的分解形成的组织胺会刺激组织胺酶的产生，足够的组织胺酶能够分解血内过多的组织胺，从而起脱敏作用，因此紫外线多次反复照射可以治疗支气管哮喘等过敏性疾病。

小剂量紫外线使 RNA 的合成先抑制而后加速，与 DNA 合成的加速一致，促进组织修复过程。紫外线容易引起含有易断裂键的氨基酸的变性，如胱氨酸、谷胱甘肽、色氨酸、组胺酸等。蛋白的严重变性，也是细胞损伤的原因之一。

5. 对酶的影响　紫外线照射达到一定强度时，可以破坏组胺酸、蛋氨酸、酪氨酸、色氨酸等，这些氨基酸是酶的活性中心，一旦被破坏必导致酶功能的丧失，从而严重影响细胞的功能，这也是紫外线杀菌的机理之一。

有研究证实，紫外线照射后皮肤乳酸脱氢酶、琥珀酸脱氢酶、碱性磷酸酶、非特异性脂酶等酶的活性降低。

6. 对钙磷代谢的影响　紫外线可以使人体皮肤中的 7 - 脱氢胆固醇转变成维生素 D_3，维生素 D_3 具有促进肠道对钙、磷的吸收及骨组织钙化作用。波长 275 ~ 297nm 的紫外线促维生素 D 合成的作用较显著，以 283nm 和 295nm 为最大吸收光谱。在酵母或植物油中含有麦角固醇，经紫外线照射可转化成维生素 D_2，后者可被人体吸收，促进钙磷代谢。利用紫外线调节体内钙磷代谢的作用，可以治疗小儿佝偻病、成人软骨病。另外，钙离子降低血管通透性和神经兴奋性的作用，可以减轻过敏反应，是紫外线脱敏的机制之一。

7. 对免疫功能的影响　紫外线照射，能够刺激机体的免疫防御功能，表现在以下几个方面：

（1）刺激网状内皮系统，激活皮肤结缔组织中的巨噬细胞、淋巴组织中的网状内皮细胞、血液中的单核细胞，使其吞噬功能增强。

（2）加强白细胞的吞噬能力，实验证实 1/5MED 紫外线照射 5 周可使豚鼠白细胞吞噬葡萄球菌能力自照后第 2 周开始增强，至第 5 周比原来加强 1 倍。以红斑量紫外线照射使健康人的吞噬指数于照后 2 小时暂时下降，48 小时以后升高。1/3MED 紫外线照射，小儿照前细胞吞噬指数较低的，照后明显提高。

有人证明，紫外线剂量合适时，经 3 ~ 5 次照射，吞噬指数即明显增加，照射一段时间后，恢复原来水平。

（3）增加补体和凝集素：紫外线照射可使血清补体数量先减少而后增加，补体能够协助抗体杀灭病毒和溶解细菌，促进细胞吞噬及消化病原体。紫外线照射可使体内凝集素增加，凝集素是一种能够和细菌表面抗原发生反应而使之凝集的抗体。其增多意味着免疫防御能力的增强。补体、凝集素的增加可能是由于紫外线照射使皮肤蛋白变性，形成异性蛋白，相当于附加抗原刺激机体产生更多的抗体物质。

（4）增加调理素：紫外线照射，可使调理素增加，表现为调理指数增加。调理素是血浆中非抗体性的对热不稳定的非特异性免疫物质，它能促进吞噬作用。

（5）活化 T 细胞和 B 细胞：紫外线照射使皮肤角质细胞释放的白细胞介素 1 明显增多，进入血液、淋巴循环活化 T 细胞和 B 细胞，提高吞噬细胞的功能和分泌抗体的功能。

利用紫外线对免疫功能的影响，可以提高机体的免疫防御功能，用于抗感染、消炎。

8. 小结　综上所述，紫外线的治疗作用为消炎、止痛、促进伤口愈合，杀菌、抗佝偻病，促进皮肤色素沉着、脱敏、增强机体免疫防御功能。

二、紫外线治疗技术与方法

（一）光源

1. 紫外线灯的基本结构及发光原理

（1）紫外线灯是由石英玻璃制成的真空灯管，以及管内的少量氩气、水银及埋入两端的金属电极构成的氩气水银石英灯，即汞灯。氩气易于电离，使灯易点燃，水银受热蒸发成气态时，可以辐射出大量 180～390nm 的紫外线和部分 400～550nm 的蓝紫光。

（2）其发光过程为，通电时，灯管内氩气电离，离子在电场作用下于电极间移动，运动中的碰撞使离子数量不断增多，当电离达到一定程度时，发生辉光放电，产生蓝紫光。

（3）由于离子对电极的撞击使电极发热，水银受热蒸发成气态时产生弧光，放出紫外线。从点燃到水银蒸气压力达一定程度，灯管工作进入稳定状态，约需 12～15 分钟，灯管从稳定到冷却约需 8～10 分钟。

2. 常用的紫外线灯类型

（1）高压汞灯：又称"热石英灯"，水蒸气压强为 0.3～3 个大气压，该灯工作时热辐射温度可高达 500℃，光谱为 248～577nm，紫外线主峰为 365nm。按其功率和用途又分为：①落地式，功率为 500W，灯管为直形或 U 形，装于铝合金制成的半球形反射罩内。②台式，功率为 200～300W，供小范围照射。③水冷式，灯管外罩内有冷水流动冷却，又称"Kromayer 灯"，适于贴在皮肤上的照射或石英导子体腔照射。

（2）低压汞灯：又称冷光紫外线灯，管内水银蒸气压为 0.005～0.01 个大气压，灯管工作时，温度为 40℃～50℃，辐射的紫外线光谱以短波为主，80% 以上为 254nm 的紫外线。依功率分为：①立地式，功率 30W，灯管为盘形，多用于大面积照射。②手提式，功率 10～15W，灯管为盘形，多用于小面积照射。③体腔式，功率为 5～8W 灯管为盘形，通过石英导子做腔内照射。④荧光灯，在灯管内壁涂有荧光物质。当灯管发出 253.7nm 的紫外线时，荧光物质钙、磷、铊磷酸盐，受激辐射出 280～370nm 紫外线，峰值为 300～310nm，有较强的红斑效应、促维生素 D 形成和色素沉着作用；若荧光物质为硅酸钡或磷酸钙，则受激辐射出 300～400nm 紫外线，峰值为 366nm，可用于光敏疗法治疗白癜风、银屑病。⑤"黑光"灯，与荧光灯的区别在于，其灯管玻璃含镍或钴，能透过紫外线，但可吸收蓝紫光。因此，灯管透出的是 300～400nm 的紫外线，峰值为 366nm。灯管功率为 20～40W，多支制成灯排可做全身照射，主要用于光敏疗法治疗牛皮癣、白癜风。目前常用的是透明石英玻璃做的"黑光"灯，其光谱为 300～450nm，有蓝紫光与紫外线伴随。

（3）太阳灯：为一种特殊灯泡，内有小紫外线灯管，功率 100～275W，钨丝发热时辐射出大量红外线，紫外线灯管辐射紫外线，波长为 289.4nm 以上的长波紫外线，辐射最强的是 365nm、313nm、334nm 紫外线。有红斑反应、色素沉着及热作用。

3. 紫外线光源的选择应用 各类型紫外线灯的特点及应用列表如表 5-7。

表5-7　常用紫外线光源特征比较

项目	高压汞灯	水冷式高压汞灯	冷光低压汞灯	黑光灯	荧光灯	太阳灯
功率（W）	300、500	420	10	20、40	20、40	100、275
光谱（nm）	230～400	230～400	253.7～400	300～400	280～370	289～400
最强谱线（nm）	365、313、302、265、284	同左	253.7、253.5、364、311	356、360、364	313、302、334	365、313、334
工作灯温（℃）	＞40	＜40	＜40	＜40	＜40	＞40
照射范围	中等	小	小	大	大	小
应用方式	有距离全身或局部照射	接触式	接近照射	全身照射	全身照射	局部照射
主要用途	一般紫外线治疗	加压照射体腔、瘘管	杀菌、消炎	配合光敏剂治疗牛皮癣、白癜风	用于全身或光敏疗法治疗白癜风	日光浴、家用

（二）紫外线剂量的测定

1. 物理剂量测定　应用紫外线强度计测定辐射源在一定距离的紫外辐射强度，称为物理剂量的测定。其计量单位为瓦/厘米²（W/cm²），将其换算成焦耳（J＝W·s/cm²），再依治疗所需的剂量算出照射时间。

$1W/cm^2 = 1W·s/cm^2$。

例如：紫外灯距50cm时紫外线强度为50mW/cm²，治疗剂量为400mJ/cm²，则照射时间为400mWs/cm²/50mW/cm²＝8s（秒）。

物理治疗剂量是准确的，但临床应用中不同个体、不同部位、不同疾病等因素会导致对同一物理剂量反应的差异，因此，通常采用生物剂量计算。

2. 生物剂量测定

（1）生物剂量概念：根据人体的一定部位对紫外线照射后的反应程度而确定的剂量称为生物剂量。它以出现最弱红斑反应所需的时间为标准，即某一部位距光源一定距离时，于紫外线照射后局部出现的肉眼能见的最弱红斑的时间。其剂量单位为秒，简称MED（minimal enythemal dose）。

（2）生物剂量的测定：

1）测定器：如图所示，孔板由不透光金属或塑料板制成，其上开有6个长方形窗孔，孔间距1厘米，孔大0.5cm×1.5cm。金属板上复有可遮盖窗孔的推拉插板，孔板两侧系布质固定带。（图5-9）

2）测量法：将生物计量测定器固定于裸露的下腹部皮肤面上，并将插板推上遮盖全部窗孔。置紫外线灯于垂直的正上方，灯距通常为50厘米，待灯稳定后，拉动抻板，以每5秒暴露1个窗孔的速度逐个暴露6个窗孔，共30秒结束测定。

第一个窗孔紫外线照射时间为30秒，最末一孔为5秒，其间依次为25秒、20秒、15秒、10秒。照射后6～8小时观察结果，以出现最弱红斑反应的时间为1个生物剂量。例

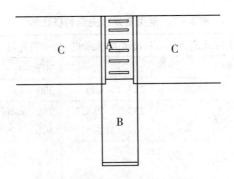

图5-9 生物剂量测定器图示

A：孔板；B：推拉插板；3：固定带

如，最弱红斑发生于10秒的窗孔，则1生物剂量为10秒。如果6孔皆出现明显红斑或皆无红斑反应发生，则需缩短或延长照射时间重新测定。

生物剂量的测定亦可在上臂内侧进行，测定的灯距亦可根据需要选定。需注意的是测定生物剂量的过程中，不宜做任何热、冷治疗，不宜洗澡。

3）平均生物剂量：即测定15~30名正常人的生物剂量的平均值。当病人急需立即治疗时，可用平均生物剂量确定首次治疗剂量，照射1次后，根据红斑反应情况酌情调节。

4）不同灯距的生物剂量换算：灯距不同，其照射面上的照度亦不同，对于点光源可用平方反比定律换算，但紫外线并非点光源，如果灯距小于灯管最大经线的5倍时，就不适于平方反比定律。最好实际测量，根据缪鸿石所著电疗与光疗的报导，可依实测的倍数关系换算（表5-8）。即以50cm距离的照射强度为准，改变距离后欲得相同强度应乘以的倍数。

表5-8 不同距离照射的生物剂量换算倍数

距离（cm）	倍数
30	0.6
40	0.7
50	1.0
70	1.6
80	2.0
100	2.8

（三）紫外线剂量的分级及照射面积

局部照射时，临床上通常分为五级：

0级（亚红斑量）：照射剂量小于1MED，照射后无肉眼可见的红斑反应发生。可用于全身照射。

Ⅰ级红斑量（弱红斑量）：照射剂量相当于1~2MED，照射后6~8小时出现可见的轻微红斑反应，24小时内消退，皮肤无脱屑。照射面积以不超过800cm²为宜。

Ⅱ级红斑量（中红斑量）：照射剂量为3~5MED，照射后4~6小时出现明显红斑反应，伴皮肤水肿，2~3日消退，皮肤有斑片状脱屑和色素沉着。照射面积同Ⅰ级红斑量。

Ⅲ级红斑量（强红斑量）：照射剂量为 6～10MED，照射后 2 小时出现强红斑，2～3 周消退，皮肤大片状脱皮，色素沉着明显。照射面积以不超过 250cm² 为宜。

Ⅳ级红斑量（超强红斑量）：照射剂量为 10MED 以上，红斑反应剧烈，主要用于炎症及感染的创面。

（四）照射方法

1. 局部照射

（1）照射部位：可用落地式、水冷式、小螺旋盘式紫外线灯。

1）患部照射：以紫外线直接照射患区。

2）中心重叠紫外线照射：即通过病灶中心区的重叠照射，达到中心区大剂量、周边健康皮肤小剂量的一次性操作方法。病灶中心区 10～20MED 以上，周围 5～10cm 的范围 3～5MED。其目的是加强局部的血液循环，增强抗感染能力。（图 5－10）

3）偏心重叠照射法，适于肢体的急性软组织感染，操作同 2）。（图 5－11）

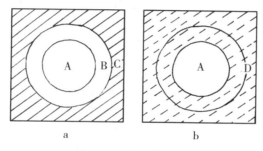

图 5－10 中心重叠照射法

a. 以 C 遮盖非照射区，暴露 A 和 B；b. 以 D 遮盖非照射区，暴露 A，给予中心区剂量照射后，揭除 D，按 a 所示，给予 A 和 B 周围区剂量照射

A：病灶中心照射野；B：病灶周围照射野；C：大洞巾；D：小洞巾

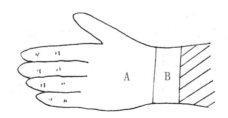

图 5－11 偏心重叠照射区

A：病灶中心照射野；B：病灶周围照射野

4）节段照射法：即照射皮肤－内脏的一定的神经反射节段，调节该节脊神经支配的某些组织及内脏器官功能的照射法。

①领区照射：紫外线照射颈部、上胸部、上背部皮肤，相当于 C3～T2 水平。分为三个照射野：a. 颈前左侧及锁骨上窝区；b. 颈前右侧及锁骨上窝区；c. 颈背第 3 颈椎至第

2 胸椎区。适用于颅内、头颈部及上肢病变。（图 5－12）

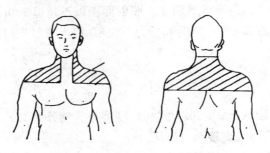

图 5－12　领区紫外线照射法

②乳腺照射：紫外线照射乳头外的整个乳腺区，相当于 T4～T6 水平，适用于乳腺病变。（图 5－13）

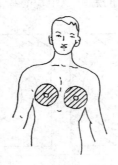

图 5－13　乳腺区紫外线照射法

③胸廓照射：分胸、背二区或胸左、右及背左、右四区照射法，相当于 T3～T8，胸部上至胸骨柄，下至剑突，两侧至锁骨中线；背部上至 T3，下至 T8。适用于气管、支气管及肺部疾患。（图 5－14）

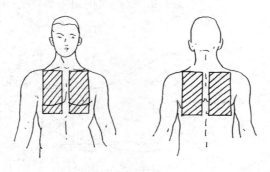

图 5－14　胸廓四野紫外线照射法

④太阳神经丛照射：分二区，即体前剑突至脐上区和背腰部第 9 胸椎至第 2 腰椎区。相当于 T9～L2 水平。适用于胃、十二指肠、胰腺等器官的疾患。（图 5－15）

⑤盆腔区照射：分二区照射，即体前脐下至大腿上 1/3 区和体后第 2 腰椎以下至大腿上臀皱襞区。相当于 L2～S5 水平。适用于盆腔疾患。（图 5－16）

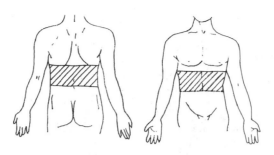

图 5 - 15　太阳神经丛区紫外线照射法

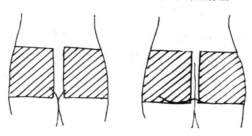

图 5 - 16　盆腔区紫外线照射法

5）多孔照射：利用备有 100 ~ 150 个直径及间距皆为 1cm 照射孔的孔巾进行多孔照射。适用于需要大面积照射又不能超过 800cm² 的病变区。每次治疗时在治疗区移动孔巾，使照射的孔区不重叠，达到大面积照射的目的。（图 5 - 17）

6）穴位照射：利用备有直径 1cm 照射孔的孔巾照射穴位。例如，治疗支气管哮喘时照射肺俞、大椎、膻中穴等。（图 5 - 18）

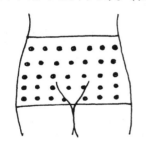

图 5 - 17　多孔紫外线照射法

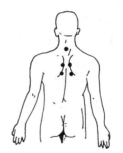

图 5 - 18　穴位紫外线照射法治疗支气管哮喘（背部数穴）

7）分野照射法：将大面积治疗区分成多个照射野依次进行照射。常用于照射面积超过 800cm² 的治疗。例如，坐骨神经痛的四野照射法，即腰骶区、大腿后区、小腿后区和大腿前区的依次照射。（图 5 - 19）

8）体腔、窦道照射法：利用水冷式高压汞灯或冷光低压汞石英灯的紫外线导子伸入体腔或窦道内进行紫外线照射。照射前应将体腔、窦道内的分泌物清拭干净，然后将相应的紫外线导子伸入体腔或窦道的底部进行照射。适用于口腔、咽部、鼻腔、外耳道、阴道等体腔的炎症及创腔、窦道的治疗。

紫外线通过导子后强度减弱，故照射剂量应适当增加，一般认为：加导子后的剂量 = 未加导子的剂量 × （1 + 导子长度 × 3/10），导子长度以 cm 为单位。

黏膜对紫外线的敏感性较皮肤低，故照射剂量宜大，一般需增强 1 倍。

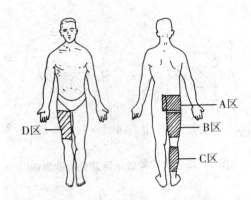

图 5 – 19　坐骨神经痛紫外线治疗分野照射法

（2）照射剂量：关于紫外线照射剂量问题，笔者积多年的临床经验总结出剂量变化的原则，提出首次剂量、维持量的具体确定方法及光化性损伤等问题。

1）首次剂量：首次剂量的确定非常重要，通常要求是足够的大剂量，于照射后局部皮肤呈现出轻微红斑反应。首次剂量的大小，与治疗目的、全身及局部对紫外线的敏感性等诸多因素有关。

①依治疗目的而定：脏器病变等节段反射治疗，通常用 2～4MED 的中红斑量。为控制体表、体腔、伤口、窦道等软组织的炎症、感染，宜用强～超强红斑量。

②依治疗面积而定：局限的小病灶，可用 20MED 以上，例如疖肿、痈等；弥散的大范围感染区，宜用 10～12MED，例如丹毒等。

③手、足感染，可用 20～30MED。

④红肿浸润区 20MED 以上，周围区 4～6MED。

⑤结合全身及局部的敏感性而定：如果机体的敏感性高，所选剂量宜小，例如甲亢、高血压患者；敏感性低，所选剂量宜大，例如黏液水肿、营养不良患者。人体不同部位对紫外线的敏感性不同，敏感区的剂量宜小，如腹、胸、腰、背部的敏感性高；不敏感区的剂量宜大，如手足的敏感性低。（各部位的比值如表 5 – 9）

表 5 – 9　人体不同部位的敏感性比较

部位	腹、背、胸、腰	颈部、面部	上臂屈侧、大腿内侧	前臂屈侧、大腿外侧	上臂伸侧、前臂伸侧	小腿内侧	小腿外侧	手背	足背
比值	1	1.2	1.5	2	2.5	4	6	8	12

注：比值为各部位生物剂量的比较值，即以腹、胸、背、腰部紫外线生物剂量为 1 时，其他部位与之相比的生物剂量比值。它反映人体各部位对紫外线的敏感性的差异。

2）维持剂量：为维持照射野对紫外线的反应，于首次照射后的各次治疗中，需适当增加照射剂量。一般主张按下面规律增加：亚红斑量，增加原剂量的 10%～100%；弱红斑量，增加原剂量的 25%；中红斑量，增加原剂量的 50%；强红斑量，增加原剂量的 75%；超强红斑量，增加原剂量的 100%。

具体做法是：以照射野局部于首次照射后的状况决定剂量的变化，包括红斑的强弱、病情的变化、伤口的状况等。

①适当加量以维持红斑反应：红斑反应轻微，炎症呈现被控制趋势，则每次增加2MED；红斑反应不明显，但炎症减轻，每次亦增加2MED；红斑不明显，炎症无好转，增加4~6MED；红斑不明显，炎症加重，增加6~10MED；红斑显著，停照2~3天后，重复首次剂量或增加1~2MED。

②感染的伤口、创面、溃疡的剂量变化：感染严重，创面污秽，肉芽陈腐，坏死组织黏着时，增加照射剂量；创面逐渐干净，肉芽逐渐新鲜，脓性分泌物减少时，减少照射剂量；创面清洁，肉芽鲜红，脓性分泌消失，减至弱红斑量；创面肉芽水肿，渗出液增多，立即大幅度减量或停止照射。

（3）特殊情况处理：在紫外线照射治疗的全过程中，为确保剂量的准确，应该密切观察照射后局部的反应，尤其是应用大剂量照射时，更应注意防止过量的问题。否则有可能引起光化性损伤，其表现为照射野皮肤红斑反应剧烈，水疱、糜烂或创面的组织液大量渗出。处理原则为立即脱离紫外线照射，应用超短波、白热灯等热疗，并保护创面。

（4）照射频度及疗程：通常每日或隔日照射1次，若局部红斑反应显著，间隔时间可相对延长。一般6~12次为1疗程，严重感染者疗程可适当延长。

2. 全身照射　应用落地式紫外线灯、高压水银石英灯。

（1）照射前测定紫外线生物剂量，按生物剂量计算照射时间。

（2）被照射者裸体平卧，遮盖乳头及会阴区。

（3）分野照射：

1）二野法：①分体前、后二野照射，体前以耻骨联合为中心，体后以后正中线与臀褶线的交点为中心。②灯距100cm。③剂量不宜大于1MED。④酌情选用基本进度、加速进度和缓慢进度。多用于治疗佝偻病。基本进度适于机体反应正常者；加速进度适于预防性照射、皮肤病等治疗紧迫者；缓慢进度适于体弱、敏感性高者。（表5-10）

表5-10　全身紫外线照射进度表

基本进度		加速进度		缓慢进度	
次数	MED	次数	MED	次数	MED
1	$\frac{1}{4}$	1	$\frac{1}{2}$	1	$\frac{1}{8}$
2	$\frac{1}{2}$	2	1	2	$\frac{1}{4}$
3	$\frac{3}{4}$	3	$1\frac{1}{2}$	3	$\frac{3}{8}$
4	1	4	2	4	$\frac{1}{2}$
5	$1\frac{1}{4}$	5	$2\frac{1}{2}$	5	$\frac{5}{8}$
6	$1\frac{1}{2}$	6	3	6	$\frac{3}{4}$
7	$1\frac{3}{4}$	7	$3\frac{1}{2}$	7	$\frac{7}{8}$

基本进度		加速进度		缓慢进度	
次数	MED	次数	MED	次数	MED
8	2	8	4	8	1
9	$2\frac{1}{4}$	9	$4\frac{1}{2}$	9	$1\frac{1}{8}$
10	$2\frac{1}{2}$	10	5	10	$1\frac{1}{4}$
11	$1\frac{3}{4}$	11	5	11	$1\frac{3}{8}$
12	3	12	5	12	$1\frac{1}{2}$
13	$3\frac{1}{4}$	13	5	13	$1\frac{5}{8}$
14	$3\frac{1}{2}$	14	5	14	$1\frac{3}{4}$
15	$3\frac{3}{4}$	15	5	15	$1\frac{7}{8}$
16	4			16	2
17	$4\frac{1}{4}$			17	$2\frac{1}{8}$
18	$4\frac{1}{2}$			18	$2\frac{1}{4}$
				19	$2\frac{3}{8}$
				20	$2\frac{1}{2}$
				21	$2\frac{5}{8}$
				22	$2\frac{3}{4}$

注：先测 MED。

2）四野法：①前、后四野照射，体前上野以耻骨联合与头顶联线的中点为中心，体前下野以膝为中心；体后上野以臀褶与头顶连线的中点为中心，体后下野以腘窝为中心。②灯距 50cm。③通常用加速进度，多用于皮肤病。

3）八野法：①在四野法的基础上再加上左上、左下、右上、右下侧的体侧照射。②将正面与体侧照射交替进行。③用加速进度，适用于牛皮癣等严重的皮肤病

（五）操作技术及注意事项

1. 一般规则

（1）治疗室要通风良好，室温保持 18℃ ~22℃。

（2）工作人员穿长衣裤、戴护目镜。

（3）病人需戴护目镜或用罩单遮盖眼睛；只裸露照射野，其他部位必须用治疗巾遮盖好。对光敏者应先测紫外线生物剂量。

2. 光源的正确使用

（1）灯管不能用手触摸，清洁应在灯管冷却的状态下进行，以 95% 的无水酒精棉球

擦拭。

（2）灯管启燃后，依灯管的类型不同而给予相应的预热时间，高压汞灯需 10 ~ 15 分钟，冷光低压汞灯、太阳灯需 5 ~ 10 分钟，日光灯型各种低压汞灯需 1 ~ 3 秒钟，水冷式高压水银石英灯需 5 分钟。

（3）光源必须对正治疗部位的中心，并测量灯管与照射野间的距离。

（4）高压汞灯熄灭后不能立即点燃，需等灯管冷却后再重新点燃。这类灯管点燃后宜连续工作。

（5）高压汞灯的工作温度高达数百度，照射距离不宜过短，灯亦不能接触人体。治疗间歇期宜将灯管置于最低位置，并与床、易燃品等保持一定距离。

（6）紫外线灯管的照射强度随时间的延长而衰减，一般高压汞灯应用 500 ~ 1000 小时后应换新管，低压汞灯可用 6 000 小时，杀菌灯可用 15 000 小时。应登记各灯管的启用日期，一般每隔 3 个月测 1 次 MED。

（7）伤口、创面在紫外线照射前，应先清洁换药，拭去脓血、渗液，勿施任何外用药物。

（8）紫外线导子于每次用后必须用 75% 的酒精浸泡消毒。

三、紫外线治疗适应与禁忌

（一）适应证

1. 外科感染：毛囊炎、甲沟炎、指头炎、疖肿、痈、蜂窝织炎、丹毒、淋巴管炎、静脉炎、伤口、窦道、褥疮、烧伤创面等。

2. 内科疾病：气管炎、支气管炎、支气管哮喘、肺炎、风湿性关节炎、类风湿性关节炎、痛风性关节炎等。

3. 妇科疾患：附件炎、宫颈炎、阴道炎等。

4. 儿科疾患：支气管炎、肺炎、佝偻病等。

5. 五官科疾患：咽炎、扁桃腺炎、外耳道炎、牙龈炎等。

6. 神经科疾患：周围神经炎、多发性神经炎、神经痛等。

7. 皮肤科疾患：斑秃、牛皮癣、玫瑰糠疹、白癜风等。

（二）禁忌证

1. 重症心、肾疾病者：心力衰竭、心肌炎、肾炎、尿毒症。

2. 活动性结核病者。

3. 光敏性疾患者：红斑狼疮、日光性皮炎、卟啉代谢障碍；内服、外用光敏药者（光敏治疗除外）、食用光敏性蔬菜或其他植物者。

4. 着色性干皮症者。

5. 中毒伴发烧、发疹的传染病者。

6. 急性肿瘤的局部。

四、光敏疗法

（一）概述

光敏疗法又名光化学疗法、光动力疗法，即利用光敏作用（在感光物质或光敏剂的参与下，使原来不发生的光化反应完成的现象）治疗疾病的光疗法。光敏剂为能够使光化反应完成的物质。

光敏疗法始于 20 世纪 20 年代，以外涂煤焦油与紫外线照射相结合治疗银屑病为始。随着对光敏作用的深入研究，现已有皮肤、黏膜、血液、骨髓等光敏疗法，应用于包括恶性肿瘤在内的多种疾病。皮肤光敏疗法已被肯定，血液光敏疗法的临床应用及机理的研究仍在进行中。光敏疗法的光源为具有光化效应的可见光、紫外线和激光。光敏剂有多种，来源于天然植物、人工合成或外诱导的体内转化，目前，常用的有血卟啉及其衍生物。

（二）机理与方法

1. 银屑病、白癜风的光敏疗法（psolalidin ultraviolet A；PUVA）　银屑病、白癜风的光敏治疗已是常规光疗法之一。

（1）机理：银屑病的主要病理改变为表皮细胞的 DNA 合成增强，表皮细胞增殖过速。①光敏疗法的机理在于，光敏剂可以显著加强紫外线对上皮细胞中 DNA 合成的抑制作用，通过光聚合作用，使 DNA 链中的两个胸腺嘧啶基间发生共价结合，形成胸腺嘧啶二聚体，通过光加成效应，光敏剂与胸腺嘧啶碱形成 C_4 – 环丁型光加成物，致细胞损伤、受抑或死亡，即加强对上皮细胞生长的抑制作用。②光敏疗法治疗白癜风的机理尚不十分清楚，但光敏治疗能够加强黑色素细胞的功能，使黑色素小体增多，酪氨酸酶活性增高，转移进入棘层的黑色素小体增多。黑色素细胞的被激活与其能够吸收紫外线的特点及机体保护表皮免遭光损伤的防御机制相关。

（2）方法：

1）光敏剂及光源：常用的光敏剂为煤焦油制剂或呋喃香豆精类药物，如：8 – MOP（8 – 甲氧基补骨脂素）、TMP（三甲基补骨脂素）。①口服 8 – MOP 剂量为 0.5mg/kg 体重，服药后 2 小时照射长波紫外线。适用于全身性银屑病。②外用 8 – MOP 酊剂，浓度为 0.15% ~ 0.5%，涂于患区，涂药后 40 分钟照射长波紫外线。适用于病损局限的银屑病、白癜风。

2）紫外线照射剂量：①按生物剂量的测定方法测定光毒量。于口服 8 – MOP 后 2 ~ 3 小时测定，24 ~ 48 小时观察测定结果，以出现最弱红斑反应的时间为 1 个光毒量（minimal photoxity dosege），简称 MPD。②从 3/4MPD 开始，每次增加 1/4 ~ 1/2MPD，每周 2 次，1 疗程 30 ~ 40 次。

（3）注意事项：

1）保护眼睛，于治疗中及停疗后 1 周内戴护目镜。

2）治疗中不再做其他光疗，并避免日光直射皮肤。

3）治疗中不再用其他光敏药物，如磺胺类、冬眠灵等。

4）治疗中不宜饮酒及涂用化妆品。

5）治疗期间不宜哺乳。

6）严格掌握紫外线照射剂量，必须依个人光毒量确定。

7）妊娠、白内障、严重心功能不全、光敏性疾病者忌用。

2. 肿瘤的光敏疗法　恶性肿瘤的光敏疗法始自 20 世纪 20 年代的动物实验，随后逐渐用于临床，至今仍在深入研究中。

（1）机理：

1）研究发现，肿瘤组织对血卟啉有选择性亲合作用，这是光敏作用杀伤瘤组织的前提条件，小鼠移植性肿瘤的光敏作用实验，证实光敏疗法可以明显抑制、杀伤瘤细胞。

2）光敏作用的靶系统：①动物实验发现，光敏作用后，血管内皮细胞损伤、脱落，红细胞聚集，血流淤滞、出血、血栓形成，血管密度减少，肿瘤区血流量减少乃至血流停止，表现光敏作用的靶部位为肿瘤组织的微血管，微循环被阻断是光敏疗法体内效应的主要机制。②动物实验及临床观察证实，光敏的靶系统为细胞膜，膜损伤后光敏剂进入胞浆，损伤线粒体膜并进入其内，抑制其呼吸及影响氧化磷酸化过程，使线粒体退化、溶解，导致细胞死亡。③动物实验发现，光敏作用使红细胞对肿瘤细胞的免疫黏附力增强，即加强了机体的抗肿瘤作用。

（2）方法：

1）血卟啉或血卟啉衍生物并 630nm 的氩离子染料红光激光照射，或并非相干红光照射，主要用于治疗皮肤、皮下及浅表肿物。

2）血卟啉衍生物并 514.5nm 的氩离子绿光激光照射，主要用于治疗黏膜及黏膜下肿瘤。

3）δ - 氨基酮戊酸并 400nm 长波紫外线照射生成内源性原卟啉，治疗皮肤及体内肿瘤。现为动物实验的结果。

4）光敏疗法与化疗联合治疗恶性肿瘤：实验研究发现某些化疗药物与光敏疗法有协同杀癌细胞的作用，但必须深入研究。例如：阿霉素化疗并光敏疗法治疗皮肤癌。丝裂霉素局部注射并光敏疗法治疗直肠癌。

5）光敏疗法与高温疗法联合治疗恶性肿瘤：动物实验研究表明，血卟啉衍生物并 620～640nm 激光照射后进行微波高温加热，两者有协同杀灭肿瘤细胞的作用。

3. 血液光敏疗法　血液光敏疗法始自 20 世纪 80 年代，包括全血、单血细胞成分、血浆、骨髓的光敏治疗。即以可见光或紫外线照射体外的含有光敏剂的血液制品或骨髓，通过光化学效应灭活菌毒治疗疾病的方法。目前这种疗法仍在实验研究中。

（1）血液制品的光敏疗法：即以光敏作用处理血液制品，以除污染的方法。

1）机理：通过光化学灭活作用，抑制菌毒聚合酶链反应的 DNA 放大作用，杀灭血液制品中的细菌、灭活 DNA 病毒、RNA 病毒等。

2）方法：光敏剂的种类较多。光源为 540～670nm 的可见光，主要用红光，如血卟啉衍生物、吩噻嗪类化合物、酞菁化合物、部化菁 540 并红光照射，补骨脂内酯衍生物并紫外线照射。

（2）淋巴细胞的光敏疗法：即以光敏作用处理体外的淋巴细胞再回输的方法，治疗 T

淋巴细胞、B 淋巴细胞异常性疾病，多用于淋巴细胞功能异常所致的自身免疫性疾病，如寻常天疱疮、系统性红斑狼疮、重症肌无力、风湿性疾病、严重特异反应性皮炎、恶性淋巴细胞性白血病、皮肤蕈性肉芽肿、T 细胞淋巴瘤红皮病、化疗或放疗后出现严重不良反应的恶性肿瘤。

1）机理：尚不十分清楚，可能为光敏处理后回输的淋巴细胞引起的免疫反应，导致 T 异常淋巴细胞克隆增殖和活性的抑制、破坏，以及免疫调节作用所致。

2）方法：口服 8 - MOP，服药后 2 小时采集静脉血，分离出淋巴细胞悬液，给予长波紫外线照射，光敏处理后将淋巴悬液回输。

（3）骨髓的光敏疗法：又称骨髓体外净化，即将抽出体外的骨髓组织加入光敏剂，经光照后再回输体内。通过光敏作用灭活体外储存的骨髓组织中的白血病细胞，防止自体骨髓移植后白血病复发的方法。主要用于化疗、放疗后，自体骨髓移植前。骨髓光敏疗法对白血病细胞有强大杀伤作用，对正常细胞损伤较小，骨髓功能完好。这一疗法目前仍在实验研究中。常用的光敏剂以部化箐为最佳，还有血卟啉及其衍生物、补骨内脂衍生物。光源主要为长波紫外线，还有白光、红光。

第五节　激光疗法

一、激光疗法的理论基础

激光（laser）是受激辐射光放大产生的光，又名莱塞。

激光也是一种光，其本质和普通光一样，既是电磁波，又是粒子流。但激光发射的机理和普通光不同而有其独特之处，如激光的能量密度很高，方向性、单色性好，相干性强等，这些都与光源的结构和光的发射方式密切相关。

（一）激光的产生

1. 原子能级

（1）物质由分子、原子等微观粒子组成。原子中电子围绕原子核做自旋运动，电子在原子中分布为若干层，最外层的电子与原子核之间的结合松散，用较小的能量就可使它们逸出原子。电子围绕原子核运动，每一个运动轨道都相应于一定的电子能量，电子在原子中的运动从一个所允许的轨道变到另一个所允许的轨道时，电子的能量就发生变化，这个能量的变化就反映了整个原子的能量变化。

（2）在能级分布中，核外电子处于最低能级的内层的原子称为基态级或基态，核外电子处于外层的原子称为激发能级或激发态。

（3）处于基态的原子，受到外界的影响（如受到其他原子或电子撞击或者吸收了光子等）而获得足够能量时，原子就可以从基态变为激发态，这过程称为激发。处于激发态的原子是不稳定的。有的原子返回到较低能级或是返回到基态，并以发射出光子的形式释放出一部分能量。原子由于发射或吸收光子，而从一个能级跃迁到另一个能级的现象称为辐射跃迁。

（4）激发态的原子是不稳定的，总是要通过各种辐射跃迁到比它低的能级上去，原子在激发态停留的平均寿命为 $10^{-7} \sim 10^{-8}$ 秒。

（5）如果原子的某些激发态与比它低的能级之间只有很弱的辐射跃迁，并且它的平均寿命很长，则这种激发态为亚稳态，许多激光输出都是亚稳态的辐射跃迁产生的。

2. 粒子数反转分布　在正常情况下，只有极少数的原子处于激发能级上，如果用某些手段（用光激励、放电激励等）使处于高能级的原子数目多于处在低能级的原子数目，这种分布叫粒子数反转分布，粒子数的反转分布是产生激光的必要条件之一。

促使粒子数反转分布的物质叫做激活介质或叫增益介质，激活介质可以是气体、固体或液体。

3. 受激吸收、自发辐射和受激辐射

（1）受激吸收：处于低能级的原子受到外来光的照射，吸收了光子，低能级原子能量增大并跃迁到高能级上，这种过程叫受激吸收。受激吸收时外耗的能量被吸收而减弱。

（2）自发辐射：在不受外界影响的情况下，原子自发地由高能级向低能级进行辐射跃迁并发射出光子的现象称为自发辐射。自发辐射光为非相干光，如白炽灯、日光灯等。

（3）受激辐射和光放大：

1）处于高能级的原子受到外来光照射，而由高能级跃迁到低能级同时发射光子的过程叫受激辐射。受激辐射的特点是：外来的光子能量与原子能级差一致时才能产生受激辐射，受激辐射所产生的光子与外来光子的频率、相位、传播方向等完全相同，同时外来光的光子数目增加，激光放大。

2）为了得到激光，必须使受激辐射压倒受激吸收，实现粒子数反转分布。

3）采用光学谐振腔的特殊装置，让光子在腔中往返、振荡，使光子数密度保持足够高，克服受激辐射的随机性，抑制自发辐射的本底噪音，确保激光的定向性。

4. 光学谐振腔

（1）谐振腔由两块相互平行而又同时垂直于工作物质中心轴线的反射镜构成。其中一块是全反射镜，发射率为100%；另一块为部分反射镜，反射率为 ≤98% ~ 99%。激光从部分反射镜的一端输出。谐振腔的作用，是使受激辐射的光，在谐振腔中不断地来回反射，每经过一次，工作物质光就得到一次放大，当光被放大到超过光损耗时（如衍射、吸收、散射等损耗）就产生了光振荡，并在部分反射镜一端产生激光输出。谐振腔只限于某些特定波长范围，即谐振腔起"选频"作用，由此决定激光良好的单色性。

（2）沿轴线方向行进的光子才能形成谐振，凡不沿着谐振腔轴线方向的光子，很快通过侧面溢出腔外，从而使激光有良好的方向性。

（3）光波在谐振腔中振荡的方式有纵模与横模之分。纵模即光波沿轴向传播的振动方式；横模是光腔内光束在横截面的稳定光场上分布。一般所讲激光模式多指横模而言。

（二）激光的特点

由于上述受激发射过程和谐振腔的结构，决定了输出的激光束具有亮度高（量高度集中）、方向性好、单色性好及高度的相干性。

1. 亮度高

（1）激光是当前光源中最亮的一种。所谓亮度高，是指激光在单位面积或单位立体角内的输出功率大，即单位面积上的能量密度大。激光是普通光源亮度的万、亿倍，一个功率仅为 10mW 的氦－氖激光器的亮度比太阳光强数千倍，其辐射亮度为 $10^6 W/cm^2. sr$（太阳表面的辐射亮度为 $3 \times 10^2 W/cm^2. sr$）。一台功率较大的红宝石调 Q 激光器的亮度，可比太阳光大数亿倍，在焦点上能产生数千度或数万度的高温。一台大功率的钕玻璃激光器，在一瞬间的输出功率，最大的可达数万亿千瓦。

（2）这种高度集中的能量，在医学上可以进行切割、气化、凝固等治疗。

2. 方向性好

（1）普通光源向四面八方辐射，而激光沿轴线方向输出，是定向辐射，发散角很小，近乎"平行光"，其主体弧度在 10^{-6} 弧度以下 。光束发散角的大小，标志着光束方向性的好坏。发散角单位用弧度（rad）表示（弧度 $= 57.296°$），气体激光器方向性最好，它的发散角为 $10^{-3} rad$ 量级，其中尤以 He－Ne 激光器的方向性最佳，其发散角仅为 $10^{-4} rad$，固体激光器的方向性次之，其发散角为 $10^{-2} rad$。

（2）激光方向性好的特性，可用于定位、导向、测距等。在医学上利用激光方向性好的这个特性，经聚焦后可获得不同大小的光斑，分别用于光刀进行各种手术。还可以压缩光斑到 $0.1 \mu m$，对 DNA 等生物大分子或细胞器进行切割或对接。

3. 单色性好

（1）单色性好就是激光的光色最纯，光波频率单一。

光发出高亮度的单色光，往往只具有单一的颜色，波长宽度很窄，通常小于 1 个 Å（$1Å = 10^{-8} cm$），He－Ne 激光谱线宽度为 $10^{-8} nm$。

（2）激光的单色性，能引发某些特殊的化学反应，可以选择性地破坏其中某一种同位素的化学键。

（3）不同波长的激光对人体有不同的生物效应，如可见光和近红外光可以通过眼睛的晶体达到视网膜而引起视网膜烧伤，紫外线和远红外线则被角膜所吸收而引起角膜损伤，故对不同波长的激光需采取不同的防护措施。

4. 相干性好　频率相同、振动方向相同并具有同样相位差的两列光波，称为相干波。由于激光的频率相同，振动方向和相位也相同，因此其相干性非常好，是最好的相干光源。光的相干性分为时间相干性和空间相干性。激光全息照相就是利用激光相干性的特点，照出的相有立体感，在医学上用途很广，如激光超声全息诊断、眼全息术等，为医学诊断开辟了一个新的领域。

二、激光器的种类、作用原理及生物学效应

（一）医疗常用激光器种类

常用激光器的分类为：按工作物质分为气体、液体、固体、半导体激光器等。按光输出方式分为连续、重复脉冲及单脉冲激光器等。按波长范围分为紫外、红外、可见光激光器等。

1．气体激光器

（1）He－Ne 激光器：He－Ne 激光器是最早研制成功，也是医学上应用最广的激光器，其波长为 632.8nm，为可见红光，常用激光器的输出功率为 5mW～25mW，最高输出功率可达数百毫瓦，医疗常用于局部照射、穴位照射、血管内照射和全息术。

（2）CO_2 激光器：是气体激光器，属高功率激光器之一，医疗常用的波长为 10.6μm 不可见红外波段，输出功率为 10～20W，如进行脑、肝外科手术，则功率可达 100～200W，最近医学美容常用的超短脉冲射频 CO_2 激光器，用于面部除皱和消除瘢痕很有成效。

（3）Ar^+ 激光器：临床常用于治疗眼科和皮肤科疾病，输出波长为 488nm 和 514.5nm 两种，对眼底视网膜破孔、血管病变等可进行光凝固治疗。其对皮肤的血管病变效果也较好，如用于治疗鲜红斑痣和酒渣鼻等。

（4）Kr^+ 激光器：主要输出波长为 647nm（红光），其他还输出 524nm（绿光），568nm（黄光）功率输出一般为数十毫瓦，最大为 0.5W，黄色激光可用于治疗黄斑下血管增生而不损害视力。在光敏化的诊断上，406.7nm 波长用于诊断恶性肿瘤。

（5）He－Cd 激光器：是一种连续运转的金属蒸气离子激光器，其输出功率为数十毫瓦，波长为 441.6nm 的蓝色激光，以及 325nm 的紫光。常配合光敏剂，以激光照射病变组织产生荧光而用于肿瘤的诊断，也用于穴位照射治疗高血压等，现已少用。

（6）Cu 和 Au 蒸气激光器：是高效率的金属蒸气激光器。Cu 激光器的波长为 510nm 的绿光和 578.4nm 的黄光，因为血管性病变选择性吸收黄光，故 578nm 的黄光可用于治疗鲜红斑痣等病变。Au 蒸气激光器波长为 627.8nm，可用于进行光动力学治疗。

（7）N_2 激光器：属于分子激光器，常为脉冲式，其脉冲宽度约为 6～10ms，主要为紫外光波，波长为 337.1nm，可用于皮肤疾患的治疗，如牛皮癣、白癜风等，也可用于穴位照射和荧光诊断。

2．固体激光器

（1）红宝石激光：输出波长 694.3nm 的红色激光，其功率根据使用条件，在 0.03～3J 内可调，目前眼科已不常用。皮肤科用 Q 开关红宝石激光器进行纹身；在色素病变的治疗上已取得好的效果，可以击碎色素颗粒，然后被体内吞噬细胞吞噬带走，色素变浅而消失。由于没有热效应，所以皮肤不留瘢痕。

（2）钕玻璃激光器：即在特殊的玻璃中，掺入适量的氧化钕，其中的钕离子（Nd^+）是激光粒子，是波长为 1.06μm 的红外激光，功率较大，脉冲输出能量已达 10^4J。在临床应用上最突出的是用钕玻璃激光引爆（定向定量爆破）胃结石，使破碎的结石从大便排出或通过胃镜夹出，使患者免除开刀破腹的痛苦。

（3）掺钕钇铝石榴石激光器：简称 Nd^{+3}：YAG 激光器，输出波长为 1.06μm 的近红外线，常用激光输出功率为 50～100W 左右，用于治疗血管瘤效果较好，特别是通过光导纤维传输，对腔内治疗有独特的优点，如治疗耳鼻喉、食道、胃、膀胱疾患。

（4）倍频 Nd：YAG 激光治疗器：Nd：YAG 激光波长 1064nm，经过倍频后，波长变为 532nm，在可见光黄绿波段，它可以代替氩离子激光治疗，或作为染料激光的泵浦源。倍频 Nd：YAG 激光体积小，输出功率高，临床常用于眼底病变的治疗和光动力学治疗鲜红斑痣等。

（5）Ho：YAG 激光器：又称为掺钬钇铝石榴石激光器，即在 YAG 晶体中掺入钬（Ho）元素，钬激光为红外光，波长为 2.1μm，接近水的另一吸收峰为 1.96μm。其特点是被组织的水分吸收后，有稳定的穿透深度，所以在医学上应用越来越广泛。在血管成形术中，其输出的激光脉冲能使斑块气化，而对周围组织不产生热损伤。在泌尿科用于切除肿瘤，切除前列腺病变等。

（6）Er：YAG 激光器：又称为掺铒钇铝石榴石激光器，是在 YAG 晶体中掺入铒（Er）元素，掺杂浓度和输出功率大小直接有关。输出波长 2.938μm，正处于水的另一吸收峰。在切开组织时，由于水能吸收大量热，热量不可能向切口边缘传递很远，局部温度上升很少，因此对组织的热损伤也小。

Er：YAG 激光器结构和 Nd：YAG 激光器的结构相仿，通过氪灯光泵激励，聚光腔常用镀银金属椭圆腔，谐振腔通常采用凹面反射镜和蓝宝石平面输出镜组成。Er：YAG 激光波长和水吸收峰重叠，水汽对其介质膜影响很大，所以 Er：YAG 激光器要封入充氦气的容器中和大气隔离，或将整个腔安置于密封的容器中，内充干燥的 N_2。

Er：YAG 激光器不能用光纤导光，因而在使用上受到限制。目前用于牙科、耳鼻喉科、脊柱手术和各种矫形手术、角膜成形术、血管成形术等。

3. 染料激光器

（1）目前用于临床的多为波长为 585.0nm 和 555.0nm 的若丹明 6G 脉冲染料激光。在眼科现用于治疗闭塞性青光眼、继发性青光眼、虹膜膨隆、先天性虹膜残膜等。

（2）波长 585nm 的若丹明 590 染料激光，位于血红蛋白的吸收峰，因此比 Ar^+ 激光更适合治疗血管瘤，它不会损伤皮肤。现已做成固体染料激光，操作起来更为方便。

（3）波长 504nm 的 503 染料激光，在粉碎肾结石时，不会因热效应而影响周围组织，其成功率可达 90% 左右。

（4）波长 630nm 的红色染料激光现已获得美国 FDA 批准做癌光动力学治疗。

（5）波长 465～480nm 的染料激光可在血管成形术中应用，可被堵塞动脉的斑块选择性吸收而动脉壁吸收最小，故对动脉壁无破坏。

4. 准分子激光器　准分子激光器是脉冲激光器，工作物质是稀有气体卤化物，如氟化氩（ArF）、氯化氪（KrCl）、氟化氙（XeF）等，输出波长是以真空紫外光到可见光区域。

（1）准分子激光作用原理是组织表面（1μm 左右）吸收紫外光，光子能打碎分子键，长链分子被打碎成挥发性碎片，然后再从表面烧蚀掉。整个过程未达到热扩散所需要的时间，所以对组织没有热损伤现象。

（2）用准分子激光最多的是角膜成形术。它只要消融角膜表面数十微米的厚度，即可达到矫正屈光的目的，现已成为眼科治疗的热点，其成功率可达 93%。目前使用的激光波长为 193nm，光子能量为 6.4eV，足以打断有机分子的任何化学键，其热损伤很小，在 1μm 范围内切削之后能保持角膜透明。准分子激光还用于进行血管成形术，使用激光波长 308nm，光子能量 4.0eV，切除阻塞的斑块，世界上已成功治疗上万例病人，但再狭窄发生率高达 33%～44%。准分子激光还可以用于进行心肌打孔，即心肌血管成形术，可以改善心肌功能。

5. 半导体激光器 半导体激光器工作物质为砷铝化镓（GaAlAs，805nm）、砷化镓（GaAs）、砷化铟（InAs）、锑化铟（InSb），输出波长大多在可见光的长波到近红外线之间。医疗用的有 630nm、650nm、810nm、830nm、850nm、980nm 等等波长，常用的功率从数毫瓦到 50～60W 不等，具有工作电压低、电光转换功率高、体积小、重量轻、易于调制、不需水冷、寿命长等优点。有人认为半导体激光器将取代一切激光器，它将取代 Nd：YAG 进行切割、凝固、气化。低强度半导体激光还在穴位治疗上开辟了新领域。

（二）激光治疗作用原理

激光和生物组织相互作用后所引起的生物组织的任何变化，都称为激光生物学效应。激光的生物学效应是激光应用于医学的理论基础。

1. 激光生物学效应决定因素 激光作用于人体产生生物学效应取决于两方面的因素，即激光参量和人体组织结构及其物理学和生理学特性。

（1）影响激光生物学效应的激光参量：对激光生物学效应有影响的参量主要是波长，功率密度，光斑面积，工作方式和模式。

1）激光波长：激光作用于特定的生物组织时，可以被组织全部吸收或部分地吸收而发生强弱不等的生物学效应、热效应、光化学效应。如血管中的氧合血红细胞对波长 585nm 的光吸收能力最强，对波长 532nm 的光的吸收能力次之，而对 600nm 以上的光波几乎没有吸收。又如用 532nm 的绿光对红的染料颗粒所造成的纹身、纹唇线治疗效果最好，而 650nm 的红光对绿色纹身效果最好。

可见光和红外波长的激光可以引起热效应；而紫外激光作用于人体所引起的是光化学效应。

2）激光功率密度：激光功率密度是决定激光生物效应强弱的一个重要参量。

激光功率密度即激光的辐照度，是垂直照射到受照单位面积上激光的功率：

$$激光功率密度 = P/S = \frac{4P}{3.14d^2}$$

P 为激光功率，单位是 W 或 ms；

S 为受照光斑面积，单位为平方厘米（cm^2）或平方毫米（mm^2）；d 为光斑直径。

一般连续激光常用功率密度来表示。

3）能量（E）：激光功率和辐照时间的乘积就是激光输出的能量（$E = P \cdot t$），能量的单位是焦耳（J）。

4）能量密度（D）：即垂直照射到受照处单位面积上的功率和照射时间的乘积。（$D = E/S = PS \cdot t$），能量密度单位是 J/cm^2。

一般脉冲激光用能量密度来表示。

5）激光束的光斑大小：激光辐射强度是随着光束的光斑面积减小而成反比增强的，临床治病时则根据需要将光斑缩小和扩大。一般用低强度激光穴位照射时，则可以用原光束照射有关穴位，或对病变进行移动扫描式照射，以达到治疗效果。

6）激光工作方式：激光波长和剂量相同而工作方式不同，其生物学效应则不同。①连续激光：由激光器的泵浦源连续激励激光工作物质，使其持续不断地输出激光。常用

CO_2激光进行手术切割或散焦照射，长时间照射可以引起热的蓄积，易形成瘢痕。②脉冲激光：是用一些特殊激光技术，使激光器以间断的输出方式，瞬间输出较高功率激光，称为脉冲激光。脉冲激光又可分为单脉冲和重复脉冲两种。一般常在眼科用于光凝固治疗眼底疾病。按调制方式不同，脉冲激光又可分为调 Q 激光和锁模激光等，它可以在短时间内输出很高功率的激光，在眼科用于青光眼打孔，在皮科用于去色素斑等。这种激光的压强大，形成很强的冲击波，可以在组织上打孔，也可以击碎色素颗粒，然后被吞噬细胞吞噬而带走。由于热能及时散走，不会造成正常组织的热损伤。

7）激光的模式：在谐振腔内形成振荡的光波波形称为振荡模式。因模式不同，有不同频率和不同光斑图形，因而产生不同的生物学效应。一般可以分为纵模和横模两种。输出单一振荡频率的波形称为单纵模；输出两种或两种以上频率的激光称为多纵模。另一种称为横模也分为单横模（TEMeo）和多横模。单横模的光斑呈高斯分布，光斑中部的功率密度比边缘大得多，这种模式具有最好的相干性和方向性，故可以做激光手术刀和全息照相之用；多横模激光由于制造工艺较容易，故一般输出功率较大，可以散焦作为理疗之用。

8）激光的偏振性：振动方向相对于该光束的传播方向不对称的光称为偏振光。装有布儒斯特窗的激光器输出的激光都具有偏振性。有人认为具有偏振光的激光，其生物学效应要大于非偏振光。

（2）影响激光生物学效应的生物组织性质 生物组织的性质主要是指：机械性质（密度、弹性等）、热学性质（比热、热容量、热导率、热扩散率）、电学性质（阻抗、介电常数、极化率）、光学性质（反射率、透射率、吸收系数、散射系数等）、声学性质（声阻、声吸收率），其他诸如色素、含水量、血流量、不均匀性、层次结构等生物组织性质也在此列。

例如皮肤，对不同波长的激光反射率不同。皮肤对红色光和近红外光之间波长的光反射率较大，而对 <$0.3\mu m$ 的紫外光和 >$2\mu m$ 的远红外光，任何肤色皮肤的反射率都很小，只有5%。一般白色皮肤的反射率比黑色皮肤的反射率要大，特别是 He－Ne 激光的反射率为 CO_2激光的 10 倍。（表 5－11、5－12）

表 5－11　皮肤各层次的吸收（A）和透射（T）的%

皮肤层次	厚度（mm）	吸收透射	波长（μm）								
			0.200	0.250	0.280	0.300	0.480	0.550	0.750	1.000	1.400
角质层	0.03	A	100	81	85	66	20	13	22	29	56
		T	(0)	(19)	(15)	(34)	(80)	(87)	(78)	(71)	(44)
棘细胞层	0.05	A		8	6	18	23	10	13	6	16
		T		(11)	(9)	(16)	(57)	(77)	(65)	(65)	(28)
真皮层	2.0	A		11	9	16	56	72	44	48	20
		T		(0)	(0)	(0)	(1)	(5)	(21)	(17)	(8)
皮下组织	25	A					1	5	21	17	8
		T					(0)	(0)	0	0	0

表 5 – 12　几种激光对组织的透射深度

激光器	波长（μm）	吸收系数 cm^{-1}	透射深度 mm	性　　能	主要用途
Ar$^+$	0.488 ~ 0.5145	55	0.84	对有色组织有效，特别是含血液的组织	皮科
红宝石	0.6943	20	2.	对深层有色组织有效	皮科肿瘤
钕玻璃	1.064	11	4.5	切割差，但凝固血管好	外科
CO_2	10.6	200	0.23	切割好，能控制中小血管	外科

皮肤的热学性质和比热容、热导率及热扩散率有关。

1）比热容是 1kg 物质温度升高 1K 时所需要的热量（J）。皮肤各层的比热容不一样。一般说来，角质层 2.09×10^3 J/（kg·K）、棘细胞层 2.93×10^3 J/（kg·K）、真皮层 3.18×10^3 J/（kg·K）。水的比热容是 4.18×10^3 J/（kg·K）。

2）皮肤的热导率受很多因素影响，如皮肤的厚薄、活性、温度高低、血流快慢、色泽等等，即薄的热导率比厚的大，高温的比低温的大，血流快的比血流慢的大，活的比死的大，深色的比浅色的大。皮下脂肪层的热导率小。一般热导率水∶皮肤∶脂肪 = 3∶2∶1。

3）皮肤的电学性质在激光照射下变化很大，强激光可使生物组织中出现很强的电磁场。皮肤电阻和"穴位"有关，一般穴位的电阻比穴位四周的电阻低，用弱激光照射电阻低的部位可以起到治疗作用。

4）激光透过软组织比透过皮肤以及硬组织更容易些；有色组织对激光的吸收具有波长的选择性，如激光的颜色和组织色素的颜色互为补色，则组织对该激光的吸收最多。

2. 激光的生物学效应　一般认为激光的生物学效应有五种：热作用、光化作用、压强作用、电磁作用和生物刺激作用。

（1）热作用：

1）主要由可见光区和红外光区的激光所引起。热作用引起组织升温随激光能量的上升而上升。例如热对皮肤和软组织作用后，相继出现：热致温热（37 ~ 39℃），热致红斑（43 ~ 45℃），热致水疱（47 ~ 48℃），热致凝固（55 ~ 60℃），热致沸腾（100℃），热致炭化（300 ~ 400℃），热致燃烧（500℃以上），热致气化（5000℃以上）。

2）在临床治疗中利用激光热效应时，需要根据具体情况选择适当的激光能量。例如：激光手术刀做外科切开，刀口温度达数百度以上。肿瘤的治疗采用大能量激光，利用高温下热致气化作用以破坏肿瘤。在皮科和妇科疾病的治疗中，则采用直接烧灼或炭化。在另一些治疗中，如白斑、溃疡等，进行照射时，则以红斑反应为限。眼科治疗则利用聚焦的激光在眼底造成凝固来治疗视网膜脱离的破孔等。应用 He – Ne 激光和 CO_2 散焦照射，主要是利用其温热效应（45℃以下）或热外效应。肝脏切除时，因肝组织含水量、血流量、热传导等因素不同，所以激光引起的热致沸腾效果比皮肤明显得多。

（2）压强作用：

1）激光的能量密度极高，产生的压强很高。激光本身辐射所形成的压强称为一次压强，当生物组织吸收强激光而出现瞬间高热和急剧升温时，因组织沸腾气化而体积剧增，产生很大的瞬间压力，此压强称为二次压强。

2）利用激光的压强治病，如纹身的去除就是用激光压力击碎色素颗粒，然后被吞噬细胞吞噬，再通过血循环带走；泌尿系统结石也可用激光的压力将之击碎而排出；用激光打通狭窄的房角以降低眼压，可治疗青光眼；用激光虹膜打孔代替虹膜切除术，激光对后发障打孔等治疗都是利用激光压强高而产生热很少或没有热，故对周围正常组织不造成损伤，不留瘢痕的特点。值得注意的是，压强利用不当会造成损害。

（3）光化作用：

1）激光的光化作用是重要生物效应之一。生物大分子吸收激光光子的能量而被激活，产生受激原子、分子和自由基，引起机体内一系列的化学改变，叫做光化反应。光化反应可导致酶、氨基酸、蛋白质、核酸等的活性降低或失活，分子高级结构也会有不同程度的变化，从而产生相应的生物学效应，如杀菌、红斑效应、色素沉着、维生素的合成等。

2）光分解反应：有机物分子中的某些化学键吸收光能后发生断裂，生成两个新的分子。①光氧化反应：氧分子吸收光子后，离解成活性很高的原子态氧，大大强化了氧化能力，还原氧分子吸收光子后受激或离解，还原性增强，使得有机分子的氧化还原反应易于进行。②光致聚合反应：光子将一些稳定的分子激发成自由基，自由基引发聚合反应。③光致异构反应：有实验证明波长短于 0.31 微米的射线，可以引起水合蛋白分子上的某些原子重新排列。

3）光致敏化反应：这种反应分两大类：一类是不需要氧分子参加的光敏化过程，主要用补骨脂素，它是高效的光敏化剂，局部涂以补骨脂酊，再用紫外光或产生紫外光的 N_2 激光准分子激光照射产生光敏作用来治疗牛皮癣和白癜风。另一类是需要氧分子参加的光敏化过程，以血卟啉衍生物（HPD）作为光敏剂，进行光动力学治疗（简称 PRT）。光敏化治疗是一种能量转移的过程，当激光照射时，血卟啉因光动力学作用而被激活，产生活性极高的新生态氧，这种单态氧可以破坏供应肿瘤的血管组织和癌细胞的线粒体、微粒体，从而引起癌细胞死亡。这种方法已广泛地应用到体表肿瘤、胃癌、膀胱癌和食管癌等，这种方法还可以进行荧光诊断，用于癌症的早期。

（4）电磁作用：激光是电磁波，当聚焦的功率密度为 $10^9 \sim 10^{15} W/cm^2$ 时，其电场强度可高达 $10^6 \sim 10^9 V/cm$，它可以在生物组织中产生高温、高压和高电场强度，在高电场作用下可以产生活性很大的自由基，也可以产生二次、三次谐波，还可以产生布里渊散射、喇曼散射、电致伸缩等反应，使细胞损伤、破坏而用以治疗肿瘤。

（5）生物刺激作用：

1）激光照射到生物组织时，可以引起生物组织生理、生化的改变，称为激光的生物刺激效应。

2）低强度激光照射可以影响机体的免疫功能，起双向调节作用，可以增强白细胞的吞噬作用，适当剂量可以抑制细菌生长，促进红细胞合成，加强肠绒毛运动，促进毛发生长，加速伤口和溃疡的愈合，促进骨折的骨痂生长而加速愈合，加速神经组织的修复，增强肾上腺功能，增强蛋白质的活性等等。

3）小功率 He－Ne 激光能量密度小时产生刺激作用，能量密度大时产生抑制作用，刺激有积累作用。即多次小剂量之和，等于一次较大剂量所引起的生物效应。He－Ne 激光刺激效应具有抛物线的特点：刺激次数增加，反应强度有一峰值，再增加刺激次数，反应强度反而下降。

三、高强度激光的治疗作用

激光作用于生物组织后，造成不可逆的损伤，这种激光就称为高强度激光，其输出功率在瓦级以上。

（一）高强度激光对生物组织的作用

用高强度激光可使受照组织凝固、止血、融合和气化，或者将病变组织切除。

1. 凝固术　光凝固术主要用于眼底病、消化道出血和血管性疾患。凝固术的主要作用是：①对出血的凝固止血。②抑制血管的异常增生。③气化病灶组织。

人体组织含有很多水分，血液为重要因素。激光照射病变组织，使其温度上升，水分蒸发或呈脱水状态，从而使出血部位或组织凝固而治愈。组织温度在 55℃以上时，即可出现蛋白质的变性，血红蛋白在 63℃时即发生凝固。

Ar^+ 激光、YAG 激光易被血液吸收，因此最适宜进行光凝固治疗，尤其是 YAG 激光最为适用。

2. 气化术　利用激光的热效应将病变组织气化、炭化（超过 100℃以上的温度）。

气化术用于体表赘生物的烧伤、褥疮、慢性溃疡的清创。

CO_2 激光在人体组织表层附近（约 0.05mm）几乎全部被吸收，组织气化而被破坏，适用于表浅病变。

3. 切割术　用激光刀切割组织，最大的优点是不出血或出血极少。

强激光作为手术刀作用于人体，可以同时进行烧灼、凝固、气化和切割。

（二）高强度激光的临床应用

1. 外科疾患　近 20 多年激光医学在外科取得较大进展。

（1）食管疾患：主要是对食管癌的治疗，应用加热、气化、凝固或 PDT 治疗均可收到较好效果。

（2）胃肠吻合术：用激光处置胃肠吻合端，可以简化操作，缩短手术时间，避免吻合口内缝扎线的异物反应，也可避免因黏膜下血管结扎不当而发生吻合口出血。

（3）肝胆疾患：应用 CO_2 激光做胆囊手术后胃肠功能恢复较快。用激光做肝脏手术具有良好的止血功能，可提高肝癌手术切除率及手术的安全性。有可能将激光手术应用于其他肝病和肝血管瘤的手术治疗。

（4）肛门疾患：用 CO_2 激光或者 Nd：YAG 激光，对痔、肛门裂、瘘管用激光进行切开、烧灼治疗，具有方法简便及不出血的优点。

（5）普外疾患：激光可用于甲状腺手术、乳房手术及胃结石碎石术。

（6）神经外科疾患：主要用于颅内肿瘤的手术，如供血丰富的脑膜瘤、脑血管瘤等。对垂体瘤、颅咽管瘤、听神经瘤可在手术显微镜下应用 CO_2 激光，切除肿瘤并气化血管神经旁的残余瘤组织。

对边界不清的肿瘤，用激光切除及边界气化的方法处理，可增加手术的彻底性。

（7）泌尿外科疾患：激光治疗尿道狭窄、睾丸鞘膜积液，包皮环切术、前列腺肥大和前列腺癌的切除。

（8）烧伤：用 CO_2 激光切痂治疗。

（9）骨科疾患：有多种激光器可作为手术刀应用，如 CO_2 激光刀、Nd：YAG 激光刀、亚离子激光刀，最近钛激光用在椎间盘突出手术和关节腔镜进行关节腔内手术。应用 CO_2 激光熔化骨水泥。

2. 皮肤疾患　激光在皮肤科应用最为广泛，常用的有 CO_2 激光器、Nd：YAG 激光器、Ar^+ 激光器、He–Ne 激光器等。近年来 Nd：YAG 激光器有了新的发展，特别是人工蓝宝石刀头开辟了接触法照射的新途径，使医用激光技术又前进了一步。激光常用于治疗以下疾病。

（1）疣及疣状痣：疣是病毒引起的皮肤病，用激光治疗效果较好的病种有寻常疣、跖疣、传染性软疣、扁平疣及尖锐湿疣等。

（2）血管病变和色素性皮肤病：①血管瘤：草莓状血管瘤、鲜红斑痣。②黑色素性皮肤病：色素痣、老年斑、脂溢性角化、咖啡斑，纹身、纹眉、纹唇线、外伤性色素及异物沉着的清除等，对深层色素病变（太田痣、蒙古斑）的治疗。③皮脂腺囊肿：用 CO_2 激光治疗。④皮肤恶性肿瘤可应用 Nd：YAG 激光或 CO_2 激光治疗。⑤其他皮肤病：瘢痕疙瘩及肥厚性瘢痕应用激光治疗的目的是气化高出皮肤的瘢，再行基底部治疗；结节性痒疹和皮肤淀粉样变以 CO_2 激光和 Nd：YAG 激光凝固和气化；脓疱丘疹型酒渣鼻可用低强度激光局部照射，如毛细血管扩张可用 Ar^+ 激光，形成赘生物期可用 CO_2 激光气化磨平以恢复鼻的外形。

3. 妇科疾患

（1）尿道肉阜：用 Nd：YAG 激光。

（2）阴道纵隔：用 Nd：YAG 激光。

（3）慢性宫颈炎：用 CO_2 激光。

（4）子宫颈癌：激光治疗可分气化和锥形切除两种，应用 CO_2 激光。

（5）尖锐湿疣：用 CO_2 激光。

4. 内科疾患

（1）循环系统疾患：治疗冠状动脉粥样硬化，将准分子激光用于腔内激光冠状动脉成形术。治疗心搏过速，将内镜的光导纤维伸出套管，接触心肌内膜，输出定量的激光而使病灶气化。

（2）消化系统疾患：用于消化性溃疡、消化道息肉、消化道癌。

（3）呼吸系统疾患：用于呼吸道阻塞、支气管瘘。

四、低强度激光的治疗作用

低强度激光是指激光作用于生物体后，不引起生物组织的不可逆损伤，只引起一系列的生理生化改变，调节机体功能达到治病效果。低强度激光又称为低功率、低能量、低水平激光或弱激光。一般认为，低强度激光所引起的组织温度升高，应在一个很小的范围，不应超过 $0.1℃ \sim 0.5℃$，输出功率密度在 $1J/cm^2$ 水平，输出功率一般小于 50mW，亦有上百毫瓦者。

低强度激光常用的激光器是 He – Ne 激光器、Nd：YAG 激光器、N_2 激光器、Ar^+ 激光器、He – CD 激光器、CO_2 激光器、砷化镓（GaAs）和砷化铝镓（GaAlAs）激光器、红外半导体激光器等。

（一）低强度激光作用机制

低强度激光生物刺激的机制目前尚不清楚。细胞水平的研究，证明激光的生物刺激分为两类。一类是提供生物能量：低强度激光与细胞线粒体的细胞色素作用，促进 ATD 的合成。另一类是提供生物信息：低强度激光照射后，光信息通过细胞膜蛋白转变为电信息。细胞生物学公认细胞内的 Ca^{++} 是细胞内重要的信息分子，它将细胞外信息传递到细胞内。细胞内 Ca^{++} 浓度变化，可引起细胞功能的变化，发生有益的生理反应。弱激光照射后，在最初 $2 \sim 3$ 分钟内，细胞内 Ca^{++} 浓度增加 $2 \sim 3$ 倍，这足以证明细胞的 Ca^{++} 变化，对细胞功能的重要调控作用。1994 年又发现低强度激光，对没有线粒体的红细胞，也有生物刺激作用。这说明低强度激光，不只作用于细胞色素，还作用于细胞含有生色团的分子。

低强度激光照射机制有各种各样的假说：生物电场共振吸收说，调整生物等离子体假说；光色素系统吸收说，细胞膜受体吸收说，类脂极化分子受偏振光调节说，神经反射学说；中医光照射后的经络传导学说等等。

（二）低强度激光照射的生物学作用

1. 对神经系统的影响

（1）大脑：经皮照射可影响深部组织的代谢和功能，并证明脑组织中氧化、还原酶的活性与 ATP 含量的变化有明显的相关性。

（2）周围神经：当周围神经被损伤后，如果神经细胞完好，用 He – Ne 激光照射可以促进神经再生。在临床上用于治疗面神经麻痹、三叉神经痛等疾患。

（3）自主神经系统：激光生物刺激疗法能产生 B 阻滞型的交感神经抑制效应，有利于疾病的治疗。

2. 对心血管系统的影响　现已证明低强度的光（蓝光、红光）作用于激发的细胞（心肌细胞），可以改变它们的搏动频率。血液成分中，粒细胞、DNA、RNA 显著升高，过氧化脂质（LPO）明显低于对照组；心房肽明显升高；全血黏度下降；射血功能改善。对慢性缺血性血管病，采用锁骨下静脉内及腰交感神经节照射，可明显改善下肢血循环。

3. 调节机体的免疫功能　He – Ne 激光照射后可以增强机体的免疫功能，如照射胸腺区可以增强细胞的免疫功能，照射脾区可以促进 B 细胞分化，从而增强机体的体液免疫功能；照射腹部可以使腹腔区巨噬细胞吞噬活性增加，证明 He – Ne 激光具有免疫调节的作用。

激光穴位照射能调节血清中 IgG、IgM 的含量，对 IgG 亢进型病人，治疗中发现 IgG 值迅速降低，随后又升高至正常范围。在 I 型变态反应疾病的治疗中以免疫抑制为主。

另外，低强度激光辐照皮肤也可以使体内朗罕氏细胞（LC）增多。

4. 加速溃疡和伤口的愈合　He-Ne 激光、半导体激光和 CO_2 激光对慢性皮肤溃疡均能加速愈合，促进新生上皮覆盖。

5. 加速骨折的愈合　Ne-Ne 激光照射可刺激骨痂部位血管新生，加速骨的形成，并认为激光的效应可能是调节了骨细胞的功能，促进骨痂代谢，CO_2 激光照射对骨折的修复起有利影响。

6. 有明显的消炎止痛作用

（1）实验证明，22mWHe-Ne 激光照射 15~20 分钟，两次即有抑菌作用；如能量密度小不但不抑菌反而使细菌明显增多，如用 $0.1J/cm^2$ 的 He-Ne 激光照射培养的大肠杆菌，和对照组比较细菌明显增多；如激光能量密度增加到 $120J/cm^2$ 时，则细菌存活减少。急性炎症早期和中期，局部组织的五羟色胺含量减少，起到镇痛作用。

（2）动物实验表明，生物组织受低强度激光照射后，细胞结构和功能发生了变化，对镇痛有利。

（3）电生理方面，发现 He-Ne 激光照射后，组织感受器细胞膜上大分子受激，膜通透性改变，导致生物电变化，造成中枢神经的抑制。

（4）对神经介质的研究发现，$165J/cm^2$ He-Ne 激光聚焦照射大鼠足三里穴 10 分钟，发现痛阈显著升高（$P < 0.01$）。

7. 促进植皮术皮瓣的成活　He-Ne 激光照射与免疫抑制剂治疗相结合，可以延长异体皮肤抑制存活时间，用半导体激光照射使坏死的组织成活。

8. 对肝胆的影响　低强度激光对肝脏体表照射后，肝线粒体 NAD ± GLDH、NADH - GLDH 活性显著增强，低强度激光照射有促进能量代谢的作用，可使枯否氏细胞吞噬功能显著提高，可松弛 Oddi 氏括约肌，对胆汁的 pH 值、电导率、表面张力、黏滞性等均有良好影响。

9. 对肺、脾、胃功能的影响　低强度激光照射，能改善慢性阻塞性肺病变的通气量，促进脾的造血功能，促进溃疡修复。

10. 对胆碱能和肾上腺素能系统整体效应的影响　激光照射后，脑组织中肾上腺素类物质增多，胆碱脂酶活性增高。

11. 调节内分泌功能　低强度激光可以调节肾上腺功能、甲状腺功能和前列腺功能，对卵巢功能也有刺激作用。如用激光照射乳头乳晕处可以促进乳汁分泌，照射天突、人迎穴使高碘性甲状腺肿得以恢复。

（三）低强度激光的临床应用

1. 皮肤科　皮肤溃疡，如外伤性、营养性、手术后、烫伤性及放射性溃疡；带状疱疹，酒渣鼻，多形性红斑，荨麻疹，斑秃；细菌感染性皮肤病，如疖、痈、蜂窝织炎、毛囊炎、丹毒等；湿疹，神经性皮炎，白癜风等。

2. 外科　颈椎病，腰椎间盘突出症，肩关节周围炎，肌纤维织炎，急、慢性软组织损伤，急性乳腺炎，乳腺囊性增生症，肛门裂，血栓性外痔，肋软骨炎，跟骨骨刺，骨折，慢性前列腺炎等。

3. 内科、小儿科　支气管哮喘，高血压病；关节炎，如风湿性关节炎、类风湿性关节炎、骨性关节炎等；小儿遗尿症等。

4. 妇产科　外阴白色病变，外阴瘙痒症；白塞氏病，宫颈糜烂；慢性盆腔炎，如附件炎、输卵管积水、盆腔炎性包块等；痛经等。

5. 神经科　脑外伤后综合征，臂丛及其周围神经损伤，神经衰弱，血管性头痛，面神经麻痹，神经痛等。

6. 口腔科　牙周膜炎（根尖周围炎），牙龈炎，冠周炎，复发性口腔溃疡，扁平苔癣，腺性唇炎，颞下颌关节炎，腮腺炎，干槽症等。

7. 耳鼻喉科　外耳道疖，外耳道炎，鼻疖，鼻前庭炎，外耳道湿疹，耳软骨膜炎，卡他性中耳炎，渗出性中耳炎，化脓性中耳炎，咽炎，鼻炎，梅尼埃病；扁桃体炎，慢性喉炎等。

8. 眼科　睑缘炎，麦粒肿，霰粒肿，假性近视等。

五、低强度激光血管内照射疗法

（一）作用机理

低强度激光血管内照射是弱激光血管内照射循环血的一种治疗方法。弱激光血管内照射疗法的基本机制可能是使血流中的中分子物质（MMS）得以清除，降低毒性。MMS 的化学本质可以是下列 4 种物质中的一种或其混合物，其分子量在 300～5000D（道尔顿）之间：①由于细胞代谢紊乱所引起的异常肽类积聚；②正常激素处于异常的高浓度；③肾功能衰竭时的正常代谢产物积聚；④细胞和细菌碎裂降解的产物。研究表明 MMS 的体外毒性效应主要表现为对免疫系统、神经生长、血液系统、酶活性和生物膜功能的抑制作用。MMS 还与肝性昏迷、急性烧伤毒血症、银屑病和精神分裂症等的发病相关。

低强度激光血管内照射的生物学效应如下：

1. 改变多种酶的活性　包括糖代谢及线粒体呼吸链的重要酶类，如琥珀酸脱氢酶、细胞色素氧化酶、还原辅酶Ⅱ、NADPH 氧化酶、磷酸化酶等。因这些酶类的激活而提高内源性胰岛素水平，促进糖的利用和 ATP 的产生，进而恢复膜 $Na^+ - K^+$ ATP 酶的活性，调节离子泵功能，恢复膜内外离子平衡和膜电位，从而纠正糖代谢性酸中毒和电解质紊乱等。

2. 抗缺氧　研究表明，在肺换气和缺氧性心肌收缩不全时，缺氧性心律失常和来自气体成分的破坏现象在接受弱激光血管内照射治疗后，其毛细血管血氧张力上升38％，使血红蛋白的氧亲和力下降，红细胞膜 2，3 - 二磷酸甘油酯、2，3 - DPG 堆积，氧离曲线右移，组织的氧利用率增高。

3. 纠正脂代谢异常　前苏联学者 Kopou 等用放射性同位素法观察了 30 例经激光治疗的缺血性心脏病患者血清脂蛋白酶谱的变化，发现脂肪运输功能改善，红细胞膜胆固醇/磷脂比值正常化，从而使膜稳定性提高，离子通道功能恢复正常，解除了由于膜脂异常引起的 $Na^+ - K^+$ ATP 酶的抑制和膜流动性的下降，恢复红细胞变形能力，减轻血小板和红细胞的聚集。

4. 抗脂质过氧化，加速自由基的清除　弱激光血管内照射可使血脂、膜脂代谢正常，激活 SOD 和过氧化氢酶及 NADPH 氧化酶，提高血浆铜蓝蛋白和内源性维生素 E 的水平，降低 MDA 的毒性等，从而解除脂质过氧化对生物膜系统的破坏，恢复膜泵功能，使内皮细胞正常化。

5. 改善血液流变学和微循环　弱激光血管内照射循环血可降低血沉，提高红细胞的变形能力和流动能力，降低血浆纤维蛋白原水平，提高纤溶活性和内源性肝素水平，从而降低血液黏度，使血液处于低凝状态，改善血液动力学和组织微循环。激光为线偏振光，其定向的附加电磁场可使细胞膜构像重新分布，使其表面负电荷增加，使红细胞和血小板聚集率降低，血沉减慢。激光照射还可激活纤溶系统，使血浆纤维蛋白原水平下降。

6. 免疫刺激和调控作用　弱激光血管内照射可使 OKT3 即淋巴 T 细胞总数和 OKT_4/OKT_8（辅助性 T 细胞/抑制性 T 细胞，即 TH/TS）比值增高，淋巴细胞转化率和自发玫瑰花结的形成率增高，粒细胞和巨噬细胞吞噬指数增加，免疫球蛋白和补体正常化，循环免疫复合物水平下降等，从而发挥良好的免疫调控作用。

（二）临床应用

1. 心脏疾患　包括心力衰竭、心律失常、心肌梗死、心绞痛、心房纤颤、心肌炎等，可以使心肌局部缺血区限局化，并使血液动力学稳定，而且有抗缺氧作用，改善由缺氧引起的心率不齐，毛细血管张力增加38%，CO_2 分压下降。

2. 血管性疾患　闭塞性动脉粥样硬化症，闭塞性动脉内膜炎，雷诺氏病，闭塞性脉管炎，血栓性静脉炎和高血压等。

3. 神经精神系统

（1）脑血管病：包括颅内出血，脑梗塞，短暂性脑缺血发作，脑供血不足等。

（2）急性感染性多发性神经炎。

（3）脑膜脑炎、脊髓炎、面神经炎、失眠。

4. 呼吸系统　支气管哮喘，喘息性支气管炎，肺炎，支气管肺炎等。

5. 泌尿系统　慢性肾炎，肾衰，肾病综合征，男性性功能低下等。

6. 胃肠系统　慢性浅表性胃炎，消化性溃疡，慢性胆囊炎和急性胆囊炎等。

7. 骨关节系统　类风湿性关节炎，风湿性关节炎，痛风病等。

8. 肿瘤　主要针对肺癌，乳腺癌，消化道癌。He－Ne 激光血管内照射可以提高肿瘤患者被抑制的免疫力，还可以止痛，改善癌症患者的生活质量，使食欲增加，精神睡眠好转，恶心呕吐减轻。

9. 内分泌系统　甲亢，糖尿病，尿崩症等。

10. 骨科疾患　骨折，断肢再植术后，腰背软组织损伤，硬化性骨髓炎，多发性骨髓瘤等。

11. 眼科　包括中心性非渗出性脉络膜视网膜变性和血管性视神经病，角膜炎，角膜色素炎和色素膜炎。

12. 耳鼻喉科　包括突发性耳聋、耳鸣、眩晕。

13. 皮肤科　包括银屑病、荨麻疹。

14. 妇产科　主要是治疗盆腔炎。

六、激光的防护

输出功率在 500mW 以上的高功率激光器对人体危害损伤程度较大，其可见光和近红外区的漫反射光也是危险的。它除对人眼、皮肤等造成损伤外，也能引起火灾，必须警惕。

（一）眼的防护

眼的防护主要是使用防护镜。激光防护镜有：①反射式：在镜表面镀上多层反射介质膜，对某些波长的激光趋近全反射。②吸收式：选用一定材质的镜面，使它对某些波长的激光全吸收。③变色式：当激光超过安全阈值时，通过反应使镜面变深变黑。④警告式：当激光过量时，镜面发出警告，让人眼及时躲避。

（二）皮肤的防护

皮肤防护较简单，对超过阈值的激光，穿上白色工作服、戴手套，不让激光直射皮肤，可以防止反射、散射光照射皮肤。

（三）其他防护

激光工作者和 X 线工作者一样应定期接受体格检查，非紫外线激光有否致癌作用，尚无定论，有待研究。

（华桂茹）

思考题

1. 光疗的概念及分类。
2. 红外线、可见光的治疗作用及适应证。
3. 紫外线的生物学治疗作用、适应证及禁忌证。
4. 激光的概念及不同强度激光的治疗作用。

第六章　超声波疗法

学习目标

1. 牢记超声波的频率、康复医学常用超声波的频率与剂量。

2. 掌握超声波发生的方法与原理、生物物理学特性、治疗作用、常规治疗方法、适应证和禁忌证。

3. 了解超声波的物理特性、超声设备、超声复合疗法新技术。

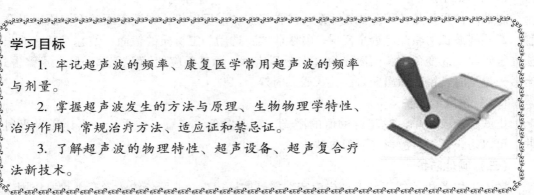

正常人的听觉阈范围是频率 16 Hz ~ 20 000 Hz 的声波。频率高于 20 000 Hz 的声波，超出了人耳的听觉界限，此时声波虽客观存在，但不被人所感知，这种声波叫做超声波。将超声波作用于人体，利用超声波的生物物理特性治疗疾病的方法，叫做超声波疗法。

人类对自然界中超声的最早认识，源于 18 世纪末对蝙蝠躲避飞行障碍的能力的研究，人工制作超声波归功于压电效应、逆压电效应的发现和电子技术的进步。1880 年法国科学家 Pierre Curie 和 Paul - Jacques Curie 发现了压电效应，1910 年另一位法国科学家 Paul Langevin 发现了逆压电效应，这些发现表明电能作用于晶体可产生机械能，它使得超声波设备制造成为可能。

超声波的生物学效应的研究和临床应用的报导始于 20 世纪 20 年代，但曾因产生组织损伤而一度被禁用。1939 年 R. Pohlman 发表文章指出，超声波对人体组织有刺激代谢的作用，其对组织的损害作用可通过剂量减小而得以消除，从而使得超声波疗法迅速发展，广泛应用于临床。随着超声波技术的发展，甚至可以有目的地利用超声波的大剂量组织损害作用治疗疾病，如癌症。

随着现代科学技术的快速进展，超声设备不断出新，超声波在医学领域广泛应用于治疗、诊断、基础实验等方面，形成了超声医学的新学科。单纯在治疗方面，就涉及临床多个学科，本章仅介绍在康复医学专业中应用较广泛的低剂量无创性超声波疗法，更广义的超声波疗法可参见其他超声医学专业书籍。

第一节　超声波作用原理

一、超声波的发生

（一）机械振动法

超声波是一种声波，机械振动可以产生声波。声源的机械振动能引起周围弹性介质的振动，振动沿着介质由近及远地传播，形成机械波－声波。如吹哨时簧片的振动可发出哨声。超声波频率较高，可以通过强烈的气体或液体激起固体高频机械振动而产生。

（二）电声转换法

医学应用的超声波通常由电声转换系统产生，电声转换法形成的超声波的频率取决于交变电场的频率。

1. 压电效应　某些晶体如石英、钛酸钡、锆酸－钛酸铅等，在一定的外力作用下，晶体发生压缩或伸长变形，并在晶体表面出现电荷。这种由力转化为电的现象叫做压电效应。

2. 逆压电效应　压电效应是可逆的，晶体若处于交变的电场中，它们的形态就会随着电场的变化而发生压缩或伸长的变形。这种由电而导致形变的现象叫做逆压电效应。为了达到最好的晶体振动效果，需将晶体切割成合适的尺寸，使得晶体固有的振动频率与电场的变化频率达到共振。

3. 超声波的形成　在规律变化的电场中，晶体发生着有规律的厚薄变形。这种有规律的形变引起周围弹性介质产生稠密和稀疏的交替变化，即周围介质的质点在其平衡位置附近作有规律的往返运动，振动在介质中逐渐由近及远地陆续发生，向外传播，在介质中形成一连串疏密相间的波动而形成超声波。

二、超声波的物理特性

（一）超声波的参数

1. 速度　超声波在介质中单位时间内传播的距离叫做超声波的速度，单位为米/秒（m/s）。超声波的速度取决于介质的弹性和密度，在不同的介质中超声波的速度有很大的差异，一般说，在固体中超声速度最快，在液体中次之，在气体中最慢。超声波在空气中的传播速度为334m/s，在钢铁中的传播速度为5000m/s。在人体组织中，骨骼中超声波传播速度最快，为3360m/s。表6－1列举了超声波在几种不同介质中的传播速度。介质的温度对超声波的速度也有影响，温度增高，速度加快。

表6－1　超声波在不同介质中的传播速度

介质名称	传播速度（m/s）
空气	334
淡水	1410 ～ 1430

续表

介质名称	传播速度（m/s）
海水	1510 ～ 1540
肌肉	1400
软组织	1500
脑	1541
肝	1549
肾	1561
血	1570
脂肪	1580
骨骼	3360
钢	5000
铝	6420
电气石	7540

2. 频率 单位时间内超声波波动的次数叫做超声波的频率，单位为赫兹（Hz）。频率是影响超声波治疗作用的一个重要因素，它对超声波的传播形式、穿透能力、吸收作用及理化性能等都有重要的影响。表6-2列举了医用超声波的常用频率，其中康复医学中常用的超声波频率范围是800 kHz ～ 3000kHz。

表6-2 医学常用超声频率

用途	部位	频率（MHz）
超声波诊断	眼	5 ～ 7
	乳房	5
	腹部内脏	2.5 ～ 5
	脑	1.25
超声波常规治疗	皮肤	2.5 ～ 3
	躯体	0.8 ～ 1
超声波特殊治疗	超声刀	0.5 ～ 5
	超声碎石	35
	超声牙钻	20 ～ 30
	超声雾化	1.3 ～ 2.5

3. 声压 超声波在介质中传播时，介质质点在其平衡位置附近做往复运动，使介质内部发生有节律的疏密变化，这种疏密变化形成了压力变化，即声压。声压是由介质质点在波动时往返偏离平衡位置而产生的正负压力。在质点稠密区产生正压，在质点稀疏区产生负压（图6-1）。在超声波的传播过程中，介质中任一点的声压随时间变化而周期性地变化。声压与超声波的频率和振幅成正比，与声阻成反比。计算公式为：

$$P = 2\pi \cdot f \cdot \rho \cdot V \cdot A$$

公式中P为声压，f为频率，ρ为介质密度，V为声速，A为质量最大位移。超声波的频率高，声压也大，中等治疗剂量的超声波对人体组织可产生的声压约为 3 个大气压。

4. **声强**　声强是单位时间内垂直通过单位面积的声能。声强与超声波的频率的平方、振幅的平方、介质密度成正比；声强与声压的平方成正比，与声阻成反比。声强是超声波治疗的剂量单位，用瓦/平方厘米（W/cm²）表示。计算公式为：

$$I = P^2/2\rho \cdot V$$

公式中 I 为声强，P 为声压，ρ 为介质密度，V 为声速。康复医学中通常的超声治疗剂量在 0.1 W/cm² ～ 2.5 W/cm²。

（二）超声波的传播

1. **纵波**　超声波不能在真空中传播，超声波的传播必须依赖介质，通过介质质点的运动传递波动。超声波在介质中传播主要以纵波形式，即波的传播方向与振动方向平行。图 6 - 1 为纵波示意图。

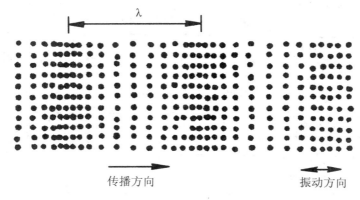

图 6 - 1　纵波示意图

2. **发散程度**　普通的声波振动频率低，波的传播方式是由一点向四周的球面传播。图 6 - 2 为普通声波传播方式示意图。随着声波的频率增高，其传播的发散程度逐渐减小。图 6 - 3 为超声波传播时发散角的示意图。超声波的发散程度用发散角的大小表示，发散角取决于声源的直径和声波的波长，计算公式为：$\sin\theta = 1.2\lambda/d$

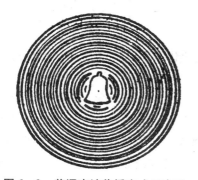

图 6 - 2　普通声波传播方式示意图

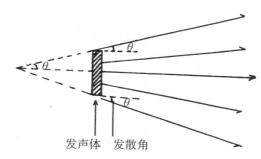

图 6 - 3　超声波传播发散角示意图

公式中 θ 为发散角，d 为声源的直径，λ 为声波的波长。超声波的频率越高，波长越短，发散角越小。高频超声波在同一弹性介质中可近乎直线传播。图 6 - 4 为不同频率的超声波的传播方式示意图。

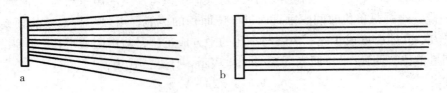

图6-4 超声波传播方式示意图

a. 500kHz 以下的超声波；b. 500kHz 以上的超声波

3. 声阻　不同介质的密度各不相同，介质的密度与声速的乘积叫做声阻。声阻是反应声波传播的重要参数。表6-3列举了几种不同物质的声阻。当介质均匀时，声阻恒定，超声波的传播方向不变；当介质不均匀或有两种不同的介质存在时，声阻有变化，超声波的传播发生反射、折射等现象。

表6-3　不同物质的声阻

物质名称	声阻（1×10^6 g/cm^2·s）
镍	5.0
钢	4.7
铜	4.2
钛酸钡	2.7
铝	1.7
石英	1.5
尼龙	3.0
皮肤、肌肉、软组织、血液	1.6
骨骼	6.3
水	1.5
润滑油	1.1
凝胶体	1.8
空气	0.0004

（三）反射与折射

1. 反射　超声波在介质中传播时，如果介质发生变化，在不同介质的界面上一部分超声波回到原来的介质中，叫做反射（图6-5）。反射的程度与入射角的角度有关。图6-5中 AO 是入射声束，NN′是法线，∠1 是入射角，∠2 是反射角。根据光学反射定律，入射角等于反射角。因此，入射角越小，反射角就越小；超声能量反射越少，作用效率越高。入射角越大，反射角就越大，超声能量损失越大。反射的程度还与界面两侧的介质的声阻特性有关。如果两种介质的声阻相差很小，能量反射就很小，绝大多数超声波进入第二介质；如果两种介质的声阻相差很大，能量大多数被反射，进入第二介质的超声波就很少。参考表6-3数据，石英的声阻与空气的声阻相差很大，石英-空气界面的反射近乎100%；人体软组织与水的声阻值相差不大，软组织-水界面的超声波反射很小。表6-4列举了几种介质界面的反射率。

表 6 – 4 界面反射率

介质界面名称	反射率
石英－水界面	68%
钢－水界面	85%
石英－空气界面	近于 100%

2. 折射 超声波在不同介质的分界面上发生反射后，剩余部分超声波穿透界面进入另一种介质，但传播方向发生改变，叫做折射（图 6 – 5）。折射的程度也取决于入射角和介质的声阻特性。折射的超声能量是入射能量与反射能量之差。

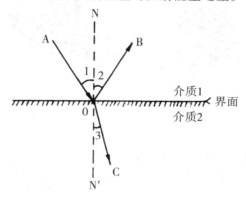

图 6 – 5 声波反射与折射示意图

NN′：法线；AO：入射声束；OB：反射声束；OC：折射声束；
∠1：入射角；∠2：反射角；∠3：折射角

（四）声场

声场是超声波在介质中传播的空间范围，即超声能所作用的区域。超声波的频率高，在传播时具有类似光的传播特性，即可呈束状传播。但是由于超声声源的晶体弹性不均匀、振动晶体周围的绕射现象及横波的产生等原因，在超声声头附近的声场中声束不均匀，因此将超声声场分为近声场和远声场。图 6 – 6 是超声波声场示意图。

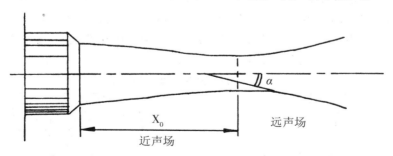

图 6 – 6 超声波声场示意图

1. 近声场 图 6 – 7 显示不同频率的超声波在使用不同大小的声头时近声场的声强。在近声场中声束略有会聚（参见图 6 – 6）。声头的直径和超声波的波长决定近声场的长度（图 6 – 6 中用 X_0 表示）。频率为 1MHz 的超声波，声头为 5cm² 时近声场的长度约为 10cm，声头为 1cm² 时近声场的长度约为 2cm。当超声波的频率为 3MHz 时，近声场的长度比 1MHz 时大 2 倍。在近声场中由于干涉的作用，声强不均匀。理论上声强的峰值至少是声头输出值的 4 倍，实际的超声设备的质量不同，使得近声场中的声强峰值是发射声强的 5~10 倍，甚至是 30 倍。

2. 远声场 在远声场中声强均匀，并随着与声头距离的增加逐渐衰减，声束传播中略有发散（参见图 6-3 和图 6-6）。

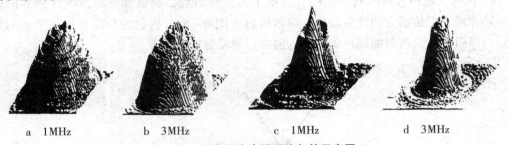

a 1MHz　　b 3MHz　　c 1MHz　　d 3MHz

图 6-7 近声场中声强不均匀的示意图

a 和 b 为大声头；c 和 d 为小声头

（五）穿透与吸收

超声波在介质中传播的过程中，增加了介质的分子振动与碰撞并产生热量，使得声能转换为热能，而声能逐渐衰减。穿透是指超声波在介质中的传递，吸收是指超声波能量的衰减。穿透与吸收是超声波传播过程中的同一事物的两个方面：吸收能量越多，表明穿透能力越差；反之，吸收能量越少，表明穿透距离越长。

1. 影响因素 介质吸收超声波能量的能力不仅与介质的密度、黏滞性、导热性、声速等特性相关，还与超声波的频率密切相关。超声波的频率越高，介质对超声波的吸收能力越强，超声波在介质中的穿透能力越差，穿透的距离越小。对于固定频率的超声波，超声波在气体中吸收最多，在固体中吸收最少，在液体中的吸收则介于固体与气体之间。

2. 半价层 通常用半价层或半吸收层表示超声波在某一介质中的穿透能力，或该介质对超声波的吸收能力。半价层是指超声能量衰减至原有能量的一半时超声波在介质中穿行的距离。例如，脂肪组织的半价层是 6.8cm，这个数字意味着：如果超声波仪器发出 2 W/cm² 强度的剂量作用于脂肪组织，在脂肪 6.8cm 深度处的超声强度为 1 W/cm²，若超声波再继续在脂肪组织中穿行，在脂肪 13.6cm 深度处的超声强度衰减为 0.5 W/cm²。表 6-5 是 1MHz 的超声波在不同组织中的半价层。

表 6-5 1MHz 超声波在不同组织中的半价层

组织、器官	半价层（cm）
脑	5.0
心	2.7
肾	3.5
肝	4.4
脂肪	6.8
肌肉	3.6

（六）干涉与驻波

1. 干涉现象　两列或两列以上的声波在介质中传播时，介质中质点的位移是各列波的叠加。如果两列声波频率相同，振动方向相同，它们在空间相遇时恰为波峰与波峰相叠加、波谷与波谷相叠加而使得质点振幅增大，或恰为波峰与波谷相叠加而使得质点的振幅减小，这种现象叫波的干涉现象。超声波的入射波和反射波可以形成干涉现象。

2. 驻波　驻波是波的干涉现象的特殊情况。当两列频率相同、振幅相同的声波在同一直线上沿相反方向传播时，在直线上各质点的振幅是两列声波振动的叠加。某些质点始终不动，振幅为 0，叫做波节；另一些质点振幅始终最大，为原每一列声波振幅的 2 倍，叫做波腹；其余各质点的振幅介于 0 与最大振幅之间。图 6 - 8 为驻波示意图，图中相邻两波节或波腹之间的距离为半波长（$\lambda/2$）。波节与波腹的位置不随时间而变化，能量保存在振动体系中，没有能量的传播，因此称之为驻波。如果反射界面与声源的距离为波长的一半，或者半波长的倍数，超声波的入射波和反射波形成驻波。

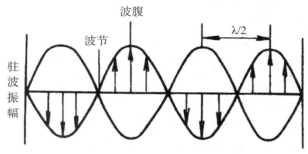

图 6 - 8　驻波示意图

三、超声波的生物物理特性

（一）超声波的机械作用

1. 细胞按摩　超声波在介质中传播时，介质质点在其平衡位置附近做往复运动，使介质内部发生有节律的疏密变化，这种疏密变化形成了压力变化。若以 1MHz 的超声波常规剂量作用于人体，产生 ±3 个大气压的压力，每一细胞承受的压力约为 4 ~ 8mg。在这种快速变化的压力作用下，细胞的容积发生微细变化。超声波使人体组织细胞产生的微细容积变化叫做细胞按摩。细胞按摩作用是超声波治疗疾病的最基本的机制。超声波对机体的其他作用都是在超声波细胞按摩的机械作用的基础上产生的。

2. 机械作用的生物效应　超声波的细胞按摩作用可以改变组织细胞的体积，改变膜的通透性，促进代谢物质的交换，加强局部的血液循环，改善组织的营养状况，提高组织细胞的再生能力，用以治疗软组织损伤等病症。超声波的机械作用可以使坚硬的结缔组织延长、变软，使粘连组织松解，用以治疗瘢痕、挛缩等病症。

（二）超声波的热作用

超声波在介质中传播时，其声能可被介质吸收并转化为热能。超声波作用于人体时，机体可吸收声能产生热，即超声波对人体的热作用。超声波的热作用是机械能转换为热能。

1. 对热作用的影响因素 超声波的热作用与超声波的频率和剂量相关，频率越高则热作用越强，剂量越大则热作用越强。超声波的热作用还与介质的物理特性和界面有关。在人体内各种组织吸收声能不一致，产生的热作用也就差别很大，神经组织吸收声能最多，肌肉次之，脂肪更差。有报导，超声波在肌肉组织中的热作用比在脂肪组织中的热作用大 2 倍。超声波在不同组织的界面处产热较多，如皮下组织与肌肉组织的界面，肌肉组织与骨组织的界面。超声波能更集中作用于肌肉组织与骨组织的界面，对于治疗运动创伤有实际意义。

2. 热作用的生物效应 虽然超声波有很好的热作用，但是产生的热量多数由血液循环散发，少数通过组织传导散失，因此超声波治疗中一般对人体组织不会引起温度过高而发生局部烫伤。由于超声波是近乎直线传播的，在机体中产生热作用的部位是以声头为底面向组织深处延伸的圆柱体。热作用使组织局部血液循环加快，新陈代谢加速，细胞缺血、缺氧状态得以改善，肌张力下降，疼痛减轻或缓解，结缔组织延展性改善。

（三）超声波的理化作用

1. 空化作用 超声波在液体介质中传播时产生声压。在正声压区液体受到压力，在负声压区液体受到张力。当产生的负声压超过液体的内聚力时，液体中出现细小空腔，即空化现象。空腔分为两种，即稳定的空腔和暂时的空腔。稳定的空腔在声压的作用下来回振动，空腔周围产生局部的单向的液体流动。这种非常小的液体流动叫做微流，在超声波治疗中起重要作用。微流可以改变细胞膜的通透性，改变膜两侧的钾、钙等离子的分布，因而加速组织修复过程，改变神经的电活动，缓解疼痛。暂时的空腔在声压变化时破灭，产生高热、高压、发光、放电等现象，对机体有破坏作用。暂时的空腔出现与超声波的频率和强度相关，康复医学临床应用的 800kHz 频率以上的超声波不会出现空腔破灭的破坏作用。

2. 触变作用 超声波的机械作用可引起液化反应，使凝胶软化成溶胶状态，有利于治疗与组织缺水相关的疾病，如肌肉、关节、韧带、肌腱的退行性疾病。

3. 弥散作用 超声波可以提高生物膜的通透性，增加弥散作用。弥散作用可以加快病变组织的恢复，与药物合用，使药物更容易渗透而提高药物的疗效。

4. 氢离子浓度变化 在超声波的作用下，组织的酸碱度朝向碱性变化，即 pH 值升高。pH 值升高有利于炎症反应的酸性环境改善，有利于止痛。

5. 解聚作用 在超声场中介质的振动和相互摩擦可导致化学键的断裂，使高分子化合物分解，可调节酶的活性，起到治疗作用。

四、超声波的治疗作用

超声波作用于人体组织局部产生的机械作用、热作用和其他理化作用，可以使人体局部组织血流加速，血液循环改善，血管壁蠕动增加，细胞膜通透性加强，离子重新分布，新陈代谢旺盛，组织中氢离子浓度减低，pH 值增加，酶活性增强，组织再生修复能力加强，肌肉放松，肌张力下降，疼痛减轻或缓解。超声波作用于局部组织产生的变化还可以通过神经体液途径影响身体某一节段或全身，在更广范围起到治疗作用。超声波的治疗作用与组织器官对超声波的敏感性，超声波的频率、剂量和应用方法有关。

1. **神经系统**　神经系统是对超声波非常敏感的系统。大剂量的超声波可引起中枢神经和周围神经的不可逆的损害。在一定剂量之内，超声波对周围神经的作用是使神经的兴奋性增高，传导速度加快，减轻神经的炎症反应，促进损伤神经愈合，提高痛阈，减轻疼痛。在一定剂量之内，超声波对中枢神经的作用如下：作用于大脑可刺激细胞能量代谢，使脑血管扩张，血流加快，加速侧支循环的建立，加速脑细胞功能的恢复；作用于间脑可使心跳加快，血压升高；作用于脊髓可改变感觉、运动神经的传导。在一定剂量之内超声波作用于自主神经系统，可引起皮温升高，血液循环加快。

2. **皮肤**　超声波作用于皮肤可提高皮肤血管的通透性，使皮肤轻微充血，但无红斑。超声波可增强皮肤汗腺的分泌，促进皮肤的排泄功能，增强真皮的再生能力。大剂量超声波可引起皮肤的伤害性炎症反应。人体不同部位的皮肤对超声波的敏感性不同。头面部皮肤对超声波敏感，腹部皮肤次之，肢体皮肤敏感性差。

3. **肌肉与结缔组织**　骨骼肌对超声波非常敏感，治疗剂量的超声波可使肌肉松弛、肌张力降低，大剂量的超声波可改变肌肉形态，引起肌肉损伤。超声波刺激结缔组织可使其伸展性得到改善，并能刺激结缔组织增生。

4. **骨骼**　骨骼声阻很大，对超声波吸收好。小剂量超声波治疗可以促进骨痂生成，大剂量超声波可延缓骨愈合。超声波在骨与周围组织界面上反射明显，易产生局部较强的热作用，引起骨膜疼痛。

5. **消化系统**　小剂量的超声波可以促进胃肠蠕动，增加胃酸分泌；大剂量的超声波可造成胃肠淤血、水肿、出血，甚至坏死、穿孔。小剂量的超声波可促进肝细胞再生，改善肝脏的功能，促进胆汁排出；大剂量的超声波对肝脏有损害作用。

6. **心脏血管**　心脏是重要器官，对超声波比较敏感，大剂量的超声波造成心包膜下出血、心肌点状出血、心律失常，以致心跳停止，因此在心前区应用超声波应格外小心。合适剂量的超声波可以增强心肌收缩力，使痉挛的冠状动脉扩张，建立侧支循环，促进心肌细胞修复，使心肌梗死和冠心病的患者症状缓解。超声波对血管的作用是使血管扩张，血流速度加快，血管壁的通透性增强，血压下降。

7. **血液**　超声波的作用可使血沉加快，血红蛋白增加，血液 pH 值增高。当超声波的传播方向与血流方向平行时，可引起血细胞流动停止。

8. **生殖系统**　适量的超声波可使精子数目增加，精子活动能力增强，受孕率提高。大剂量超声波可使精子萎缩。适量的超声波可促进卵巢滤泡形成，大剂量超声波使卵泡变性。超声波可使胚胎畸形、导致流产。

9. **眼睛**　眼睛的结构决定了它对超声波反应的特殊性。由于眼睛解剖层次多，容易产生超声波的热作用而对眼睛造成不良影响，引起结膜充血、角膜水肿、角膜上皮脱落、晶体和玻璃体混浊、眼底变性。但适当剂量的超声波可使眼球血管扩张，促进前房与玻璃体内的渗出和出血吸收消散，改善视神经的营养，恢复眼睛的功能。

第二节　超声波治疗技术和方法

一、超声波治疗的设备

1. 超声波治疗机　临床上使用的超声波治疗机多采用逆压电效应的原理发射超声波。治疗机由主机和声头两部分组成。主机包括电源电路、高频振荡电路、调制器和定时器。电源电路提供电功率和电压，高频振荡电路产生振荡电压，使声头晶体发生机械振动。调制器用以调节电压幅度，选择输出方式。定时器用以调节治疗时间。声头又称换能器，是由两面镀有金属层的压电晶体，装在一个圆柱形的金属外壳内构成的。在高频电压作用下，压电晶体的厚薄发生规律性变化，引起机械振动，产生超声波。

2. 辅助设备　超声波治疗的辅助设备包括水槽、水袋、漏斗、声头接管，它们用于特殊治疗。

（1）水槽：用于水下超声疗法。水槽的材料可为木、塑料、金属、玻璃和陶瓷等，水槽的容积需容纳治疗的肢体和声头。

（2）水袋：当治疗体表凹凸不平时，应用水袋进行超声波治疗。水袋用塑料或薄橡皮膜制成，袋内水为无气体水。治疗时水袋放置在声头与皮肤之间。

（3）漏斗：用塑料等坚实材料制成，治疗时漏斗小口朝下放置在治疗部位，紧贴皮肤，漏斗中加无气体水，声头从漏斗大口放入漏斗，声头表面浸在水中。漏斗用于小部位或体腔的超声波治疗。图 6-9 为漏斗示意图。

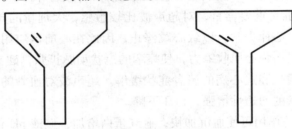

图 6-9　水漏斗

（4）声头接管：用与声头表面相同的材料制成，上端紧接声头，下端紧贴皮肤，用于小部位的超声波治疗。图 6-10 为声头接管示意图。

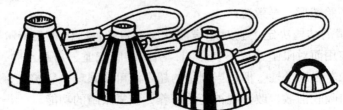

图 6-10　声头接管

二、连续超声波和脉冲超声波

根据超声波的输出方式将超声波分为连续超声波和脉冲超声波。

1. 连续超声波是指连续不断地发射强度恒定不变的超声波。图 6 – 11 是连续超声波示意图。连续超声波对人体有明显的机械作用和热作用。

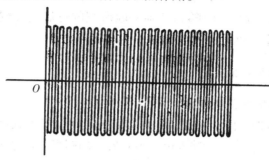

图 6 – 11　连续超声波示意图

2. 脉冲超声波是指有规律地间断发射的超声波，即每一组超声声束发射后有一段间歇期。每一组声束发射的延续时间为脉冲作用时间，无声束发射的间隙时间为脉冲休止时间，脉冲作用时间与脉冲休止时间的和为脉冲重复时间。脉冲作用时间与脉冲重复时间之比叫做脉冲通断比。脉冲超声波每秒钟的脉冲数为脉冲重复频率。常用的脉冲通断比为 1:5 和 1:20。如果脉冲重复频率为每秒 100 次，在脉冲通断比为 1:5、1:10、1:20 时的超声输出波形如图 6 – 12 所示。

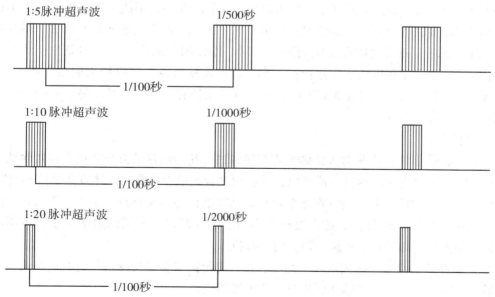

图 6 – 12　脉冲超声波示意图

（1）特点：在超声波脉冲休止时间内，由超声能在组织内转化的热能逐渐消散，因此脉冲超声波可减弱超声波的热作用。但在发射超声波的脉冲作用时间内，超声波的声强不变，因此机械作用仍保留。超声波的通断比可以提示超声波的功率降低的倍数，通断比为

1：10 的脉冲超声波的总功率是同等强度连续超声波总功率的 1/10。

（2）临床应用：从 20 世纪 80 年代起，在基础实验与动物实验研究结果的支持下，脉冲超声波有了新的应用方法。具体参数为：超声频率 1.0MHz ~ 1.5MHz，超声强度 0.03W/cm²，这个剂量远低于常规方法的剂量，可采取直接接触法或间接接触法，声头采取固定法，治疗时间为每次 15 ~ 20 分钟，每日 1 次。这种新的超声波疗法开始时仅用于治疗新鲜骨折和骨折延迟愈合，但随着基础实验研究的进展，发现它可以使软骨细胞增殖，于是扩展用于治疗退行性骨性关节炎。

三、超声波治疗的常规方法

（一）声头与人体皮肤之间的接触

1. 介质反射　超声波在不同介质的界面反射的程度，与组成界面的两种介质的声阻差有关。声阻差越大则反射越多，进入第二种介质中的超声波能量就越少。声阻差越小则反射越少，进入第二种介质中的超声波能量就越多。从表 6 - 3 中可知，空气的声阻与金属和人体组织的声阻相差很大，如果在声头与人体皮肤之间存在空气，超声波能量将近乎 100% 地反射，几乎不能到达人体组织。因此，在超声波治疗时，绝不能允许声头与人体皮肤之间有空气存在。

2. 耦合剂　耦合剂又称接触剂，应用耦合剂的目的是填充声头与皮肤之间的间隙，减少声头与皮肤之间的声能损耗，使得更多的声能进入人体。水与人体组织的声阻接近，对超声波能量吸收少，是理想的耦合剂。水用做超声波耦合剂时，一定要去除水中的气泡，可用煮沸法或蒸馏法去除气体。但水的缺点是黏滞性小，不能在体表停留，故不适合做超声波直接接触治疗方法的耦合剂，只用于水下法、水袋法或水下超声疗法。耦合剂的声阻应该介于声头表面物质和皮肤的声阻之间。作为耦合剂应符合下列条件：清洁，透明，不污染皮肤，能在皮肤表面停留，不会快速被皮肤吸收，对皮肤无刺激作用，便宜，无气泡。符合上述条件的可作为超声疗法耦合剂的物质有：甘油、凡士林、石蜡油、蓖麻油、凝胶体、乳胶等。

3. 接触技术

（1）直接接触法：声头与人体体表直接接触进行超声治疗的方法叫做直接接触法。必须使声头紧密接触皮肤，尽量不留空隙，并应用耦合剂填充声头与人体皮肤之间的空隙。

（2）水下辐射法：超声治疗在水中进行，治疗部位与声头都浸入水中，声头正对治疗部位，相互间隔 2 ~ 4cm 距离，超声波经水作用于治疗部位。水下辐射法用于人体不规则体表部位的治疗，如手指、足趾、踝、肘等部位。

（3）辅助器治疗法：应用水枕、漏斗、接管等辅助设备对特殊部位进行超声治疗的方法叫做辅助器治疗法，用于颈部、关节、体腔等部位。

（二）声头固定与移动

1. 固定法　在超声波治疗时声头固定于治疗部位的方法叫做固定法，适用于较小部位或痛点的治疗。

2. 移动法　在超声波治疗时在治疗部位均匀移动的方法叫做移动法，移动可为画环式与直线往返式，移动速度为 1cm/s ~ 2cm/s。移动法适用于较大面积的治疗，是最常用的超声波治疗方法。

3. 声头移动的原因

（1）超声声场内声强的不均匀性，决定了治疗时声头移动的必要性。在应用超声波治疗疾病时，声头或与皮肤紧密接触，或通过水或其他辅助器与人体皮肤接触。无论何种情况，声头与人体之间的距离很近。根据超声波产生的声场的特性，人体组织在超声波的近声场中。近声场的物理特性是在干涉现象的影响下声强不均匀，达到人体组织的实际声强峰值可为超声波仪器上设定声强的 5 ~ 10 倍。由于过大剂量的超声波对人体组织可造成不可逆的损害作用，为了保证治疗的安全性，声头必须在治疗部位做小范围的移动，以避免同一位置的超声波声强过大。

（2）入射波和反射波可能发生的干涉现象，决定了超声波治疗时声头移动的必要性。人体组织从体表开始，包括皮肤、皮下结缔组织、脂肪、肌肉、骨等不同的结构，在不同组织结构之间的界面超声波可发生反射，在骨的表面反射尤为显著。入射波与反射波之间可发生干涉现象而产生驻波，使得治疗部位的超声波声强发生很大变化，使得超声波治疗的剂量难以确定。声头的不断移动可以避免在同一位置产生过大的声强。

（3）超声波的传播方向决定了超声波治疗时声头移动的必要性。超声波在同一介质中的传播近乎直线方式，因此超出声头直径范围的人体组织中几乎无超声波的作用。如果需要治疗的部位大于声头，则需要移动声头以保证治疗部位都在声头直接作用范围之内。

4. 声头移动的范围　由于超声波频率很高，因此它在同一种介质中的传播方式是近于直线传播的。根据超声波的这一物理特性，在应用超声波治疗时，声头的位置应该正好对准需要治疗的部位。超出声头直径范围的人体组织中几乎没有超声波的作用。因此，声头移动的范围在病变部位之内。

5. 声头与体表的角度　根据超声波的反射特性，超声波在两种介质界面的反射，除了与介质的声阻差有关以外，还与入射角的角度相关。由于入射角越小反射角就越小，超声能量反射越少，作用效率就越高，因此在超声波治疗时，需要将声头尽可能地垂直于治疗部位表面以减少反射。

（三）超声波治疗频率的选择

根据超声波穿透与吸收的物理特性，超声波的频率越高，介质对超声波的吸收能力就越强，超声波在介质中的穿透能力也就越差，穿透的距离则越小。因此，在临床应用时，如果所需治疗部位表浅则选择 3MHz 频率的超声波治疗，如果所需治疗部位较深则选择 800kHz ~ 1MHz 频率的超声波进行治疗。

（四）超声波治疗部位的选择

人体通过血液循环、神经调节和体液调节形成一个整体，机体局部与整体之间有相互作用。因此，在应用超声波治疗时，治疗部位既可以是病变局部，也可以是非病变部位。

在病变部位进行超声波治疗时，超声波的能量直接作用于病变部位，超声波的机械作用、热作用和空化作用对病变部位发生直接影响。这是应用最多的治疗方式，如瘢痕的治疗和局部炎症的治疗。

利用人体神经体液的整体调节规律，超声波疗法可作用于非病变部位。如：交感神经链治疗方法，治疗部位是脊柱旁，用于周围神经病变和血管疾病的治疗；神经反射治疗，治疗部位根据神经节段和相应的体节选择。非病变部位的超声波治疗多应用于病变部位因各种原因不能直接进行超声波治疗的疾病。

（五）超声波治疗的剂量

超声波疗法中适宜的剂量是治疗的关键。从超声波的治疗作用可知，适当的剂量可取得很好的治疗效果，而过度的超声剂量对人体组织产生不可逆的损害作用。不同的组织对超声波的敏感性不同，不同的介质界面对超声波的反射作用不同，疾病的不同特性和不同时期所需要的超声剂量也不同，因此在决定超声波治疗剂量时需要综合考虑。

决定超声波治疗剂量的参数有超声波的波形、治疗方式、声强、治疗部位表面面积、治疗时间、治疗频度和治疗次数。

1. 声强　超声波的声强是超声剂量的直接表示单位，但它需要与波形和治疗方式综合考虑。连续超声波与脉冲超声波即使输出的声强相同，输出的超声波总功率也有明显差别，具体差值根据脉冲超声波的通断比可以进行推算。治疗时应用声头固定法还是移动法对剂量的要求也不一样。表 6 – 6 列出了各种波形和治疗方法时参考的声强强度。

表 6 – 6　超声波常规疗法的声强（W/cm^2）

剂量选择	连续超声波		脉冲超声波	
	固定法	移动法	固定法	移动法
小剂量	0.1 ~ 0.2	0.5 ~ 0.8	0.3 ~ 0.5	1.0 ~ 1.4
中剂量	0.3 ~ 0.4	0.9 ~ 1.2	0.6 ~ 0.8	1.5 ~ 2.0
大剂量	0.5 ~ 0.8	1.3 ~ 2.0	0.9 ~ 1.0	2.1 ~ 2.5

为避免热作用对组织的影响，疾病的急性期多采用脉冲超声波进行治疗，多采用小剂量。

2. 治疗时间　超声波的治疗时间与波形、治疗方式密切相关。超声波治疗的总治疗时间一般不超过 15 分钟，多选用 5 ~ 10 分钟。脉冲超声波比连续超声波的治疗时间可略长，固定法治疗比移动法治疗时间要短。

3. 治疗面积　同样的声强与同样的治疗时间，如果作用于大小不同的治疗部位，单位面积接受的超声波能量不同，因此在决定超声波剂量时需要考虑治疗部位的面积。常用的超声声头有两种，声头的面积分别为 1cm^2 和 5cm^2，一般超声波最短治疗时间为 1min/cm^2，最长的总治疗时间为 15 分钟，因此选用 1cm^2 的声头最大的治疗面积为 15cm^2，选用 5cm^2 的声头最大的治疗面积为 75cm^2。

4. 治疗频度　超声波疗法的治疗频度多为每日 1 次，也可隔日 1 次。

5. 疗程　超声波疗法的疗程由疾病的性质决定，一般急性病的 1 个疗程 5 ~ 10 次，慢性病的 1 个疗程 15 ~ 20 次。

（六）超声波治疗的一般操作程序

1. 治疗前检查机器　各导线连接正常，所有按键、旋钮处于正常位置，仪表指针或数字显示为零。

2. 患者治疗前准备　患者选舒适治疗体位，暴露需治疗部位，在治疗部位体表涂耦合剂。水下法要准备水槽，将治疗部位浸入水中。如果需用辅助器，将辅助器与治疗部位皮肤密切接触。

3. 治疗操作　将超声波声头与患者治疗部位皮肤或辅助器紧密接触；打开超声波治疗仪的电源开关；选择输出波形、输出强度和治疗时间；按医嘱进行固定法或移动法治疗。

4. 治疗观察　治疗中询问患者的感觉，治疗部位应有温热酸胀感，不应有痛感或灼热感。

5. 治疗后续操作　治疗时间到时，先按照与开机相反的顺序关闭仪器的按键、旋钮，再将声头移开，用温热毛巾清洁患者治疗部位。用75%的酒精消毒声头，然后将声头置于声头架上。

（七）超声波疗法的注意事项

1. 治疗人员注意自我保护，不要用手直接持声头为患者进行治疗，避免过量超声波引起疼痛。治疗师可戴双层手套操作。

2. 治疗仪器连续使用时，注意检查声头温度，避免烫伤患者或损坏仪器。

3. 声头不能空载。

4. 采用移动法时，声头的移动要均匀，使超声能量均匀分布。

第三节　超声波疗法在临床与康复中的应用

一、超声波疗法的适应与禁忌

（一）适应证

超声波疗法临床应用范围广泛，可用于内科、神经科、外科、皮肤科、耳鼻喉科、眼科、妇科等多科疾病的治疗。

为了使超声波疗法取得良好的效果，首先要掌握疾病的病理特点及发生、转归规律，明确应用超声波治疗的目的。其次要掌握超声波的物理特性、生物物理特性、治疗作用及作用原理，合理地应用超声波的治疗技术，正确地选择超声波的频率、治疗方法及治疗剂量，避免超声波的副作用和损伤，达到应有的疗效。超声波疗法可与其他物理治疗联合应用，也可与其他疗法如药物治疗联合应用，以达到患者尽早康复的目标。

1. 内科疾病　冠心病，心肌梗死，高血压病，支气管炎，支气管哮喘，肺气肿，消化性溃疡，慢性胃炎，便秘，胆囊炎。

2. 神经科疾病　脑血栓形成，脑梗死，脑出血，脑外伤，痴呆，癫痫，急性脊髓炎，脊髓蛛网膜粘连，脊髓损伤，脊髓灰质炎，坐骨神经痛，三叉神经痛，术后神经痛，截肢后幻痛，雷诺氏病，面神经麻痹，肋间神经痛，带状疱疹后遗神经痛。

3. 外科疾病　软组织扭挫伤，疖，冻伤，乳腺炎，汗腺炎，瘢痕，注射硬结，前列腺炎，肾结石，输尿管结石，阴茎硬结，退行性骨关节病，风湿性关节炎，类风湿性关节炎，肩关节周围炎，颈椎病，腰椎间盘病变，肱骨外上髁炎，腱鞘炎，骨折，闭塞性脉管炎，血栓性静脉炎，营养障碍性溃疡。

4. 皮肤科疾病　荨麻疹，瘙痒症，硬皮病，神经性皮炎，牛皮癣，扁平疣，斑秃，雀斑，寻常疣，跖疣。

5. 耳鼻喉科疾病　鼻窦炎，乳突炎，耳鸣，耳聋，耳硬化症，梅尼埃综合征，颞颌关节紊乱综合征。

6. 眼科疾病　青光眼，视网膜炎，视网膜色素变性，视网膜静脉周围炎，玻璃体混浊，视神经萎缩，黄斑出血。

7. 妇科疾病　盆腔炎，痛经，外阴瘙痒。

（二）禁忌证

1. 特殊疾病　恶性肿瘤，急性全身性感染，高热，活动性肺结核，出血倾向等。

2. 特殊部位　孕妇的腹部，儿童的骨骺部，男子的睾丸区，感觉神经异常的局部，静脉血栓区，交感神经节部位，皮肤破溃区。

二、常用超声波疗法

（一）常见部位的常规超声波疗法

1. 头部超声波治疗　患者仰卧或坐位，采用脉冲超声波直接接触移动法，小剂量，每日或隔日 1 次，每次 10～15 分钟。治疗部位剃发，注意治疗中声头保持与接触部位颅骨垂直。

2. 眼的超声波治疗　患者坐位低头，声头朝上与眼密切接触。可用直接接触法或水袋法，连续或脉冲超声波固定法，小剂量，每日或隔日 1 次，每次 10 分钟以内。

3. 颞颌关节的超声波治疗　患者坐位，微微张口，采用直接接触固定法或移动法，连续或脉冲超声波，中等剂量，每日或隔日 1 次，每次 3～5 分钟。

4. 颈交感神经节的超声波治疗　患者仰卧，采用直接接触法或水袋法，声头固定，脉冲超声波，中等剂量，每日或隔日 1 次，每次 5 分钟。声头接触胸锁乳突肌下 1/3，方向朝向颈 7 横突。

5. 臂丛神经的超声波治疗　患者仰卧，采用直接接触移动法，声头沿胸锁乳突肌后缘及锁骨上凹处滑行移动，中小剂量，隔日 1 次，每次 5～7 分钟。

6. 腰椎的超声波治疗　患者俯卧，采用直接接触移动法，声头沿腰椎两旁上下滑动，中小剂量，每日或隔日 1 次，每次 10～15 分钟。

7. 坐骨神经的超声波治疗　患者俯卧，采用直接接触移动法，声头由腰椎至环跳，经大腿后方达足跟。中等剂量，每日或隔日 1 次，每次 10～15 分钟。

8. 肩关节的超声波治疗　患者坐位，采用直接接触移动法，声头沿肩关节回环滑行移动，中大剂量，每日或隔日 1 次，每次 15 分钟。

9. 肘关节的超声波治疗　患者坐位，采用水袋法，中大剂量，每日或隔日 1 次，每次 5 分钟。

10. 腕关节和手的超声波治疗　患者坐位，采用水下法或水袋法，小剂量，每日或隔日 1 次，每次 5 分钟。

11. 膝关节的超声波治疗　患者仰卧，采用水袋法，中等剂量，每日或隔日 1 次，每次 5 ~ 10 分钟。

12. 踝关节和足的超声波治疗　患者坐位，采用水下法或水袋法，中等剂量，每日或隔日 1 次，每次 10 分钟。

（二）超声波复合疗法

将超声波治疗与其他物理因子或化学药物治疗相结合的治疗方法叫做超声波复合疗法。超声波复合疗法可使治疗作用叠加，较单一治疗效果更好。联合应用超声波治疗和电疗常用的方法有：超声 - 直流电疗法，超声 - 间动电疗法，超声 - 音频电疗法，超声 - 调制中频电疗法，超声 - 干扰电疗法。超声波可与许多热疗配合应用，如红外线、热敷、泥疗、高频透热疗法等。超声波可与外用药物配合应用。

1. 超声间动电疗法　应用超声间动电治疗机进行，超声波声头作为间动电疗的主电极连接阴极，在治疗部位缓慢移动，间动电疗的另一电极作为副电极连接阳极，固定于治疗部位附近。超声频率 1MHz，强度 0.5W/cm²，间动电选择密波，电流强度感觉阈上，多为 2 ~ 4mA，每次治疗时间为 5 ~ 10 分钟。这个方法始于 1946 年，疗效较好。

（1）治疗作用：超声间动电的主要治疗作用是止痛和促进血液循环。比较单一的超声波疗法和间动电疗法，超声间动电复合疗法的治疗范围增大，治疗效果明显增强，所需治疗剂量减小。超声间动电疗法的一个特殊表现为发红反应，是治疗后数秒即出现的皮肤潮红和红斑，红斑多在疼痛的敏感区域、痛点、扳机点、神经肌肉运动点等，发红区的治疗效果更好。

（2）适应证：三叉神经痛，颈神经根炎，臂丛神经炎，坐骨神经痛，落枕，肩周炎，软组织扭挫伤，腱鞘炎，腕管综合征，颞颌关节紊乱综合征，神经性疼痛，偏头痛，肱骨外上髁炎等。

2. 超声药物透入疗法　将药物加入超声波治疗时应用的耦合剂中，可通过超声波的作用使药物经过完整的皮肤或黏膜进入人体，达到超声波治疗和药物治疗的综合效果，叫做超声药物透入疗法。治疗设备可用常规 800kHz 或 1MHz 超声治疗机，但认为低频超声波的药物透入效果会更好。超声强度常用 0.5 ~ 1.5W/cm²，直接接触移动法，每次治疗时间为 10 ~ 15 分钟。超声药物透入疗法起始于 1964 年。

（1）特点：超声药物透入疗法应用的药物不受水溶性和极性限制，药源广泛。与直流电药物离子导入法比较，治疗中无电刺激，无电解产物，无电烫伤，药物不被破坏，也不存在随治疗时间的极化问题。超声药物透入疗法的问题是药物透入的量与深度不易确定。直流电药物离子导入时，药物进入人体的途径是沿电阻小的细胞间隙移动，而在超声波作用下，细胞膜通透性加大，药物可从细胞间隙进入细胞内。如果两个方法配合使用，应先进行直流电药物离子导入，再进行超声波药物透入。

（2）适应证：常用超声药物透入疗法的药物为激素类药、局麻药、解热镇痛药、抗生素、扩血管药、维生素 C 等。选择治疗适应证可综合考虑超声波的治疗作用和药物的治疗作用。

3. 超声雾化吸入疗法　应用超声的作用将药液变成雾状颗粒，患者吸入药物颗粒使药物直接作用于呼吸道，叫做超声雾化吸入疗法。治疗时使用超声雾化器，超声频率为1.3～2.5MHz，超声波通过作为介质的水传递至雾化罐，雾化罐中加入所用药物，药物在超声的作用下被雾化，患者可使用面罩或口吸管吸入，每次治疗时间为10～20分钟。

（1）特点：药液经超声波雾化作用后形成气雾，雾滴直径约1～8μm，被吸入时可深达肺泡。药物可直接作用于呼吸道病变处，当吸入药液达到一定量时可控制呼吸道黏膜的炎症，减轻黏膜水肿，解除支气管痉挛，稀释支气管分泌物而使其易排出，从而改善通气功能。由于是局部用药，因此用药总量少，全身反应小，操作简便。

（2）适应证：常用药物包括湿润剂、抗生素、支气管扩张药、化痰剂、激素、中药，适应证包括咽炎，喉炎，气管炎，支气管炎，肺炎，慢性阻塞性肺部疾患，肺心病，呼吸道及胸部手术后，声带手术后等。

4. 超声雾化开放伤口疗法　超声频率40KHz，强度0.1～0.8W/cm^2，采用非直接接触的辅助器治疗方法，超声介质为消毒生理盐水，并置于瓶中。超声开关打开后，超声产生的雾化消毒生理盐水直接喷洒在患区，采取移动法进行治疗。每次治疗时间为5～10分钟，每日治疗1次。

此为开放性皮肤伤口专用方法，用于伤口的清创和清洗，是21世纪新开发的超声治疗方法。

（三）有创超声波疗法

超声波疗法还应包括大剂量有创性治疗，如眼科手术、口腔治疗、外科手术、冲击波疗法等，这些治疗需要特定的设备与特殊的物理参数，本章不作介绍。

（顾新）

思考题

1. 超声波的定义。
2. 超声波如何产生的？
3. 超声波的频率与超声波治疗的穿透深度有哪些关系？
4. 超声波治疗直接接触法，为何应用耦合剂？
5. 为什么超声波疗法多使用声头移动法？其原因何在？
6. 超声波疗法有哪些主要治疗作用？
7. 超声波疗法在临床与康复中有哪些应用？

第七章　磁场疗法

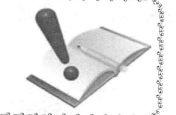

　　磁场疗法是应用磁场作用于人体，以治疗疾病的方法。通常磁场疗法作用于病变局部，或者作用于穴位。我国是最早发现磁性物质的国家，也是最早利用磁性的国家，更是最早应用磁场疗法的国家。早在汉代司马迁的《史记·扁鹊仓公列传》就记载了将磁石与其他中药煎煮后服其汤汁的方法。其后历代著名医书不断有关于磁疗的记载，内容涵盖内科、外科、五官科、儿科等多种疾病的治疗，有内服，还有外用。永磁体的应用和磁疗仪器的研制，扩大了磁场疗法的应用范围。在国际上，磁疗也有悠久历史。古希腊有磁石治疗腹泻的记载，古罗马有外用磁石缓解疼痛的记载，不一一列举。最早的磁疗仪器出现在1798 年，由一名英国的医师发明制作，用于治疗多种疼痛性疾病。19 世纪末以后，磁疗仪器不断增多，临床应用愈加广泛，除了止痛之外，在治疗高血压、神经衰弱、失眠、胃肠炎等多种疾病中取得了较好的疗效。近年来，磁场疗法在治疗骨质疏松症、脑损伤后功能障碍等方面又有了新的进展。

第一节　磁疗法基本知识

一、磁的名词解读

（一）磁体与磁性

能够吸附铁、钢、镍、钴等金属的物质叫做磁体。磁体吸铁的性质叫做磁性。

1. **永磁体**　磁性保持时间久，不易消失的磁体叫做永磁体。永磁体分为天然永磁体和人工永磁体。

2. **天然永磁体**　成分是四氧化三铁（Fe_3O_4），也称天然磁石，祖国医学常将其作为一味中药，既内服又外用。因为天然磁石磁性差，磁场强度低，外敷治疗时效果不好。

3. **人工永磁体**　用人工方法制成的永磁体称人工永磁体，常用来制作人工永磁体的材料是稀土合金，如钐钴铜、铈钴铜、钕铁硼，人工永磁体的磁性好，磁场强度高，重量轻，广泛应用于临床。

（二）磁极与特性

1. 磁极名称　磁体的磁性分布不均匀，磁性最强处是磁体的两极。任何磁体都有一对磁极，一极为南极（S 极），另一极为北极（N 极）。

2. 悬吊测试　将一块磁体悬吊，经过一段时间旋转后磁体停止，停止时指向南方的一极是南极，指向北方的一极是北极。

3. 不可分割性　磁极具有不可分割性，即将一块磁体分割后，每一部分仍有成对的南极和北极。图 7 - 1 显示了磁体的不可分割性。

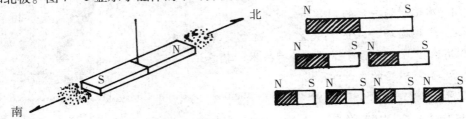

图 7 - 1　磁体的不可分割性示意图

4. 相吸相斥现象　当两块磁体相互接近时，就会出现同名极相互排斥、异名极相互吸引的现象，即南极与南极相斥、北极与北极相斥、南极与北极相吸。

（三）磁化与磁感应

1. 磁化　被磁体吸住的物体，当它们离开磁体后也具有了磁性，这种原来没有磁性的物体经过磁场的作用变为有磁性的物体的过程叫做磁化。

2. 磁性物质　能够被磁化的物质叫做铁磁物质或磁性物质。铁、镍、钴能够被磁化，铜、铝、玻璃不能被磁化。人工永磁体就是通过磁化过程制成的。

3. 磁感应　如果磁化过程不是通过与磁体直接接触产生，而是隔着其他物体，如玻璃、纸张、空气等，这种磁化过程叫做磁感应。

（四）磁场与磁力线

1. 磁场　磁力作用的范围叫做磁场。从磁感应的概念可知，磁体的作用不一定要直接接触产生。当被悬吊的磁体停止旋转后，如果用另一块磁体接近它，它又发生转动。这种转动是磁力作用的结果。

2. 磁场方向　磁场是无形的，在磁场中磁力是有方向的，磁力线从磁体的 N 极发出，通过空间进入磁体的 S 极，又在磁体内部从 S 极回到 N 极，形成封闭的曲线。磁力线的走行遵循同名相斥、异名相吸的原则。不同的磁体排列方式，产生的磁场中磁力线的走向各不相同。图 7 - 2 为磁力线走向示意图。磁极处的磁力线最密集，该处的磁性最强。

3. 磁场强度　磁场的强弱用磁场强度（H）来表示，磁场强度的单位是安培/米（A/m），磁场强度的曾用单位是奥斯特（Oe），它们的换算公式是 $1Oe = 79.58A/m$。

4. 磁感应强度　磁体内部或磁体表面的磁场强度叫做磁感应强度（B），磁感应强度的单位是特斯拉（T），磁感应强度的曾用单位是高斯（Gs），换算公式是 $1T = 10000Gs$。

5. 磁场强度与磁感应强度的关系　磁场强度 H 和磁感应强度 B 的关系可用公式表示：

$$B = \mu H$$

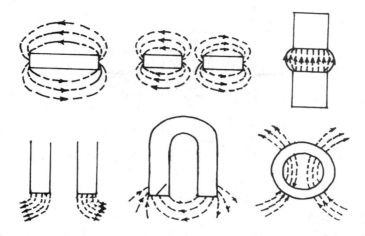

图 7-2　磁力线走向示意图

　　公式中 μ 为磁导率。当介质为空气时，磁导率 μ 近似于 1，因此 B≈H。在讨论磁疗剂量时一般不细分辨两者的差别，只是简单地称磁场强度，单位是特斯拉（T）。

（五）磁导与磁阻

　　1. 磁路　磁力线从磁体 N 极出发，回到磁体 S 极的途径叫做磁路。

　　2. 磁阻　在磁路中的阻磁力量叫做磁阻，类似于电路中的电阻。

　　3. 磁导　在磁路中的导磁力量叫做磁导。物质磁导的大小用磁导率（μ）表示。所有的物质根据其磁导率的不同分为抗磁性物质、顺磁性物质和铁磁性物质。人体组织中有些是顺磁性物质，有些是抗磁性物质，人体组织的磁导率 μ≈1。

　　4. 抗磁性物质　磁导率低于真空的磁导率，μ＜1，这类物质包括玻璃、惰性气体、锑、铋等。抗磁性物质不能被磁体吸引。

　　5. 顺磁性物质　磁导率略大于真空的磁导率，μ＞1，这类物质包括空气、稀土金属、铝、镁等。顺磁性物质能够被磁体吸引，在靠近磁极的部分产生异名极。

　　6. 铁磁性物质　磁导率明显大于 1，μ＞1，这类物质包括铁、镍等。铁磁性物质能够被磁体吸引，在磁场作用下易于磁化。

二、磁与电的关系

（一）电流产生磁场

　　1. 右手定则　电流产生磁场时，电流方向与磁场方向的关系可用右手定则表示。图 7-3 是右手定则示意图，当电流通过直线导线时，右手拇指指向电流方向，其他四指环绕导线所指的方向为磁场的方向。当电流通过螺旋状导线时，右手四指弯曲环绕导线，指示电流方向，拇指伸直，所指方向为磁场方向。

　　2. 电磁体　通过电流作用产生的磁体叫做电磁体。在线圈中插入铁芯，给线圈通电，其周围产生磁场，在磁场作用下铁芯获得磁性。电磁体的磁性是暂时的，当停止通电时，其磁性消失。电磁体产生的磁场类型与电流种类相关，直流电产生直流电磁场，交流电产生交变电磁场，脉冲电流产生脉冲电磁场。使用电磁体进行治疗是常用的磁疗方法。

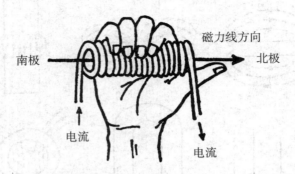

图 7-3 右手定则示意图

（二）磁场产生电流

根据电磁感应原理，在磁场中，如果导体与磁场的磁力线相互成垂直方向进行相对运动，在导体中就会产生电流；如果磁场的磁力线做切割导体的运动，也会在导体中产生电流。用这种方法产生的电流叫做感应电流。

第二节　磁场的作用原理

一、磁场的作用途径

（一）调节体内生物磁场

1. 生物电流　人体内存在生物电流是众所周知的。一切生命现象，如神经传导、肌肉运动、大脑兴奋与抑制等，都与机体中电子的传递或离子转移有关。人体在疾病状态下生物电流发生改变，心电图、脑电图、肌电图等检测方法就是将人体内的生物电流进行记录，通过分析判定所记录的生物电信号是否正常，从而达到诊断疾病的目的。

2. 生物磁场　根据磁电关系，电流可以产生磁场。人体内的生物电流就产生了体内的生物磁场。目前的检测手段已经证实了人体生物磁场的存在，并用于疾病的诊断，如脑磁图、胃磁图等。正常生理情况与病理情况下人体内的生物磁场是不同的。在正常情况下，人体生物磁场保持动态平衡；但在异常情况下，动态平衡被打破而发生疾病，此时如果应用外加的适当的磁场对体内的生物磁场进行调节，就可使体内生物磁场趋向正常、平衡，这是磁场疗法的重要作用原理。

（二）产生感应微电流

1. 感应微电流的产生　根据磁电关系，磁场可以产生感应电流。人体含有丰富的血管，血管中的血液含有水分及钾、钠、钙、镁等多种物质，血管是导体。当磁场作用于人体时，由于血管的舒缩运动和血液的流动，或由于磁场本身的运动，能够产生切割磁力线的作用，由此产生感应微电流。

2. 感应微电流的作用　人体内形成的感应微电流对机体的生物电流发生影响，进而影响机体的功能，从而达到磁场对人体的治疗作用。微电流可引起体内钾、钠、氯等离子分布与移动的变化，改变膜电位，改变细胞膜的通透性而产生相应的生物学效应。微电流可刺激神经末梢，调节神经功能。

（三）局部作用和神经体液作用

所有物理治疗的共同作用机制，都是通过物理因子的局部作用和神经体液作用，起到治疗疾病的目的。磁场疗法与其他理疗相比，既有共性，又有特殊之处。

1. 局部作用　磁疗对穴位的作用效果尤为明显。大量研究表明，磁场作用于人体穴位，可以出现类似针刺穴位的感觉，即凉感、热感、麻感和冷风吹动感。穴位有电磁特性，穴位是人体电磁最活跃点。对穴位的磁场疗法可以达到调节经络平衡的作用。

2. 神经反射作用　当磁场作用于人体时，可刺激人体的感受器，感觉传入沿神经传导通路直达脊髓和脑，通过神经反射影响局部直至整个机体。可在局部产生反射性的血管扩张，血流加快，可对大脑皮质起到镇静作用。

3. 体液作用　磁场对体液的影响是使血管扩张，血流加快，各种致痛物质迅速被稀释和排出，使疼痛减轻和缓解。在磁场作用下，各种内分泌素和各种酶的含量和活性发生改变，通过这些改变可达到各种治疗效果，如脑垂体和丘脑下部脑啡肽含量明显增高而通过体液循环起到镇痛效果，体液中钾、钙、钠、铁、铜、锌等离子也发生变化而达到治疗疾病的效果。

（四）改变细胞膜的通透性

人体的细胞膜具有重要的生理功能，细胞内外进行物质交换需要细胞膜内外有正常的离子分布。细胞膜中含有大量的酶和神经递质受体。在磁场作用下，细胞膜的膜蛋白分子出现重排现象，干扰了膜的特性与膜的功能，使细胞膜的通透性发生改变，引起生物学效应，可以达到治疗疾病的效果。

二、磁场的生物学效应

1. 磁场对中枢神经系统的影响　动物实验表明：弱磁场引起动物兴奋性增强，使动物的活动增加；强磁场使动物的兴奋性降低，活动减少。磁场对脑电活动、大脑皮质诱发电位均有影响。

2. 磁场对周围神经的影响　磁场对感觉神经传导速度和运动神经传导速度无显著影响，但有研究认为，磁场可抑制痛觉纤维传导速度，这是磁疗止痛作用的基础。

3. 磁场对自主神经的影响　磁场可通过影响自主神经递质的含量而产生呼吸减缓、心率减慢、血压降低等作用。

4. 磁场对心血管功能的影响　通过各种实验研究证实，磁场对正常心脏无明显作用，而对病理性心脏可以改善功能，改善心肌的血液循环。磁场可使血管扩张，血流加快，改善血液循环，也可使淤滞性扩张的血管收缩，因此磁场对血管的作用是双向调节。

5. 磁场对血液的影响　磁场对白细胞的影响各种实验结果不一致。可能在磁场的作用下白细胞会暂时降低，但很快恢复正常。从总体上看，磁场对白细胞无显著性影响。磁场对红细胞、血红蛋白的影响不肯定，对血小板有一过性的增加作用。磁场可以降低血脂，降低血液黏稠度。

6. 磁场对胃肠功能的影响　对正常的胃肠，磁场可以增强胃肠的生物电活动，提高胃肠蠕动，促进胃肠吸收。对病理性胃肠起到双向调节作用，对于胃肠蠕动缓慢者起促进胃肠蠕动作用，对于胃肠蠕动过快者起抑制胃肠蠕动作用，对于痉挛的平滑肌起到松弛作用。

7. 磁场对免疫功能的影响　磁场对免疫功能的影响各种实验结果不一致。多数实验表明磁场能提高 E 花环形成率，提高白细胞吞噬率，提高补体水平，提高免疫球蛋白，提示磁场具有提高正常机体细胞免疫与体液免疫功能的生物学效应。

8. 磁场对肿瘤的影响　实验表明，对于不同的肿瘤，磁场有抑制肿瘤细胞生长、杀伤肿瘤细胞、防止肿瘤转移的作用，能够延长实验动物的寿命。磁场使癌细胞生长缓慢或停顿，可能是由于在磁场作用下，细胞内带电粒子或基因发生变化，干扰了细胞 DNA 合成等功能。

9. 磁场对细菌的影响　磁场对大肠杆菌、金黄色葡萄球菌、溶血性链球菌等细菌有杀灭作用，对绿脓杆菌无抑制和杀灭作用。

三、磁场的治疗作用

（一）止痛作用

磁疗的止痛作用明显而迅速，对创伤性疼痛、神经性疼痛、炎性疼痛、肿瘤所致的疼痛都有较好的镇痛效果。磁场疗法的止痛机制是：

1. 感觉传入降低　磁场降低了感觉神经末梢对外界刺激的反应，减少了感觉神经的传入，因而达到止痛效果。

2. 血液循环增强　增强的血液循环使炎症渗出物的吸收与消散加快，降低了钾离子、组胺、缓激肽、5－羟色胺、乙酰胆碱等致痛物质的浓度，减轻了肿胀对神经末梢的压迫作用。

3. 肌痉挛减轻　平滑肌痉挛缓解，从而使疼痛缓解。

4. 内啡肽　甲硫氨酸脑啡肽、β－内啡肽、精氨酸加压素等内分泌素增多，这些物质具有吗啡样物质的性质，有止痛作用。

（二）镇静作用

1. 睡眠　镇静作用主要表现为改善睡眠，加快入睡，延长睡眠时间，加深睡眠深度。

2. 肌张力　镇静作用可减低肌张力，缓解肌肉痉挛，其机制与中枢神经的抑制有关。

3. 皮肤　镇静作用可使皮肤瘙痒减轻或消失。

4. 癫痫　镇静作用可抑制癫痫发作。

（三）消炎作用

1. 血液循环改善　磁场作用于机体而使血管扩张，血循环加速，组织通透性改善，有利于炎性渗出物的吸收和消散，有利于炎症局部改善营养、增加氧供，提高抗炎能力和修复能力。

2. 免疫功能改善　磁场作用于炎症过程时，能提高机体的免疫功能，如免疫球蛋白增高，白细胞数目增多，吞噬能力增强等，因此对细菌性炎症有一定的治疗作用。

3. 抑菌杀菌作用　磁场对部分细菌有抑菌或杀菌作用。磁疗对于急性炎症、亚急性炎症和慢性炎症均有很好的治疗作用。

（四）消肿作用

磁场有明显的消除肿胀的作用。其机制是磁场作用使血液循环加快，促进渗出液的吸收；磁场可改变渗透压和通透性，加速蛋白质的转移，降低组织间的胶体渗透压。因此，磁疗对于炎性肿胀、非炎性肿胀和血性肿胀均有很好的消肿作用。

（五）降压作用

1. 神经作用　磁场可加强大脑皮质的抑制功能，调节中枢神经系统和自主神经系统的血管舒缩机制，使高血压患者血压降低。

2. 血管作用　磁疗可扩张外周血管，降低外周循环阻力，从而降低血压。

3. 穴位作用　磁疗降压主要是通过穴位治疗达到效果。穴位的刺激可以通经活络，调节人体功能，通过神经反射的作用，影响大脑皮质对皮质下血管舒缩中枢的调控，调节血管舒缩功能，从而达到降压目的。

（六）止泻作用

磁场的止泻作用明显，其机制可能如下：

1. 在磁场作用下，ATP 酶活性增强，可使小肠的吸收功能加强。

2. 在磁场作用下，胆碱酯酶活性增强，使肠道分泌减少，蠕动减慢，有利于水分和其他营养物质在肠黏膜的吸收。

3. 磁场抗渗出的作用有利于止泻。磁场的抗炎作用对于炎性腹泻有很好的治疗作用。

（七）促进创面愈合作用

磁场能促进创面愈合，其机制是在磁场作用下，血管扩张，血流加快，血液循环改善，为创面提供更多的血液、更多的营养物质和氧，有利于加速创面的愈合。

（八）软化瘢痕作用

磁场具有防止瘢痕形成和软化瘢痕的作用，其机制为在磁场作用下血液循环改善，渗出物吸收和消散加速，为减少瘢痕形成创造了条件；磁场作用下成纤维细胞内水分和盐类物质增加，分泌功能障碍，破纤维细胞内溶酶体增加，促进细胞吞噬作用，阻止了瘢痕的形成。

（九）促进骨折愈合作用

磁场促进骨折愈合的机制是改善骨折部位的血液循环，改善局部营养和氧供，有利于骨组织细胞的新生，有利于骨折愈合；磁场产生的微电流对软骨细胞和骨细胞有直接促进生长的作用，因而加速骨折愈合。

（十）对良性肿物的作用

磁场对良性肿物有治疗作用，经磁疗可使良性肿物缩小或消失。其作用机制为异名磁极相吸产生的压力作用，使肿物缩小或消失；磁场可减少渗出，消炎消肿，使肿物缩小或消失；磁场对内分泌的影响，可使与生殖系统相关的良性肿物缩小或消失；磁场可使肿瘤内血管形成血栓，引起肿瘤血供中断，使肿瘤缩小或消失。

第三节　磁场治疗技术和方法

一、静磁场疗法

静磁疗法是利用恒定磁场治疗疾病的方法。

（一）磁片法

1. 用品　磁片是最常用的磁疗用品，制造磁片的材料主要有钐钴合金、铈钴合金、铁氧体、钕铁硼等永磁体。磁片的形状有圆形、长方形、圆柱形等，多为圆形，一般磁片的直径在 5～20mm 之间，常用磁片的直径为 10mm。

钐钴合金磁性最好，表面磁场强度高，一般可达 0.2～0.3T，但钐钴合金价格昂贵，难以广泛使用。铈钴合金的磁性仅次于钐钴合金，表面磁场强度较高，一般其表面磁场强度为 0.1～0.2T，可以满足一般疾病治疗的需要，且价格低廉，可广泛使用。铁氧体的磁性差，表面磁场强度低，一般为 0.05～0.1T，价格低廉，可用于浅表性疾病的治疗。但铁氧体重量大，使用不便。钕铁硼的磁性好，价格低廉，使用方便，可广泛使用。

除磁片外，磁块也是常用的磁疗用品。磁块比磁片厚而大，一般磁块的直径为 80mm，厚 20mm，外用有机玻璃或塑料制品包裹。磁块多用铁氧体制成。

2. 方法

（1）直接敷磁法：用胶布或其他固定用品将磁片直接固定在治疗部位或穴位上，根据病情决定应用磁片的数目和磁极放置的方法。一般采用持续贴敷法。可为单磁片法、双磁片法和多磁片法。

单磁片法只用一个磁片，适用于病变范围小且表浅的部位。用单磁片法磁力线分布主要集中于磁片下的组织，图 7-4 为单磁片法磁力线分布示意图。接触皮肤的磁片极性没有一定的规律，可以任意放置。

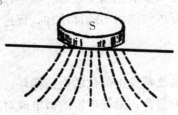

7-4　单磁片法磁力线分布示意图

双磁片法适用于病变范围较大且部位较深的情况。双磁片法有两种形式，即并置贴敷和对置贴敷。

并置贴敷又分为同名极并置贴敷和异名极并置贴敷。同名极并置贴敷时，两个磁片相同的磁极接触患者皮肤，其磁力线分布如图 7-5。异名极并置贴敷是两个磁片不同的磁极接触患者皮肤，其磁力线分布如图 7-6。根据二者磁力线分布的特点，异名极并置贴敷用于病变较大而表浅的患区，同名极并置贴敷用于病变较深的患区。如果双磁片法两个磁片之间的距离很远，相互之间的磁场影响不大，每个磁片的作用同单磁片法。

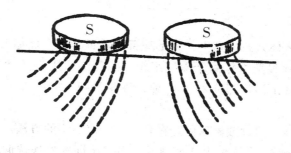

图7-5 双磁片同名极并置法磁力线分布示意图

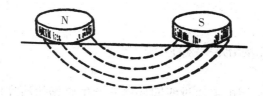

图7-6 双磁片异名极并置法磁力线分布示意图

对置贴敷是在患区两侧贴敷磁片，一般采用异名极对置贴敷，使两片磁片的磁力线相互联系形成一个贯通的磁场，图7-7为双磁片异名极对置贴敷法磁力线分布示意图。如果贴敷部位较厚，如腰腹之间，则不会形成贯通磁场。因此，对置贴敷多用于组织较薄的部位，如腕关节对置贴敷、踝关节对置贴敷、肘关节对置贴敷等。

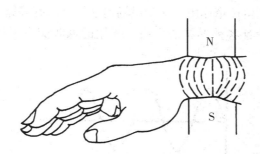

图7-7 双磁片异名极对置法磁力线分布示意图

多磁片法是应用两个以上的磁片直接贴敷于患者皮肤治疗疾病的方法，一般用于病变范围较大的情况，如末梢神经病变、血管疾病等。多磁片法磁极的放置多用同名极并置贴敷法。

用直接贴敷法需要注意患者皮肤情况，为了减少刺激，可在磁片与皮肤之间垫薄纸或纱布，应经常擦拭，以防汗液浸渍磁片而致生锈。

根据病情直接贴敷法连续贴敷3~5天，也可连续贴敷3~4周或2~3个月。

（2）间接贴敷法：间接贴敷法是将磁片缝在衣服或布带或表带上，穿戴时将有磁片的部位对准穴位或需要治疗的患区。间接贴敷法适用于对胶布过敏，不能采用直接贴敷法的患者，或病变部位较大，用胶布不易固定的情况，或需要较长时间治疗的慢性疾病。间接贴敷法常用磁疗表带、磁疗项链、磁疗背心、磁疗腰带、磁帽、磁裤、磁袜等。间接贴敷法每天贴敷时间应大于12小时，2～3个月为1疗程。

（二）磁针法

将皮针或耳针刺入体穴或痛点上，针的尾部在皮肤表面，将磁片用胶布固定在针尾，这样可以使磁场通过针尖集中作用于深层组织。磁针法适用于活动少的部位，每次选取2～3个穴位或痛点，每个治疗部位2～5分钟，每天2～3次。

（三）耳磁法

耳磁法是用胶布将小磁片或磁珠固定在耳穴上治疗疾病的方法。磁珠是直径很小的圆形磁粒，直径为3～8mm，多用稀土合金制成。根据不同的疾病选取不同的耳穴。每次选取2～4个穴位，每5～7天更换1次穴位。

二、动磁场疗法

动磁疗法是利用动磁场治疗疾病的方法。

（一）仪器

1. 电磁治疗机　是利用电流通过线圈使铁芯产生磁场的治疗仪器。根据产生的磁场的特性分为低频交变磁场磁疗机、脉冲电磁治疗机和脉动电磁治疗机。

（1）低频交变磁场磁疗机：由主机部分与磁头部分组成。主机部分主要是变压器，将外界交流电经变压后输送给磁头。磁头由线圈、铁芯和外壳组成，磁头在交变的电场中产生交变的磁场，图7-8为交变磁场示意图。磁头一面与电源连接，另一面开放对准治疗部位，使产生的交变磁场进入人体。在磁头表面安装弹簧，在磁场方向不断变换的情况下弹簧随之振动，对人体产生按摩作用。交变磁场治疗机可以有多路输出和多个磁头，可根据人体不同部位的形态设计各种形状的磁头。常用的低频交变磁场磁疗机的磁场强度为0.02～0.3T。

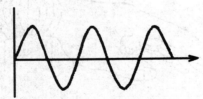

图7-8　交变磁场示意图

（2）脉冲磁场磁疗机：仪器由主机和磁头两部分组成。主机部分主要是变压整流元件，将外界电流经变压整流后变为脉冲电流，脉冲电流使得磁头部分产生脉冲磁场，图7-9为脉冲磁场示意图。磁头可为圆形和环形。一般脉冲磁场磁疗机的磁场强度在1T以内，低磁场强度脉冲磁场治疗机的磁场强度可为5～7mT。

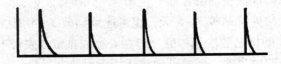

图7-9　脉冲磁场示意图

（3）脉动磁场磁疗机：仪器由主机和磁头两部分组成。主机部分的元件使交流电变为脉动直流电，通过线圈产生脉动磁场，图7－10为脉动磁场示意图。磁头由铁芯线圈构成，磁场通过磁头作用于人体。磁场强度与电流强度相关，一般为0.2～0.4T。脉动磁场穿透力较深，可产生轻度温热作用，但目前临床应用较少。

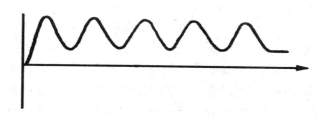

图7－10　脉动磁场示意图

2. 旋磁机　仪器由整流装置、电动机、永磁体、外壳组成。整流装置将交流电整流后变为直流电，再输送给电动机。电动机为微型，转速1500～3000转/分。永磁体一般用磁片，多为2～4片。电动机转动时带动永磁体转动，使恒定磁场变为旋转磁场。外壳由硬质塑料制成，圆筒形，直接接触患者皮肤。磁片表面的磁场强度为0.1～0.3T，转动磁场强度为0.06～0.2T。

（二）方法

1. 低频交变磁场疗法　根据治疗部位的形状选择磁头。患者取舒适体位，暴露治疗部位。治疗者按照机器说明进行仪器板面操作，在关机状态将磁头放置在需要治疗部位，开机后根据患者具体情况选择磁场频率、强度等仪器参数。一般每次治疗20～30分钟，治疗过程中患者应有舒适的振动感和温热感，注意询问患者的温热感觉，避免过热灼伤。一般每天1次，15～20次为1个疗程。

2. 脉冲磁场疗法　患者取舒适体位，暴露治疗部位。治疗者将磁头放置在治疗部位，多个磁头可分开摆放，也可成串摆放，或套叠摆放，根据机器说明进行板面操作，根据患者病情选择治疗参数，每次治疗30分钟，每天治疗1次，10～15次为1疗程。

3. 旋磁疗法　患者取舒适体位，暴露治疗部位，将旋磁治疗仪的机头置于治疗部位，每次治疗15～20分钟，每天1～2次，15～20次为1疗程。根据治疗部位，可选用两个机头对置法。穴位治疗时每穴5～10分钟。

三、磁处理水疗法

（一）医用磁水器

医用磁水器是制造医用磁处理水的磁疗器械。医用磁水器由永磁体、容器、导水管、外壳及附件组成。最主要部分是永磁体，多用永磁铁氧体，磁场强度为0.1T。可用静态法和动态法。静态法是将普通水置于磁水器中，经过一定时间后取用，如磁水杯。动态法是将普通水通过细乳胶管，流经磁场而产生磁处理水。医院多采用动态法。

（二）治疗方法

磁处理水法用于治疗尿路结石、胆结石、萎缩性胃炎。患者每天饮磁处理水2000～

3000ml，晨起空腹饮 1000ml，其余分次饮用。2 ~ 3 个月为 1 疗程。

四、反复经颅磁刺激

（一）治疗原理

反复经颅磁刺激是近年新发展的磁疗方法。反复经颅磁刺激疗法，源于经颅电刺激疗法。1980 年 Merton 和 Morton 在《自然》杂志上发表的论文表明，当对人颅骨进行高电压电刺激时，可以激活运动皮质，使相对应的肌肉发生收缩。但是，经颅电刺激会产生不适和疼痛，不适合临床常规应用。电磁原理告诉我们，电流可以产生磁场，磁场可以产生感应电流。Barker 等人应用这一原理，开发一种经颅磁刺激器。其原理是：高压电流通过线圈，产生快速变化的磁场。将这种快速变化的磁场作用于大脑皮质一定区域，或相对应的颅骨表面，于是磁场产生感应电流，此可改变该区域神经细胞兴奋性。神经细胞兴奋性的变化，通过神经通路，在效应器上能够被记录下来。最初的经颅磁刺激应用的是单脉冲磁刺激，或者用成对磁刺激，主要用于疾病诊断和判定预后。但随着经颅磁刺激发展，对皮质神经细胞功能，可用不同频率、不同强度和反复序列化磁刺激，不仅影响磁刺激局部功能，而且对相关远隔皮质功能均可实现皮质功能重建。研究证明磁刺激生物学效应，在刺激停止后仍将持续一段时间，成为重塑大脑皮质局部或整体神经网络功能的良好工具。因此，反复经颅磁刺激，能使皮质兴奋性产生持久性变化，成为治疗神经系统疾患的新方法。经颅磁刺激仅有三十余年的历史，反复经颅磁刺激的临床治疗应用历史更短，只开展了十余年，还处在初级探索阶段，其治疗效果和最佳的治疗参数，还未得到科学的证实，治疗机制需要进一步深入研究和探讨。

（二）治疗参数

1. 刺激频率　是指每秒钟通过线圈的电流脉冲数，分为高频刺激和低频刺激。

（1）高频刺激：频率大于 1 Hz（部分作者认为应大于 3 ~ 5Hz 或 10Hz），可易化神经细胞，对大脑皮质有兴奋作用。

（2）低频刺激：频率≤1 Hz，可抑制神经细胞，对大脑皮质有抑制作用。

（3）作用：兴奋与抑制作用的强弱有个体差异。

2. 刺激强度　指刺激时的磁场强度，有三种方式表示刺激强度。

（1）百分强度法：用刺激器的最大输出强度的百分比表示，刺激器的最大磁场强度是1.5 ~ 2.5T。

（2）运动阈值法：用运动阈值的百分比表示，运动阈值指能在靶肌诱发出运动诱发电位所需的最小刺激强度。

（3）直接强度法：直接用磁场强度表示，磁场强度的单位是特斯拉（T）。

3. 刺激脉冲数　指 1 次治疗中的总脉冲数，是刺激器 1 个序列设定的脉冲数和治疗序列数的乘积。2 个序列之间设定间隔时间。若每日治疗 2 次，也可计算每日总刺激脉冲数。

（三）临床治疗应用

1. 抑郁症　一些学者对反复经颅磁刺激治疗抑郁症的机理展开了初步的探索：大脑皮质左侧额前叶背外侧区，参与正性情绪的产生和调节；右侧额前叶背外侧区，参与负性情绪的产生和调节。初步认为：反复经颅磁刺激能调节皮质的兴奋性，调节与产生抑郁症状有关的特异性神经通路（如额扣带回系统）的活动，调节脑血流，调节脑内某些神经递质的代谢，促使脑内多巴胺的释放等作用，是其治疗抑郁症的可能机制。反复经颅磁刺激对抑郁症的临床治疗多采用对左侧额前叶背外侧区高频刺激，对右侧额前叶背外侧区低频刺激，对脑代谢降低的患者高频刺激，对脑代谢过高的患者低频刺激。

已报导的反复经颅磁刺激治疗抑郁症的具体方法举例如下：

刺激部位：左侧额前叶背外侧皮质，对于刺激部位的准确定位是疗效的关键。

刺激频率：10Hz 和 20Hz 的高频刺激较多。

刺激强度：80% ～ 110% 运动阈值，有报导刺激强度大于90%运动阈值的效果优于刺激强度小于90%运动阈值的效果。

刺激脉冲数：300 ～ 1600/日，有报导每日刺激脉冲数大于1200次的治疗效果优于每日刺激脉冲数小于1000次的效果。

治疗时间：2 ～ 10周，有报导认为应至少治疗4周。

疗效评测：汉密尔顿抑郁量表（Hamilton Rating Scale for Depression，HAM－D）。

2. 帕金森病　反复经颅磁刺激治疗帕金森病的机制可能与调节皮质的兴奋性有关，它能抑制运动皮质区，使患者静息时异常的皮质兴奋得以改善。反复经颅磁刺激还能改善脑内包括基底节区的血液循环，有利于黑质纹状体处的血供，改善其功能。反复经颅磁刺激还影响脑内儿茶酚胺的代谢，促进同侧内源性多巴胺的释放，使同侧尾状核周围的多巴胺增多，并可以抑制大脑内神经系统多巴胺的分解，同时还可调节患侧纹状体苍白球直接环路和间接环路的兴奋性，改善运动障碍等临床症状。另外反复经颅磁刺激可以改善帕金森病患者的运动反应时间，抑制运动皮质区不自主的神经元异常放电引起的震颤。

已报导的反复经颅磁刺激治疗帕金森病的具体方法举例如下：

刺激部位：颅顶、初级运动皮质、额叶、额前叶、辅助运动区等。

刺激频率：多为低频，有用 0.2Hz、0.5Hz 和 1Hz；较少用高频，如有用 5Hz、10Hz 和 20Hz。

刺激强度：0.3 ～ 0.8 特斯拉，或者80% ～ 110%的运动阈值，或者70%的刺激器最大输出强度。

刺激脉冲数：60 ～ 2250 次/日

治疗时间：1 ～ 14 次。

疗效评测：统一帕金森病评定量表（Unified Parkinson's Disease Rating Scale，UP-DRS）。

3. 癫痫　癫痫状态是大脑皮质兴奋和抑制的失调，反复经颅磁刺激可通过诱导突触间的长时程抑制或长时程增强来改变大脑皮质的兴奋性，为治疗癫痫提供了理论基础。另外，反复经颅磁刺激可调节刺激区局部血流量，影响脑内神经递质的传递也是可能的治疗机制。反复经颅磁刺激治疗癫痫时最令人关注的是安全性问题，因为经颅磁刺激的应用有诱发癫痫的可能性，而癫痫患者又是易感人群。综合现有的报导可以谨慎地得出的结论是，反复经颅磁刺激诱发癫痫发作的危险性很小。

已报导的反复经颅磁刺激治疗癫痫的具体方法举例如下：

刺激部位：病变定位区或顶叶、颞叶、额叶、中央叶、颅顶等。

刺激频率：以低频刺激为主，多采用 0.3Hz、0.5Hz 和 1Hz；也有用高频刺激，如 20Hz 和 30Hz 等。

刺激强度：90% ～ 150% 的运动阈值，或 40% ～ 100% 的仪器最大输出强度。

刺激脉冲数：100 ～ 3000 次/日。

治疗时间：1 天 ～ 3 月。

疗效评测：癫痫发作频率。

4. 脑损伤康复　脑外伤或脑血管病可引起脑功能受损，导致运动功能、言语功能、认知功能、情感的障碍，反复经颅磁刺激对于大脑兴奋性的改变，为脑损伤的康复提供了一条新的治疗途径，已经有应用该技术治疗偏瘫、失语、视觉空间忽略、认知障碍等的报导，可参考相关文献。

五、磁场疗法的剂量

1. 剂量分级

（1）小剂量或弱磁场：磁场强度 0.01 ～ 0.05T。

（2）中剂量或中磁场：磁场强度 0.05 ～ 0.2T。

（3）大剂量或强磁场：磁场强度 0.2 ～ 0.3T。

（4）超大剂量或极强磁场：磁场强度 ＞ 0.3T，一般临床不建议使用此剂量。

2. 剂量选择　一般情况，磁场强度越高，治疗效果越明显，但磁疗的副作用也越明显。为了既达到良好的治疗效果，又避免不必要的副作用，在选择剂量时应考虑以下几点：

（1）急性疼痛或癌性疼痛宜用大剂量。

（2）神经衰弱、血压高等宜用小剂量。

（3）年老、年幼、体弱者宜用小剂量，年轻力壮者宜用大剂量。

（4）头、颈、胸宜用小剂量，背、腰、腹和四肢宜用中剂量，臀、股可用大剂量。

六、磁疗副作用及注意事项

（一）磁疗的副作用

1. 磁疗的副作用的含义　是在磁疗过程中出现的不适反应，停止治疗后该不适反应减轻或消失，再次应用磁疗后，不适反应再次出现。磁疗副作用的发生率在 10% 以下。

2. 磁疗副作用的表现　心慌，心悸，恶心，呕吐，一时性呼吸困难，嗜睡，无力，头晕，低热，皮疹等，个别患者白细胞降低。

3. 磁疗副作用的相关因素　老年人易出现磁疗副作用，头颈部治疗易出现磁疗副作用，强磁场治疗易出现磁疗副作用。

4. 磁疗副作用的处理方法　副作用轻者，无需停止磁疗，可调整治疗部位和剂量。副作用明显且持续存在者，应中断磁疗。

（二）磁疗的注意事项

1. 直接贴敷法注意检查皮肤。

2. 动磁场治疗中注意询问患者有无不适反应，有无磁头过热现象。

3. 磁片、磁头不可相互撞击。

4. 磁片、磁头表面可用75％酒精消毒，禁用水煮、火烤等方法。

5. 治疗区域去除所有金属物品。

6. 对白细胞较低的患者定期做白细胞检查。

7. 机械手表、移动电话、磁卡等物品不宜接近磁片或磁头。

第四节　磁场疗法在临床与康复中的应用

一、磁场疗法在各科的应用

（一）内科疾病

1. 高血压病

（1）直接穴位贴敷法：主穴为曲池、内关、足三里、百会，配穴为风池、神门、太冲。

（2）耳磁法：主穴选降压沟，配穴选肾、心、交感、神门等。

（3）旋磁法：百会或曲池穴治疗。

（4）电磁法：磁头置于双侧曲池穴处治疗。

（5）磁处理水法。

2. 风湿性关节炎、类风湿性关节炎、骨关节炎

（1）直接贴敷法：患病关节痛点及其邻近穴位贴敷，可配用远端穴位。

（2）旋磁法：患病关节或邻近穴位治疗，可采用对置法。

（3）电磁法：根据关节外形，选用适当的磁头进行治疗。

3. 冠心病

（1）直接贴敷法：穴位有心俞、膻中、内关、曲池、足三里等，每次选2~3穴。

（2）旋磁法和电磁法：治疗部位为心前区或上述穴位。

4. 肠炎

（1）直接贴敷法：穴位有天枢、神阙、关元、大肠俞，足三里。

（2）电磁法：将磁头置于脐部。

（3）旋磁法：治疗部位同贴敷法。

5. 胃炎

（1）直接贴敷法：穴位有中脘、上脘、足三里，配穴胃俞。

（2）旋磁法：治疗部位同上述穴位。

（3）电磁法：治疗部位为上腹部。

6. 慢性气管炎

（1）直接贴敷法：主穴为天突、膻中、定喘、肺俞，配穴为足三里、中府、合谷、大椎，每次3~5穴。

（2）旋磁法：治疗部位同上述穴位。

（3）电磁法：将磁头置于气管区。

（二）神经科疾病

1. 坐骨神经痛

（1）直接贴敷法：穴位有肾俞、环跳、委中、承山或阿是穴。

（2）旋磁法或磁针法：部位同贴敷法。

（3）电磁法：将磁头置于坐骨神经体表投影区。

2. 三叉神经痛

（1）直接贴敷法：主穴为攒竹、下关、颊车、阿是穴，配穴为合谷、风池。

（2）旋磁法：选择上述穴位先行旋磁法，后用贴敷法，尤其适于症状严重病例的治疗。

3. 神经性头痛

（1）直接贴敷法：选风池、太阳、合谷等穴。

（2）耳磁法：选用耳穴皮质下、枕、额、内分泌等。

（3）旋磁法：旋磁机的机头置于百会、风池等穴。

4. 神经衰弱

（1）直接贴敷法：主穴为风池、神门、三阴交、曲池、百会，配穴为安眠、足三里。

（2）耳磁法：选耳穴心、脑、神门、肾、皮质下，双耳交替。

（3）电磁法：磁头置于头部双颞侧，小剂量弱磁场。

（三）外科疾病

1. 扭挫伤

（1）直接贴敷法：痛点贴敷。

（2）旋磁法：扭伤处进行治疗。

（3）电磁法：将磁头置于患区。

2. 腱鞘囊肿

（1）直接贴敷法：直接贴在囊肿表面，根据囊肿大小选择磁片，磁片面积应略大于囊肿。

（2）旋磁法：在囊肿局部进行治疗。

3. 肩周炎

（1）直接贴敷法：常用穴位为肩髎、肩前、肩髃。

（2）旋磁法：部位同上述穴位。

（3）电磁法：磁头置于患肩。

4. 静脉炎、血栓性脉管炎、静脉曲张

（1）直接贴敷法：炎症血管两端及中部贴敷，配穴为合谷、曲池、足三里、三阴交等。

（2）旋磁法：两个机头置于血管两端治疗。

5. 肋软骨炎

（1）直接贴敷法：患区贴敷。

（2）旋磁法：患区治疗。

6. 颈椎病

（1）直接贴敷法：颈椎痛点。

（2）电磁法：磁头置于颈后、患侧上肢。三环法为颈后 N 极面向皮肤，两侧 S 极面向皮肤。

7. 肾结石、输尿管结石

（1）直接贴敷法：痛点贴敷。

（2）电磁法：磁头置于结石所在部位的体表投影处。

（3）耳磁法：取耳穴肾、输尿管、膀胱、交感、耳尖、神门、皮质下。

8. 肱骨外上髁炎

（1）直接贴敷法：阿是穴、风池、尺泽、手三里。

（2）旋磁法：磁头置于患处。

（3）耳磁法：取耳穴神门、皮质下、大肠、肝等。

（四）眼耳鼻喉科疾病

1. 耳郭浆液性软骨膜炎　直接贴敷法：异名极对置夹敷耳郭两侧。

2. 外耳道疖肿

（1）旋磁法：磁头对准外耳道。

（2）直接贴敷法：耳门、翳风、合谷等穴和患区。

3. 神经性耳鸣　直接贴敷法，常用穴位有耳门、听宫、听会、翳风，配穴有外关、内关。可用磁针法。

4. 鼻炎

（1）直接贴敷法：主穴为迎香，配穴为合谷、大椎。

（2）旋磁法：将磁头对准迎香穴治疗。

5. 麦粒肿　旋磁法，磁头对准患区，闭眼治疗。

6. 角膜炎　旋磁法，磁头置于患眼。

（五）其他疾病

1. 慢性皮肤溃疡

（1）直接贴敷法：创面消毒后用消毒纱布覆盖，磁片用酒精擦拭后，再固定于创面之上。

（2）旋磁法：机头对准溃疡面。

2. 带状疱疹

（1）直接贴敷法：根据患病部位取穴。可在相应神经根处贴敷。

（2）旋磁法：机头选择疱疹密集处。

3. 痛经

（1）直接贴敷法：取穴关元、三阴交、中极、肾俞。

（2）电磁法：磁头置于下腹部。

4. 臀部注射硬结

脉冲磁疗法：患区治疗。

5. 瘢痕

瘢痕处可用贴敷法、旋磁法、电磁法治疗。

二、磁场疗法的禁忌

1. 白细胞总数 4000 以下。

2. 重危患者，如急性心梗、急腹症、大出血等。

3. 体质极度衰弱、高热。

4. 磁疗副作用明显，不能耐受治疗者。

5. 孕妇下腹部。

6. 心脏起搏器就局部及邻近部位。

7. 金属异物的局部。

（顾新）

思考题

1. 磁的来源与变化。

2. 试述磁与电的关系。

3. 磁场对人体的作用途径是什么？

4. 磁场疗法有哪些主要治疗作用？

5. 磁场疗法的剂量怎样选择？

6. 磁场治疗有哪些禁忌证？应注意哪些事项？

第八章 传导热疗法与冷疗法

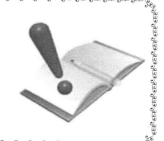

第一节 传导热疗法基本知识

以各种热源为介体，将热直接传导于人体以治疗疾病的方法称为传导热疗法（conductive heat therapy），简称热疗（heat therapy）。传导热疗法的种类依传导热源的不同而分为多种。常见的传导热源有蜡、沙、泥、热空气、蒸汽、坎离沙、化学热袋等。所以，比较经典的传导热疗法包括：石蜡疗法、泥疗法、沙疗法、蒸汽疗法、坎离沙疗法、化学热袋疗法和电热疗法。其中泥、石蜡等除传导热作用外，还有机械和化学的综合作用。传导热疗法设备简单、操作方便、适应证广泛，有较明确的临床疗效，适用于各级医疗机构，也可在家庭中使用。除电热疗法外，其他传导热疗法均不同程度地具有热作用的稳定性较低、热作用的强度不是非常均匀等不足。本章着重介绍石蜡疗法、泥疗法、沙粒疗法、湿热罨包疗法和其他温热疗法。在介绍各具体疗法之前，本节就传导热疗法的共性即物理学原理、生物学效应和在康复医学中的应用作简单介绍。

一、热的物理学原理

（一）热的基本概念

1. **热量** 是用来表示物体吸热或放热多少的物理量，也就是在热传递过程中所转移的内能。在国际单位制中，热量的单位是焦耳。

2. **热容量** 物体温度每升高1℃所吸收的热量称为物体的热容量，简称热容。热容量的单位是千卡/度，国际单位为焦/升。不同的物体具有不同的热容量。

3. **比热** 单位质量物质的热容量即为该物质的比热。比热的单位为焦/（千克·升）。

4. **热平衡方程** 温度不同的物体互相接触时，在无外界影响的情况下，互相接触的物体趋向热平衡状态。原来温度较高物体放出的热量 Q 和原来温度较低物体吸收的热量

Q'大小相等、符号相反。热平衡方程：

$$Q + Q' = 0$$

（二）热传递的方式

1. 传导　物体通过接触而进行的传热方式为热传导。传导热量与物体的物质构成（表8-1）、物体间接触的面积和物体与周围环境的温度差等因素有关。

2. 对流　依靠物体本身的流动传递热量的方式为对流。此种方式的特点是，传热物体必须具有流动性，故只有液体和气体才能通过对流传递热量。

3. 辐射　由热源直接向空间发散热量的热传递方式为辐射。热辐射的特点是热量直接由热源表面以光的形式连续发射，以光速传播，不依赖其他物质。物体温度越高，单位时间内辐射的热量越多。

表 8 - 1　各种物体的导热系数

物　名	导热系数
沉泥	0.0017
水	0.0014
高位泥煤	0.001
人体皮肤	0.0009
沙	0.00065
石蜡	0.00059
空气	0.00056

二、热的生物学效应

（一）温热对新陈代谢的影响

1. 细胞化学反应　温热可以影响细胞的化学反应。通过测定体外单细胞在不同温度下耗氧量的变化，可以发现其代谢过程随温度的上升而加快。最初呈指数上升，以后随温度增加代谢率的增长明显减慢，在达到代谢率最大的"最适温度"后，代谢率随温度的增长开始下降，直到在某一温度代谢完全停止（死亡）。从酶系统活性与温度的关系可以看到，在初始阶段，温度每升高10℃，酶活性增加2~3倍。当温度进一步升高，酶活性开始下降，且下降速度越来越快，直至失去活性。由此可以看出温度对细胞代谢的影响：在一定温度范围内，表现为正相关；而当温度升高超出这一范围，则呈负相关；进而达到某一温度时，细胞代谢停止，细胞死亡。对于由多细胞构成的器官，温度对其功能的影响则更为复杂，不仅与温度变化的方向有关，还与温度变化的速度有关。

2. 基础代谢和能量代谢　在一定的温度范围内，温度每升高10℃，基础代谢率增高2~3倍，这也意味着随温度增高，生物体的能量代谢也随之加快，能量消耗增加。

（二）温热对生物体各器官、系统的影响

1. 皮肤　皮肤有丰富的血管系统，这些血管在扩张状态能容纳周身循环血量的30%，可以调节全身血液的分布；皮肤血管的特征是动-静脉吻合支在机体热交换过程中发挥重

要作用，经皮肤散去的热量可达总量的 60% ~ 80%，皮肤血流量对维持核心体温起重要作用。热刺激作用于皮肤，可使皮肤血管扩张，加强其营养和代谢，促进皮肤伤口和溃疡的愈合，软化瘢痕，改善皮肤功能。

2. 肌肉　热刺激能使正常的肌肉从疲劳中迅速恢复，主要是由于热作用使肌肉充血，代谢改善，乳酸被充分氧化；热刺激还能缓解病理性的肌肉痉挛，主要通过作用于肌梭，使其减少发放冲动的频率；温热还能通过对疼痛的抑制来缓解疼痛引起的肌紧张和肌痉挛。

3. 心血管系统　机体受热时心率会加快，心肌收缩力增强，血压升高；而当热刺激持久、广泛强烈地作用于人体时，则会导致心肌收缩力减弱，甚至心脏扩大，发生心力衰竭。

温热对血管系统的影响主要表现为局部作用。通过神经、体液机制使局部血管扩张，改善局部血液循环。对淋巴循环无明显影响。

4. 呼吸系统　适当的温热可以引起深呼吸运动，但持久而强烈的热刺激可引起呼吸浅快。

5. 消化系统　温热可以缓解胃肠平滑肌痉挛；直接作用于胃部的温热刺激可使胃黏膜血流量增加，促进胃肠蠕动，增加消化液的分泌。

6. 神经系统　温热对神经系统的影响主要与作用时间的长短有关。一般来讲，短时间的热刺激会使神经系统的兴奋性增高，长时间则起到抑制作用。在进行温热疗法时，开始时会出现舒适、温暖的感觉，此后会逐渐感觉疲劳、乏力、困倦。如果温度偏高，治疗时间偏长，则疲劳无力的感觉会更加严重。

三、传导热疗法在临床与康复中的应用

1. 缓解疼痛　热刺激可通过竞争性抑制作用，抑制痛觉冲动的传导，从而起到缓解神经性疼痛的作用。热刺激还可使血管扩张，改善局部血液循环，促进代谢产物特别是炎性致痛物质的排出，起到减轻炎性疼痛的作用。

2. 减轻肌肉痉挛　热刺激作用于痉挛的肌肉，使得肌梭减少发放冲动的频率，起到减轻肌肉痉挛的作用。热刺激还可通过缓解局部疼痛，从而减轻痛性肌肉痉挛。

3. 加速胶原合成与组织修复生长　在一定的温度范围内，随着组织局部温度的升高，细胞代谢、生物酶活性都会增高，可加速胶原蛋白的合成，促进组织修复生长。

4. 改善血液循环。局部热刺激通过神经体液反射，可使局部血管扩张，血流加速，起到改善局部血液循环的作用。

5. 减轻慢性炎症。热刺激通过改善局部血液循环、改善组织代谢来减轻慢性炎症。

第二节　石蜡疗法

利用加热熔化的石蜡作为导热体将热能传至机体达到治疗作用的方法称石蜡疗法。

一、石蜡疗法的原理

（一）石蜡的理化性质

石蜡是高分子碳氢化合物，不溶于水，微溶于酒精，易溶于汽油、乙醚、氯仿等有机溶剂。医用石蜡在常温下为白色半透明固体，无臭无味，熔点 50℃ ~60℃，精炼的石蜡熔点 52℃ ~54℃，沸点 110℃ ~120℃。石蜡具有热容量大（比热为 0.5 ~0.78 卡/克·度），导热系数小（为 0.0006）的物理特性。因此，石蜡在熔化过程中吸收大量热能，而释放的过程却又非常缓慢。同时，石蜡具有良好的延展性、可塑性和黏滞性，这些理化特性奠定了石蜡在医学中应用的基础。

（二）石蜡的治疗作用

石蜡的治疗作用主要为温热作用、机械作用和化学作用。

1. 温热作用　由于石蜡具有热容量大，导热性小的特点，在治疗时可对机体产生良好的温热作用。

（1）促进血液循环：温热可以使局部血管扩张，血液循环加速，血流量增加，起到改善局部血液循环的作用。

（2）消除炎症：温热可以改善血液循环，加强静脉和淋巴回流，增强局部抵抗力、消除肿胀，有消除炎症的作用，但不适于急性炎症的早期。

（3）镇痛：温热具有良好的镇痛作用。

2. 机械作用　石蜡的可塑性和黏滞性使之能与皮肤紧密接触，且石蜡在逐渐冷却过程中体积可缩小 10% ~20%，由此对治疗部位产生机械压迫作用。

（1）消除肿胀：石蜡产生的机械压迫作用能加速局部肿胀的消除。

（2）加深温热作用：局部的机械压迫作用使皮肤表面毛细血管轻度受压，有助于热量向深层组织传递，加深温热的治疗作用。

（3）松解粘连，软化瘢痕：石蜡的机械压迫作用可以增强胶原纤维组织的延展性，软化瘢痕，松解粘连的结缔组织，有利于挛缩关节的功能锻炼，增大关节活动范围；还能增强皮肤弹性和柔韧性，防止皮肤松弛和皱纹形成。

3. 化学作用　石蜡中的化学成分能刺激上皮组织生长，有利于皮肤表浅溃疡和创面的愈合。

二、石蜡疗法具体实施

（一）石蜡的制备

1. 选蜡　选择精炼的石蜡，以 7:1 的比例加入凡士林制成混合物。因精炼石蜡的熔点较低，可以防止烫伤。

2. 加温　石蜡的加温需采用特殊设备。

（1）间接加温法：采用双层套锅，外层装水，内层装蜡，通过加热水，间接达到使内层石蜡熔化的目的。

（2）密闭式加温法：密闭的金属槽内装入石蜡，槽外有指示管与之相连，可以显示熔化的情况，金属槽底部用电或热蒸汽加热，恒温装置调控温度。石蜡熔化完全，打开金属槽下方的出口开关，液态石蜡流入所用容器。

（二）仪器设备

医用石蜡、熔蜡锅、温度计、蜡盘、刷蜡笔、保温棉垫、塑料布等。

（三）治疗方法

1. 蜡饼法　将熔化的石蜡倒入特制的搪瓷蜡盘中，蜡液厚度为 2cm 左右，待其自然冷却至表面温度 40℃ ~ 45℃，此时石蜡外层凝固，内部为半液态。治疗师将蜡块取出，直接敷于治疗部位，包裹保温，进行治疗。治疗时间 30 ~ 40 分钟。此法适用于躯干、四肢、面部等，可根据治疗部位大小将石蜡切成大小不同的饼块。治疗开始时注意不要用力挤压蜡饼，以免内部蜡液溢出而烫伤患者。

2. 浸蜡法　又称蜡浴疗法。该法适用于手、足部位。石蜡熔化后，待温度降至 50℃ ~ 60℃ 时，将手、足浸入蜡液，然后迅速提出，待蜡液在治疗部位冷却凝固形成一层蜡膜后，再浸入蜡液中，如此反复多次，直至蜡膜厚 0.5 ~ 1cm 成为蜡套，此时再浸入蜡液中，不再提起。治疗时间 30 ~ 40 分钟。可每日 1 次。治疗时应注意：①每次浸蜡的高度都应低于首次水平，以防烫伤皮肤。②进行手部治疗时应将手指分开。

3. 浸蜡法加运动　进行手部治疗时，浸蜡的同时，还可做手部的运动。浸蜡一定时间后，一般 15 分钟左右将手取出，捏一块柔软可塑的石蜡，做抓、握、捏和手指的屈伸活动，或将石蜡捏成各种形状，以改善手功能。

4. 刷蜡法　将石蜡熔化，待温度达 55℃ ~ 60℃，用排笔样毛刷蘸少量蜡液，迅速刷于患部，蜡液冷却成薄膜后，再继续刷蜡，直至蜡膜厚度达 0.5 ~ 1cm，再置一块蜡饼于蜡膜上，固定并保温。方法同蜡饼法。治疗时间每次 30 ~ 40 分钟。每日或隔日 1 次。此法适用于病灶在躯干、四肢。患部亦可同时受到温热和机械作用。

5. 蜡袋法　将石蜡熔化后装入特制塑料袋中，凝固后密封备用。治疗时，将蜡袋放入热水中使石蜡熔化，在治疗部位垫放毛巾，再将蜡袋置于其上固定。此法只是利用了蜡疗的温热作用。

6. 石蜡绷带疗法　在消毒后的石蜡中加入适量的维生素或 20% ~ 30% 的鱼肝油配制成混合物，敷于患处，用绷带包扎。可治疗伤口溃疡，具有促进愈合，防止瘢痕增生的作用。

7 栓塞法　将消毒后的液态石蜡直接灌入阴道内，或用浸透石蜡的纱条填塞到瘘管和窦道中，可以治疗阴道炎、宫颈炎，促进瘘管和窦道的愈合。

（四）石蜡的清洁

石蜡使用一段时间后会混入杂质，如脱落的上皮细胞、灰尘等，而使颜色变黄，重要的是会影响石蜡的性能，影响治疗效果，甚至会造成不良反应，比如对皮肤产生不良刺激。因此，石蜡在使用 1 ~ 3 个月后，应进行清洁，并加入 15% ~ 25% 的新蜡。石蜡清洁方法有：

1. 水洗法　将石蜡放入水中加热至 80℃ ~ 90℃，搅拌静置 10 分钟后，杂质溶于水中，静置后下沉，而石蜡的比重小于水，浮在水的上面，取出上浮石蜡，弃去水和杂质即可。

2. 沉淀法　将石蜡加热至 100℃，30 分钟后，可起到消毒作用，然后搅拌、静置，待石蜡冷却后从蜡槽中取出，弃去底部杂质。

3. 白陶土清洁法　将石蜡熔化后，缓慢地加入总量约为蜡液量 2%~3% 的白陶土，或加入 20%~30% 的滑石粉，搅拌 20~30 分钟，至蜡液颜色变白，使其自然冷却凝固。将蜡块取出，弃去底部灰暗部分即可。

4. 石蜡经多次清洁后，蜡质已失去其黏稠性，颜色变黄，此时不应再使用，需更换新蜡。

（五）石蜡疗法注意事项

1. 应对患者皮肤状况做全面检查和评价。对存在感觉功能障碍者应适当降低治疗时的温度；对皮肤存在破损者应预先用消毒纱布覆盖，然后进行治疗。

2. 治疗开始前，应向患者解释蜡疗中将出现和可能出现的反应及应对方法。

3. 治疗开始，首先测量石蜡温度，要求准确。

4. 治疗中应随时注意观察患者反应，若出现不适或皮肤过敏现象，应停止治疗，及时处理。

5. 治疗室内应保持空气流通，要有通风设备，防止石蜡加热过程中释放出的有毒气体对人体造成损害。地面最好采用石材，以便于清洁。

6. 蜡饼法治疗时，备好的石蜡饼可置于保温箱中保温备用，以免蜡饼变硬变凉。

三、石蜡疗法适应与禁忌

（一）适应证

石蜡疗法适应于手足的肌腱韧带炎、风湿性和类风湿性关节炎、骨性关节炎、外伤性关节炎、软组织扭挫伤、关节功能障碍、局部瘢痕挛缩、经久不愈的创面、慢性溃疡、冻伤、各种神经痛和周围神经麻痹等。

（二）禁忌证

皮肤对蜡疗过敏者，感染和开放伤口、严重皮肤病、传染性皮肤病者，周围循环严重障碍、高热、恶性肿瘤、活动性结核、出血性疾病者，心、肾功能衰竭者，局部严重水肿、深部放射性治疗患者，1 岁以下婴儿等，应视为禁忌。

第三节　泥疗法

泥疗法是用加热至适当温度的泥，以浴或湿敷布的形式作用于机体表面治疗疾病的方法。

一、泥的理化性质

1. 可塑性、黏着性　泥的这种特性能使其与治疗部位紧密接触，促进了对机体的热传输和机械作用。

2. 导热性　泥的热容量大，导热性差，散热缓慢，故治疗时热作用温和、持久。同样温度，泥土比水更为温和，因而人体可耐受更高的温度，从而也会有更多的热量导入人体，起到更好的治疗作用。

3. 泥中还含有某些放射性物质，与皮肤之间产生微弱电流。

二、泥疗的作用

泥疗的主要治疗作用包括温热作用、机械作用和化学作用，本节分别予以介绍。

1. **温热作用** 温热是泥疗的主要治疗作用，其作用机理与其他传导热疗相同。特点是作用持久、温和，患者能耐受较高温度而不会发生烫伤，从而有更多的热量导入人体，起到更好的治疗作用。

2. **机械作用** 泥的抗剪强度大，黏滞度高，比重大，与治疗部位紧密接触的同时产生压力和摩擦等机械刺激，还能使温热作用达到更深层组织。

3. **化学作用** 泥中所含盐类、有机物、胶体、维生素等，经皮肤吸收或吸附于皮肤、黏膜表面的化学感受器，可对机体产生相应的作用。

4. **其他作用** 泥中微量的放射性物质和抗菌物质能起到一定的杀菌作用。

三、泥疗法具体实施

（一）泥浴法

泥浴法是将身体或治疗部位浸于液态泥中，可根据需要进行全身泥浴和局部泥浴。全身泥浴温度39℃～42℃，时间5～15分钟；局部泥浴温度39℃～48℃，时间15～30分钟，身体强壮者可每日1次，一般则每隔1～2日1次。

（二）泥饼法

可用作全身或局部治疗。患者均采用平卧位，在治疗部位加泥至3～5cm厚，然后包裹保温。温度及治疗时间同泥浴法。

（三）泥罨包法

将准备好的泥放在特制的布袋中，置于患部。

（四）栓塞法

将加热消毒后的温度合适的泥直接或借助器具置入阴道或直肠中。

（五）治疗注意事项

1. 制备全身浴用泥加温时应充分搅拌，务必使之均匀受热，否则会造成烫伤。

2. 定期更换治疗用泥。

3. 全身泥浴时，应严格筛选适应证，特别是对于合并有高血压、全身衰弱、高龄、循环障碍患者，应慎用全身泥浴。

4. 泥疗法的剂量，尤其是全身泥浴的剂量是根据温度、黏度、治疗时间而定的。应遵循循序渐进的原则，逐渐增加剂量。

四、泥疗的适应与禁忌

（一）泥疗适应证

泥疗法适应于风湿与类风湿性关节炎、骨性关节炎、腱鞘炎、肌肉痉挛、骨折愈合缓慢、神经炎、神经痛、周围神经损伤后、静脉曲张、慢性前列腺炎、慢性盆腔炎、瘢痕增生、慢性溃疡、妇科疾病等。

（二）泥疗禁忌证

皮肤对泥成分过敏者，感染和开放伤口、严重皮肤病、传染性皮肤病、周围循环严重障碍、高热、恶性肿瘤、活动性结核、出血性疾病、心肾功能衰竭、局部严重水肿，深部放射性治疗患者、婴幼儿等，应视为禁忌证。

第四节　沙粒疗法

利用清洁的海沙、河沙和田野沙作为介体向机体传热以治疗疾病的方法称为沙粒疗法或沙疗法。沙粒疗法可广泛用于海滨和有沙的地区。

一、沙粒疗法的原理

（一）沙的理化特性

1. 物理特性　沙的热容量较小，导热系数为 $0.00093Cal/℃ \cdot cm \cdot s$，具有一定的蓄热、导热性能，可用作传导热疗法的导热体。此外，沙的特点是具有较强的吸附能力，能吸附大量的水分和溶于水中的物质。

2. 化学特性　沙的主要成分是二氧化硅，此外还含有三氧化二铁、三氧化二铝、氧化镁、氯化钙等，特别是海沙中还含有较多的钠盐、镁盐，有较大的吸湿性，能吸收沙疗过程中人体排出的汗液。

（二）沙疗的生理作用

无论是全身沙疗还是局部沙疗，患者体表都要承受一定的压力，平均约为 $20g/cm^2$。一方面沙粒通过其蓄热性和传导性，将蓄存于沙粒中的热量传导给人体组织，另一方面，施加于治疗部位的沙粒对人体组织产生一定的压力，这种温热和机械压迫的综合作用，可增强机体代谢，促进心肺功能，缓解疼痛，放松肌肉。沙疗还能促进身体排汗，每次全身沙疗可促使机体排出约 $1 \sim 1.5L$ 汗液，由于沙的吸湿性和吸附性强，排出的汗液和汗液中的电解质可以渗入沙中。此外，沙疗还能促进组织生长，促进炎症消散。

二、沙疗的临床作用

沙疗的治疗作用主要是温热作用和机械压力作用。

（一）温热作用

虽然沙粒的热容量较小，其蓄热能力较石蜡等小，但是仍然具有一定的蓄热、导热性能，具有一定温度的沙砾作用于人体表面后，可向人体组织传导温热，产生温热治疗作用，起到缓解肌肉痉挛、减轻疼痛、改善血液循环、提高机体代谢能力的作用。

（二）机械作用

沙粒除了温热作用外，作用于人体局部或全身，可以产生一定的机械压迫作用，有利于改善血液循环、改善心肺功能。

（三）促进机体代谢作用

沙粒具有很好的吸湿性，可以充分吸收身体排出的汗液、体液。与温热作用相配合，可以起到促进排汗的作用。

三、沙粒疗法具体实施

（一）沙的制备

1. 选沙　医用沙应是清洁的干海沙、河沙和田野沙，沙砾直径最好在 0.25mm 左右，不应混有小石块、贝壳等大粒杂质，以免治疗时损伤皮肤；而沙粒过于细小，则易成为灰尘，治疗时易进入眼睛和呼吸道。经筛选的沙应洗净、晾干备用。

2. 沙的加热　治疗用沙的加热可通过天然加热法和人工加热法进行。

（1）天然加热法：将沙在露天铺展开，厚度 5~8cm，直接在阳光下晒至 40℃~50℃即可。

（2）人工加热法：即运用各种容器将治疗用沙加热，可直接加热，也可使用蒸汽进行加热。

（二）治疗方法

1. 全身沙疗　全身沙疗可在海滨、河岸和日光沙浴场中进行，也可在沙浴箱中进行。治疗时患者除去衣物，躺在热沙上，再将热沙覆盖在除面部、颈部、胸部及上腹部以外的身体各部，沙厚 10~20cm，腹部略薄，约 6~8cm，头部遮光，身体其他暴露部位用被单覆盖。沙浴器内治疗时，应注意治疗室内保持良好通风。

全身沙浴每次可进行 30~60 分钟，每日或隔日 1 次。每次治疗后，用清洁热水冲洗身体。

2. 局部沙疗　局部沙疗又分沙袋法和局部沙浴法。沙袋法即把加热好的细沙装入布袋内，扎紧袋口，置放于患处。局部沙浴法即把加热好的细沙倒入形状、大小适合治疗部位的容器中，将患部埋于热沙中。局部沙浴每次可进行 1~1.5 小时，每日 1 次。

四、沙粒疗法适应与禁忌

（一）适应证

沙粒疗法适应于各类关节炎、外伤后、神经痛、盆腔炎等。全身沙疗还适用于需引起大量出汗、增强代谢者。

（二）禁忌证

同其他温热疗法的禁忌，包括感染和开放伤口、严重皮肤病、传染性皮肤病、周围循环严重障碍、高热、恶性肿瘤、活动性结核、出血性疾病、心肾功能衰竭、局部严重水肿、深部放射性治疗患者、婴幼儿，皆应视为禁忌。

第五节　湿热罨包疗法

一、热罨包疗法

热罨包疗法是利用布袋中的硅胶加热后散发出的热和水蒸气作用于治疗部位治疗疾病的方法，也称热敷袋法，属于湿热疗法。该治疗方法简便易行，在国外广泛应用于临床。

（一）热罨包疗法原理

布袋中装有可塑性硅胶、皂黏土和亲水硅酸盐。硅胶颗粒中含有许多微孔，这些填充物具有吸收水分的特性，在水箱中加热时，会吸收大量的热和水分，并且释放缓慢。治疗时，将布袋置于患部，硅胶缓慢释放出热和高温蒸汽，通过数层毛巾而达患部，起到湿热敷的作用。

（二）热罨包治疗作用

其主要治疗作用为湿与温热作用。温热可使局部血管扩张，增加血流量，增强代谢，改善营养；使毛细血管通透性增高，促进渗出液的吸收，消除局部肿胀；温热可降低感觉神经的兴奋性，使痛阈升高，缓解疼痛；湿热还能缓解肌肉组织痉挛，软化瘢痕。

（三）热罨包治疗方法

1. 热带的制备　治疗装置包括热敷袋和恒温加热箱。热敷袋是用亚麻布缝制成各种形状的布袋，并纵向缝线将其分隔成若干条块，类似于子弹袋样，以适合身体不同部位的使用。在布袋两角各缝制一布条吊环，以备加热时悬挂于加温水箱。常用热带有四种不同形状，其中三种为大小不同的长方形，规格分别为：$58 \times 37 cm^2$、$30 \times 28 cm^2$、$30 \times 15 cm^2$，另一种为用于颈背部和肩部等部位的特殊形状布袋。

2. 湿热罨包治疗步骤

（1）将所选热袋悬挂在80℃恒温水箱中加热20~30分钟。

（2）患者取舒适体位，充分暴露治疗部位。

（3）在治疗部位垫数层干燥毛巾，面积稍大于拟治疗用热袋的面积。

（4）将预热好的热敷袋擦干置于患部，患部与热敷带之间置干燥大毛巾保温固定。患者身体的非治疗部位要注意保暖。

（5）随热袋温度下降，逐层撤去毛巾。

（6）治疗时间20~40分钟，每日1~2次。

（7）热敷袋在硅胶失效前可反复使用

（四）热罨包疗法注意事项

1. 保证有足够毛巾包裹热敷袋，以免热敷袋从包裹中滑出烫伤皮肤。

2. 热敷袋的温度不应太高，使用前要检查加温的恒温装置。

3. 对于存在皮肤感觉问题如感觉减低、缺损或感觉过敏者，尤应特别注意观察。

4. 治疗5分钟后，治疗师应挪开热袋，检查皮肤是否有弥漫性红斑。若有，应增加毛巾层数。

5. 进行躯干部位治疗时，患者不应躺在热敷袋上，以免体重压迫热袋，造成热敷袋中热水溢出而烫伤皮肤。

（五）湿热罨包治疗适应与禁忌

1. 适应证 湿热罨包治疗适于慢性炎症、瘢痕增生、纤维粘连、肌肉痉挛、四肢关节痛、肩背痛、神经痛等。

2. 禁忌证 治疗部位感染、开放性伤口、恶性肿瘤、活动性结核、循环严重障碍、治疗部位严重皮肤病等，以及高热、极度衰弱、出血倾向等全身性疾病者。局部皮肤感觉障碍者慎用。

二、Kenny 湿敷温热法

本方法由澳大利亚护士 Elizabeth Kenny 首先使用于临床，主要用于缓解肌肉痉挛和疼痛。是将经煮沸后具有一定温度的浴巾，包裹于需要治疗的部位以治疗疾病的方法。

（一）Kenny 湿敷温热法作用原理

本方法的作用机理基本同温热疗法。主要是利用干热的浴巾具有的温热和机械压迫作用达到治疗目的。因为浴巾具有良好的服帖性，可以很好地包裹住治疗部位，适用于形状不规则、骨骼凸起明显的部位。同时，根据病情需要，还可以通过调整浴巾的数量来适应治疗部位的面积和温度需要。该治疗方法的不足之处是浴巾的蓄热性能较差，温热作用的持久性和恒定性较蜡疗等其他温热疗法为差。

（二）Kenny 湿敷温热法治疗作用

主要治疗作用为温热作用。温热可以缓解肌肉痉挛、减轻疼痛。

（三）Kenny 湿敷温热法具体实施

1. 将浴巾煮沸 20 分钟，用夹子夹紧拧干两次，至不滴水为止。

2. 展开浴巾在空气中使之稍微冷却，至机体能耐受的温度。

3. 将展开的浴巾包裹肢体，或折叠数层敷于疼痛部位。

4. 浴巾上覆盖塑料布，并覆盖毛毯保温。

5. 浴巾温度变凉时，应立即更换新的热浴巾。

6. 对重症患者最初 1~2 天可每 30 分钟更换 1 次浴巾，当疼痛减轻后或夜间可取掉浴巾。

（四）Kenny 湿敷温热法注意事项

1. 煮沸后的浴巾一定要拧干，勿使其滴水，以免烫伤。

2. 治疗过程中应严密观察病人的全身情况，及时补充水分。

3. 治疗过程中若患者出现出汗过多、心悸、气促，应暂停治疗，并及时饮水。

（五）Kenny 湿敷温热法适应与禁忌

1. 适应证 Kenny 湿敷温热法适应于各种肌肉痉挛、疼痛。

2. 禁忌证 治疗部位感染、开放性伤口、恶性肿瘤、活动性结核、循环严重障碍、治疗部位严重皮肤病等，以及高热、极度衰弱、出血倾向等全身性疾病。局部皮肤感觉障碍者慎用。

三、湿敷布疗法

该法是最简单易行的温热疗法，适用于家庭和医疗设施不完善的基层医疗单位。就是利用热毛巾，或其他热的织物置于治疗部位体表以治疗疾病的方法。此法简便易行、无需复杂设施，缺点是温热治疗的持久性和恒定性较差。

（一）湿敷布法作用原理

主要为温热作用。通过热毛巾或其他热织物所蓄积的热量置于治疗部位体表，起到减轻疼痛、缓解肌肉痉挛的作用。

（二）湿敷布法治疗方法

1. 将毛巾等吸水性强的织物在热水中浸透后挤去水分。

2. 将上述织物直接置于治疗部位。

3. 3~5分钟更换一次敷布。

4. 治疗时间每次20~30分钟，每日可数次。

（三）湿敷布法注意事项

注意避免局部烫伤。

（四）湿敷布法适应与禁忌

1. 适应证　适应于各种肌肉痉挛、疼痛。

2. 禁忌证　治疗部位感染、开放性伤口、治疗部位严重皮肤病等，以及高热、极度衰弱、出血倾向等全身性疾病为禁忌。局部皮肤感觉障碍者慎用。

第六节　其他温热疗法

一、化学热袋疗法

利用醋酸钠等化学物质在冷却结晶过程中释放出的热量作用于机体，以治疗疾病的方法，称化学热袋疗法。

（一）化学热袋疗法作用原理

1. 醋酸钠的理化特性　醋酸钠结晶过程的速度恒定，能缓慢而均衡地放出热量。开始30分钟内，温度可达60℃左右，以后逐渐下降到50℃~55℃，并能保持5~6小时。此种热袋可重复使用。

2. 治疗作用　主要利用其温热作用。化学热袋所产生的温热作用，相对比较恒定和持久。可以起到改善局部血液循环、缓解肌肉痉挛、减轻局部疼痛的治疗作用。

（二）化学热袋疗法具体实施

1. 化学热袋的制备　将醋酸钠、甘油、硫酸钠晶体、无水硫酸钠按90.5%、3%、2%、4.5%的比例混合装入不透水的胶袋中密封。放入沸水中加热10~15分钟，待结晶熔化后取出即可使用。

2. 治疗时将制备好的化学热袋置于患部。每次治疗时间20~30分钟，每日或隔日

1次。

（三）化学热袋疗法适应与禁忌

1. 适应证 化学热袋疗法适应于慢性炎症、瘢痕增生、纤维粘连、肌肉痉挛、神经痛、骨关节病、腰腿痛等。

2. 禁忌证 治疗部位感染、开放性伤口、恶性肿瘤、活动性结核、严重循环障碍、治疗部位严重皮肤病等，以及高热、极度衰弱、出血倾向等全身性疾病。局部皮肤感觉障碍者慎用。

二、坎离沙疗法

坎离沙的成分包括防风、川芎、透骨草和当归四味中药，以及醋酸和净铁末（直径小于2mm）。

（一）坎离沙疗法作用原理

1. 坎离沙的物理特性 坎离沙内加入醋酸后，温度逐渐上升，10分钟后可达50℃左右，半小时达90℃左右，温度达高峰后缓慢下降，90分钟后仍能维持在70℃左右，故作用时间持久，能重复使用。

2. 坎离沙疗法生理作用 坎离沙的治疗作用包括温热作用和中药的作用。坎离沙的温热作用同其他温热疗法相似，而坎离沙中的各种中药成分如防风、透骨草等具有治疗骨关节疾病的作用，所以温热作用与中药的作用相结合，起到扩张血管、加强新陈代谢、改善局部营养的作用，还能降低感觉神经的兴奋性，起到消炎、止痛的作用。坎离沙治疗后局部会出现红斑和色素沉着。

（二）坎离沙疗法具体实施

1. 药物的制备 将防风、川芎、透骨草各250g和当归190g捣碎，加食醋3000ml、清水3000ml，煮沸30分钟，然后过滤，将滤液倒入经强火煅烧1~2小时的50kg净铁末中，搅拌，冷却干燥后备用。

2. 实施程序

（1）将制备好的坎离沙放在容器内，每750g加醋40ml拌匀，用布袋装好。

（2）在患部垫数层干毛巾，待布袋温度降至50℃左右时，将其放在毛巾上固定。随温度降低，逐层撤去毛巾。

（3）治疗时间每次30~60分钟，每日1次。

（4）坎离沙可重复使用10~15次。

（三）坎离沙治疗适应与禁忌

1. 适应证 坎离沙疗法适应于骨性关节炎、肌纤维组织炎、软组织损伤、肩周炎、下腰痛、神经炎、神经痛等。

2. 禁忌证 急性化脓性炎症、高热、出血倾向、皮肤感觉障碍等慎用。

第七节 冷疗法

冷疗法又称寒冷疗法（cryotherapy）。是以低于体温和周围空气温度的物理因子，刺激人体皮肤或黏膜治疗疾病的方法。常用于冷疗法的物理因子有冷水、冰、冷气体等。

一、冷疗的原理

冷刺激作用于人体皮肤或黏膜后，通过直接刺激作用和神经体液反射作用，引起人体局部组织或全身功能的变化，从而达到治疗作用。

冷疗时，不同的治疗方法、不同的治疗时间会导致不同甚至相反的生物学作用。一般来讲，瞬时或短时间的冷刺激会引起机体的兴奋性反应，而长时间的冷刺激则使机体的兴奋性降低，甚至导致抑制性反应。冷疗的生理作用包括：

（一）对局部组织温度的影响

冷刺激可使组织温度明显下降。冷刺激对局部组织温度的影响要显著高于热刺激。

（二）对血液循环的影响

冷刺激作用于局部组织后，通过轴突反射可立即引起表层血管的收缩反应，血管通透性降低，渗出、漏出减少，可起到减轻和预防局部水肿的作用。同时，通过脊髓反射则引起对称部位和深部血管的扩张反应，使血流量增加，从而改善局部血液循环，改善局部组织的缺血缺氧状态。长时间冷疗（＞30分钟），使得血管的舒张力消失，毛细血管和小静脉扩张，外周血流量减少。局部或全身的冷刺激可以引起血压升高。在正常人，这种血液的变化持续时间短，幅度不超过10mmHg，但是对于高血压病患者，则可能导致病情加重，故应慎用冷疗。

（三）对神经系统的影响

瞬时的冷刺激对神经系统具有兴奋作用。持续冷刺激则可减缓神经传导速度、降低神经兴奋性，起到局部神经阻滞的作用。

（四）对组织代谢的影响

冷疗可以使局部组织温度降低，使局部耗氧量减少，组织代谢率下降。使炎症介质活性降低，减轻代谢性酸中毒，从而减轻急性炎症反应。

1. 对皮肤的影响　短时间的冷刺激可以使皮肤出现刺痛感，随着冷疗时间的延长，皮肤会出现麻木感，进而发白僵硬，超常时间的冷疗可以造成皮肤冻伤，产生水疱。细胞和组织破坏的低温临界值为 −10℃ ~20℃ ，所以，一般的冷疗不会造成局部组织的损伤。但是，过长时间的冷刺激可能会造成局部冻伤。

2. 对胶原代谢的影响　冷刺激可增加胶原纤维的弹性，使僵硬的肌纤维组织软化，可增加结缔组织的弹性和延展性。

3. 对消化系统的影响　研究发现，饮用冷水时，胃血流量减少、胃液分泌减少、胃蠕动减缓。而短时间的腹部冷敷，可以促进胃肠蠕动、促进消化液的分泌。

4. 对炎症和免疫反应的影响　冷疗对急性炎症有较好的治疗作用。因为，适当的冷疗可以促使局部血管收缩、降低组织代谢率、抑制炎性渗出和出血、减少炎性介质的释放、减轻疼痛。但是，对亚急性和慢性炎症，冷疗则有局部组织损伤的可能。

5. 对肌肉组织的影响　短时间的冷刺激可以兴奋肌肉组织，促进骨骼肌收缩。长时间的冷刺激则抑制肌肉组织的兴奋性，降低肌肉收缩和松弛的速度，降低肌张力，缓解肌肉痉挛。

二、冷疗的临床作用

（一）镇痛

冷刺激可使神经末梢的敏感性降低从而减轻疼痛，冷刺激还可使血管收缩从而减轻局部压迫、缓解因神经末梢受压而造成的疼痛，可用于治疗偏头痛、牙痛等。

（二）消肿止血

冷刺激可使毛细血管和小血管收缩，从而减少局部出血量、减少渗出，临床上可用于急性扭挫伤、运动性损伤、表浅外伤等，还可用于辅助治疗消化道溃疡出血。

（三）消炎

由于冷刺激具有收缩血管、缓解疼痛、减轻肿胀的作用，可用于类风湿性关节炎的治疗。冷刺激还使局部温度降低，抑制病原微生物的生长代谢，临床上可用于急性炎症早期的辅助治疗。

（四）降低体温

对于高热、中暑、颅脑损伤后脑水肿的患者，可以使用冷疗的方法降低体温，减轻高温对机体造成的损伤。

（五）镇静止痒

冷疗还具有镇静和止痒的作用，可用于治疗瘙痒性皮肤疾病。

（六）解痉

冷疗能有效缓解痛性肌痉挛，可用于治疗"落枕"、急性腰痛等。

（七）刺激骨骼肌

冷刺激可有效刺激骨骼肌收缩，临床上常常用来治疗假性球麻痹时的吞咽和构音障碍。

三、冷疗的具体实施

（一）冷敷法

冷敷法是最常用的冷疗方法，一般通过以下几种方式进行：

1. 冰敷袋法　将碎冰块放置在冰袋中，总量不超过冰袋总容量的2/3，排出空气并将冰袋口封闭，即制成冰敷袋。将冰敷袋置于治疗部位，如果感觉过冷，可在冰袋与治疗部位之间放置1层毛巾。每次治疗时间15～20分钟，每隔2小时可重复使用1次，直至局部肿痛减轻消失。如果没有冰袋，也可将碎冰块包裹于湿毛巾中，置于治疗部位进行治疗。

2. 冰贴法　将冰块隔着毛巾间接敷贴于治疗部位，治疗时间15～20分钟。也可将冰块直接固定敷贴于治疗部位，或于治疗部位移动按摩，每次治疗时间5～10分钟。

3. 冷湿敷布法　将织物或毛巾浸入冰水或冷水中，包裹或敷贴于治疗部位进行治疗。因冷湿敷布的温度要高于冰块，所以每次治疗时间可适当延长。

（二）浸泡法

浸泡法就是将肢体浸入冷水中进行治疗。根据浸入部位的多少，可以分为局部浸泡法和全身浸泡法。

1. 局部浸泡法　将身体的一部分浸入冷水中以达到治疗目的。局部浸泡时，冷水的温度可以按照病情需要，根据皮肤感觉调节为：寒冷（0.0℃ ~ 12.0℃），冷（13.0℃ ~ 18.0℃），凉（19.0℃ ~ 27.0℃）。

2. 全身浸泡法　将身体全部浸入冷水中以达治疗目的。全身浸泡时，水温不宜太低，浸泡的时间也不宜过长，以免造成寒冷性休克。

（三）喷雾法

喷雾法是利用喷雾器具将某些易挥发物质喷于患处以治疗疾病的方法。常用于冷疗喷雾疗法的物质为氯乙烷或氟甲烷，这两种物质极易挥发，在挥发时可吸收很多热量，使患部温度迅速下降，使局部毛细血管收缩，可迅速起到减轻肿胀、缓解疼痛的作用。此法常用于运动损伤、急性扭挫伤的急救处理。对于严重的运动损伤和扭挫伤，喷雾处理后再用弹力绷带包扎制动。喷雾法可重复使用。该法操作简便、止痛效果迅速、明显。

（四）冷疗的注意事项

1. 治疗前应向患者说明治疗时的正常感觉以及可能出现的不良反应，说明治疗的作用，缓解患者的紧张情绪。

2. 治疗时，应注意防止出现局部冻伤。

3. 在进行冷疗时，应注意对非治疗部位的保暖。

4. 喷雾法禁用于头面部，以防止造成眼、耳、呼吸道等器官的损伤。

5. 如果在冷疗过程中，患者出现头晕、恶心、面色苍白、血压下降等反应，应立即停止治疗，使患者平卧，并采取提升体温的措施，如对身体其他部位保暖升温、饮用温热饮料等。

四、冷疗的适应与禁忌

1. 适应证　冷疗适于局部疼痛、痉挛、软组织损伤、类风湿性关节炎急性期、烧伤烫伤的急救、急性扭挫伤。

2. 禁忌症　对于血栓闭塞性脉管炎、雷诺氏病、严重高血压、心肺肾功能不全、动脉硬化、冷变态反应者，冷过敏者，致冷血红蛋白尿者，局部血液循环障碍、皮肤感觉障碍、言语认知功能障碍者慎用。

（陈丽霞）

思考题

1. 传导热疗法的定义。

2. 常见传导热疗法有哪些？具有何种优点和不足？

3. 简述传导热疗法在临床与康复中的应用。

4. 简述蜡疗法的治疗作用与适应证。

5. 简述冷疗法的适应证和注意事项。

第九章 水疗法

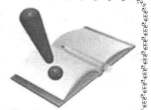

第一节 概 述

一、水疗法定义

水疗法（hydrotherapy）是利用水的不同温度、压力和溶质含量，以不同方式作用于人体，以达到预防、治疗和康复目的之方法。水在自然界中取之不尽、用之不竭，它不仅是我们维持生命的要素，也是我们强健身体和防治疾病不可缺少的重要物质。水的医疗价值在于它有很重要的物理性质：热容量大，导热性强，又是良好的溶剂。水疗对人体的作用主要有温度刺激、机械刺激和化学刺激。

二、水疗法起源

水疗法起源尚无可靠资料查考，但用水治病，在我国已有悠久历史。早在《黄帝内经》中已有记载，如《素问·阴阳应象大论》说："其有邪者，渍形以为汗。"这里所指的"渍形"，就是用热汤洗浴治病的方法。《玉机真脏论》中还有汤烫法和浴法记载。《礼记》中有"头有创则沐，身有病则浴"。《伤寒论》中有"灌水法"。《千金方》中有"冷水搭胸法"。《外科精义》总结了前人应用水疗法治病的经验，有"淋渍疮肿法"专节论述。"疮肿初生，经一二日不退，即需用汤水淋射之。其在四肢者淋渍之；其在腰腹背者淋射之；其在下部委曲者浴渍之。"又说："……以净帛或新绵蘸药水，稍热淋其患处，渐渐喜淋淋浴之，稍凉则急令再换，慎勿冷用。"说明了用水治病的种类和操作方法。清朝吴师机著《理瀹骈文》一书中，根据"内治之理与外治之理"相一致的原则，除了变汤头为膏药治病之外，还有药洗、坐浴、蒸熏疗法等，皆属水疗法之类。

三、水疗法种类

水疗法种类颇多。按水疗发展阶段划分，可分为传统水疗法和现代水疗法两大类；按水的温度划分，有冷水浴、凉水浴、不感温水浴、温水浴、热水浴；按作用方式划分，有擦浴、冲浴、浸浴、淋浴、湿布包裹；按水中成分划分，有淡水浴、药物浴（包括中药浴）、汽水浴；按作用部位分，有全身浴、局部浴（其中包括半身浴、手浴、足浴、坐浴等）；按运动形式划分，有泳浴和水中运动训练等。

四、水疗法作用特点

水疗法具有很多特点：冷水擦浴降低体温，凉水浴振奋精神，不感温水浴镇静安眠，热水浴发汗以排除体内有害物质，药物浸浴治疗灼伤、感染、疼痛，水中运动用于调整机体、提高运动能力、改善关节活动范围等。水疗法可以单独应用，也可以作为综合治疗的一种手段，它不像药物疗法那样易发生副作用，也不像矿泉疗法那样受疗养地环境条件限制，因而它是一种应予重视的物理疗法。

第二节　水疗基础理论

一、水的组成

水由两个氢原子和一个氧原子组成，化学分子式为 H_2O。按照现代科学观点，原子本身就是一个很复杂的结构，其中心有一个很重的核，带正电，还有一些更小且带负电的微粒，围绕着核转动。在水中，分子与分子之间有着很强大的吸引力，足以保持分子聚集在一起而不离散，但是还不足以使各个分子都定居在一定的平衡位置附近。因此，水仅有一定体积。却不能保持一定形状，并永远与盛它的容器同形状。

二、水的物理性质

水所以被广泛地应用在医疗上，不仅因为它在自然界广存着和取之便利，更重要的还在于它的物理性质。

（一）水的密度与比重

1 吨木材，可以浮于水面，而仅仅数两重的铁钉，则会沉入水底，这是由于木头密度小于铁钉的缘故。物质密度，用该物质质量和体积之间的关系表示：

$$密度 = \frac{质量}{体积}$$

单位体积的质量，用 g/cm^2 表示。水在 4℃ 时密度最大，无论是高于 4℃，还是低于 4℃ 的水都会膨胀。因为冰的密度小于水，所以冰浮于水上。物质溶解于水，能增加水的密度，海水密度大于水。

凡具有一定体积的物质，与其同体积水的质量相比，即为核物质的比量。水的比重为 1。因此，比重不足 1 的物质浮于水，比重大于 1 的物质则在水中下沉。

（二）水的表面张力

表面张力是作用于液体表面分子之间的力量。这或许是由分子之间的凝聚力造成的。

因此，液体表面呈现出像皮肤一样具有的弹性。液体将其表面收缩至最小，就是这种倾向的缘故。水的表面张力，可以通过将针漂浮在水面上加以证明。当手足部分浸于水中时，必须通过动作破坏水的表面张力。所以，表面张力对于这种动作起到抵抗力的作用。利用表面张力，可使运动更加困难。例如，在水面上进行运动，比起不需对抗表面张力的水下运动。就要更加困难一些。

（三）水的黏性抵抗

物体在水中移动，或物体在流动的水中静止，均会受到抵抗。在一个大气压下，气温为20℃时，空气黏性系数为1.809×10^{-2}g/cm·sec。在温度30℃时，水黏性系数为0.797×10^{-2}g/cm·sec。因此，水的黏性与空气相比，约高44倍。另外，在一个气压下，20℃的空气密度为1.205×10^{-3}g/cm·sec。在水温30℃时，水的密度为0.996g/cm^2。因此，水的密度比空气高出827倍。所以，水与空气相比，水中运动会受到约为19倍黏性抵抗。在水中运动时，这些物理性质起到一种抵抗作用，有效地利用这些性质，便可设定与陆地不同的有效抵抗运动。

（四）水的热量与热容量

烧水时，水吸热温度升高，吸热越多温度升得越高。停止加热，水遇冷要放热，放出热量越多温度就降得越低。物体吸收热或放出热的多少，称为热量。用来计算热量的单位是卡，1g纯水（蒸馏水）温度升高或降低1℃所吸收或放出的热量为1卡。卡又称小卡，千卡称大卡。将物体升高1℃时所需的热量，称为热容量，热容量单位是卡/度（cal/degree）。

（五）水的热传导特性

热从高温物体传给低温物体，称为热传导。各种物质导热时，热能力不尽相同，金属导热能力最强，非金属最差。这种性质称为导热性。（表9-1）

表9-1 几种物质的热容量和导热性比较

物质名称	热容量（卡）	导热系数（卡/度·厘米·秒）
水	1	0.00148
淤泥	0.50~0.80	0.0018
泥煤	0.80	0.0011
黏土	0.55	0.0018
石蜡	0.77	0.0006
地蜡	0.80	0.0004

（六）水的对流特性

温度较低的水向下沉，而温度较高的水向上升，这是水的对流现象。在水疗时，水与皮肤接触经常交换温度而给予刺激。石蜡与水比较，热的传导能力小，还因为它没有热的对流现象，所以人体对它的耐受性就不同。如用39℃~40℃水作用于体表则有热的感觉，而用同样温度的蜡则不觉太热。石蜡治疗可用至60℃以上，而用如此温度的水则人体不能耐受。

（七）水的机械力特性

水的静态力学和流体力学作用为水的机械力学特征，水的浮力、压力、水流及水射流的冲击，均属于机械力的刺激。

1. 水静压　水在静止条件下，水分子给身体表面部分施加的压力，称为水静压。一般情况下，水静压大小随液体密度和深度增加。在某一特定深度，酒精压力小于水静压，海水压力则大于水静压。

当身体进入水池的一瞬间，人们能感知水静压存在。胸部对水静压变化最敏感。这是因为水静压能影响肺扩张的缘故。因此，一般不主张肺活量低于1500ml患者进入水池内。水静压作用于人体时，来自所有方向的压力均相等，所以身体某一表面，不会比其他部位更强烈感知水静压。水静压随水的深度而增加，如果在水面下巧妙地利用这一增大的水静压来进行适当的运动，则有助于患部肿胀消退。

2. 水浮力　水浮力是与重力相反的力，其大小相当于物体排开同体积水的重量。因此，人在水中要受到两个相互对抗的力：一个是重力，作用于物体的重心；另一个是水压力，作用于浮力的中心。水浮力中心与重心处于同一垂直线上，则身体处于平衡的静止状态；如果不在同一垂直线上，则身体由两个力的作用而发生旋转，直至达到平衡状态（图9－1及9－2）。

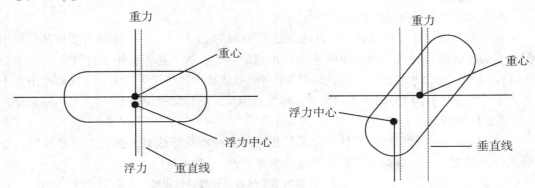

图9－1　处于静止状态的物体　　　　图9－2　重心和浮力中心相互作用

3. 水流和水射流　水的流动称为水流。涡流的产生，是通过调节浴盆内设置的喷嘴方向，形成旋转水流。水射流则是指通过水枪喷嘴射出的高压水流。用2～3个大气压定向水流射向人体，有直喷浴、扇形浴、针状浴，具有很大的机械性刺激作用。

（八）水的物理性质

1. 水在通常情况下为液体，它可以与身体各部分密切接触，是传递刺激最佳的一种物质。

2. 水是一种良好溶剂，可以溶解多种物质，因而可以遵照医疗上的需要，投入一定的天然或化学药剂，以增强水疗法的化学刺激作用。

3. 水具有很大的比热和热容量，1立升水温度升高1℃所需要的热量可以使8kg铁或33kg水银温度升高1℃，由此可见水热容量的确较大。

4. 水的导热能力也很强，热是一种能量，它可以由这个物体移向那个物体，当两种物体接触时，热便由温度高的物体移向温度低的物体，这就叫做导热性。有的物质导热性好，有的物质导热性不好。一般说导热性同物质密度有一定关系，在较致密的物质中，各个分子间距离较近，该物质的导热性就强。水有很强的传导热能力，大约为空气的33倍。以相同温度水和相同温度空气，对人体引起的感觉作比较，20℃空气对人体来说，几乎不会引起寒冷感觉，但20℃水对人体则是一种寒冷刺激。

第三节 水疗作用原理

水疗对人体作用的实质，是以水这个媒介物，作为一种外因刺激来改变外界环境，并通过神经-体液调节机制，引起体内器官功能变化。水疗作用机制有三个决定性因素：即温度、机械及化学的刺激作用，其中尤以温度刺激作用最为显著。

一、温度作用

哺乳动物和人类自身在生物进化过程中，形成了一个完善的体温调节系统，当外界环境温度发生剧烈变化时，仍然能在自己体内保持恒定的温度。这种生物学特点，是生命活动的重要条件。

（一）对体温的调节作用

在体温调节过程中，中枢神经系统担负着既调节产热又调节散热的双重任务。体温调节中枢位于间脑视丘下部苍白球，体温调节中枢活动主要受以下两种因素影响：

1. 对血液温度影响 实验中将动物颈动脉剖露，附贴一个套管，使温水经此套管流过。血液因血管壁温度升高而变热，刺激体温调节中枢，造成动物周身发汗。于是得出这样的结论：当温度升高血液流经间脑时，兴奋体温调节中枢，于是发生了一系列降低体温的变化，热量产生少而散失多。与此相反，如流经间脑血液温度降低时，体温调节中枢加强体温升高变化，热量产生多而散失少。

2. 神经反射影响 当温度因素作用于皮肤时，皮肤感受器发生兴奋并传入中枢，再由中枢发出冲动信号，传到产热或散热器官。大脑皮质对体温调节具有重要作用，热代谢的一切调节活动，都是由于无数神经末梢感受器建立起条件反射，并在大脑皮质控制下进行的。这就是中枢神经系统所担负的既调节产热又调节散热的作用。

在中枢神经系统调节作用下，人体受到温度刺激时，体温调节主要通过物理性和化学性两个方面进行。

（1）物理性体温调节：人体生命活动过程中，不断地产生热量。人体处于安静状态时，体内每分钟产生热量约0.8~1.0kcal，而在运动时，每分钟产生热量7~8kcal，一昼夜平均产生热量2.500kcal。假如产生这样多的热量全部保留在体内的话，则生命就不能维持。因此，为了维持体内热量平衡，产生的过多热量便向四周空气中放散。从体内散热的方式有对流、辐射、出汗和呼吸等。外界空气或其他介质温度改变，与体内新陈代谢有密切联系。空气温度升高或降低，产热或散热过程均发生改变。空气温度低，热放散少；空气温度高，热放散也多。皮肤血管收缩与扩张，在散热方面起着重大作用。这是因为血液具有高度的导热性。对流散热量的多寡，取决于皮肤血管的血液流量。通过皮肤血管的血流量大散热就多，血流量少散热就少。例如，人体处在寒冷环境中，皮肤苍白、血管收缩、血流量减少，这是机体为适应环境变化而发生的反应，它限制了通过对流与辐射放散热量。这种体温向四周的放散，只有在四周空气或其他介质低于体温时才能进行；如果周围空气与其他介质的温度高于体温，则要通过汗液蒸发的形式来放散热量。水的热容量很大，每蒸发 1g 汗液，可以放散 0.58 大卡的热量，要是一人一天能排出 4.5L 的汗液，那么，就能放散 2.400 ~ 2.800kcal 热量。当然，排汗的多寡直接受空气中水蒸气饱和度的影响，饱和度越大，汗液越难蒸发。除了汗液蒸发来放散热量之外，呼吸次数增加也能增加放散热量，因为呼吸可以带出一定热量。

（2）化学性体温调节：所谓化学性体温调节，是指人体内物质代谢和产热变化的许多生理过程而言。人体处在寒冷环境中，体内的产热过程增强，肌肉寒战就是迫使肌肉收缩以产生热量，变冷的血液兴奋体温调节中枢，以致肾上腺素和甲状腺素分泌增多，糖及脂肪代谢和蛋白质燃烧过程加强。

物理性体温调节虽然说主要是由皮肤来完成的，但心脏、血管和肺脏的功能状态具有重要意义。在化学性体温调节中，正常新陈代谢及足够营养供应，亦是很重要的。

（二）温度感觉

当两个温度不同的物体接触时，热便由热度高的物体传向热度低的物体。如果在皮肤上放置一个热度高于皮肤温度的物体，热就由物体传向皮肤，并有温热的感觉。若是放置一个低于皮肤温度的物体，又有凉的感觉。物体温度与皮肤温度相同时，就没有任何温度感觉，此种温度通常叫做不感温度。国外文献记载，不感温度一般为 33℃ ~ 35℃，我国人的不感温度一般认为比较高些。从此观念出发，对温度的感受，多数认为有两个不同的感受系统——即热觉和冷觉。

在皮肤表面上，热和冷的感受器不是均匀分布的。冷觉点比热觉点多，平均每 $1cm^2$ 皮肤有 6 ~ 23 个冷觉点和 0 ~ 3 个热觉点。温度感受器官在解剖位置上的这种差别，说明了引起冷觉较引起热觉容易些。人体的不同部位，温度感受器分布情况也不尽相同：乳头、胸部、鼻部，前臂屈侧面及腹部等处对温度较敏感；而经常露出的部位，如面、手、足部对温度不甚敏感。

对温度的敏感性，同皮肤温度和事先所受的刺激有关。皮肤温度在 27℃ ~ 32℃ 时，敏感度最高，此时温度相差 2℃ 亦能较容易地辨别。与此相反，如使皮肤冷却或加热，对温度的敏感性即行降低。适应现象对温度感觉也有影响，在温水浴中引起温度感觉，但很快就被不感温度感觉所取代，此时的水即不引起热的感觉也不引起冷的感觉。

温度刺激皮肤所产生的感觉强度，直接取决于被作用面积的大小。同样温度作用于较大皮肤表面，引起的感觉就较强。如果将一个手指，浸没在 40℃ 的水中；而将另一只手，整个地浸没在 37℃ 的水中，后者的温度感觉则较强些。强烈的温度刺激可以引起疼痛。

（三）皮肤温度

健康人皮肤温度，不仅因人而异，而且同一个体的不同部位也有一定的差异。

皮肤温度一方面取决于血液在小动脉内循环的速度、毛细血管数和充盈度；另一方面也受外界环境温度影响，外界环境温度增高，皮肤温度亦增高。一般地讲，躯干和头部温度最高，四肢皮肤温度自近心向远部位则越来越低。在身体露出部位和衣服覆盖部位，皮肤温度差别则极为明显。（图 9 - 3）

由于同一人体皮肤温度存在差异，致使确定不感温度就较为困难。对不同物理介质的不感温度亦不同，这取决于介质的导热性及热容量。例如，水的不感温度为 33℃ ~ 35℃，而空气则为 20℃ ~25℃。

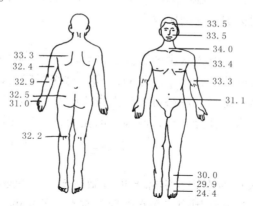

图 9 - 3 人体各部皮肤温度（单位℃）

（四）温度刺激一般特点

温度的高低变化，引起不同质的反应。温热与寒冷刺激，可使人体产生性质完全不同的反应。对寒冷的刺激反应，则为迅速、激烈、如电击式；而对温热刺激反应，则较为缓慢、不强烈和逐渐感到温热。人和恒温的高等动物，耐受温度变动的范围十分狭小，如果人的体温降至 25℃ 以下，或升到 43℃ 以上，则要危及生命。由此可见，温度对机体生命活动过程影响很大。人体对温度刺激的反应程度，取决于下列因素：

1. 温度刺激的突然程度。

2. 水温与体温之差距愈大，反应愈强。

3. 被作用面积愈大，刺激愈强。

4. 作用持续时间，与一定限度的反应程度成正比。但持续作用时间过长，反应便要发生质的变化。如寒冷刺激，短时间为兴奋，长时间可导致麻痹。

5. 重复应用，则反应减弱。因此，在重复使用水疗时，为获得足够反应，必须逐渐增加刺激强度。

6. 机体的反应能力。

二、机械作用

几乎没有一种水疗法不包含有机械刺激作用，只是在刺激量上有大小的区别。

（一）静水压力作用

在普通盆浴时，静水压力为 $40 \sim 60 g/cm^2$。这种静水压力有一定临床意义，它可压迫胸廓、腹部，使呼吸有某种困难的程度，从而使病人不得不用力呼吸来代偿，这就加强了呼吸运动和气体代谢。同时，静水压力还作用于血液循环，压迫体表血管和淋巴管，使体液回流量增加，引起体液再分配。

（二）水流冲击作用

此为机械刺激的另一种形式。2 ~ 3 个标准大气压的定向水流冲击人体，即应用直喷浴、扇形浴、针状浴，均具有很大的机械刺激性，此种刺激作用较温度作用占优势。尽管使用的水温很低，却见到明显的血管扩张和神经系统的兴奋作用。在水疗法应用中，为了加强机械刺激作用，常常要把水温度降低一些，这是因为机械刺激对周围血管的扩张作用如与水的低温相结合，则更加提高临床效果。

（三）浮力作用

根据阿基米德原理，身体沉入水中的部分，将减轻重量，此重量等于该体积所排出水的重量。人体在水中失去的重量约等于体重的 9/10，这在医疗上具有重要意义。例如，对褥疮、烧伤、多发性神经炎患者，浸浴可以免去身体压力，还可以使关节强直的人容易活动些。借助水的浮力进行水中体操活动，肌肉所消耗的力量较在空气中要小得多。

三、化学作用

在水疗法中，即使采用淡水浴，实际上也有微量矿物质化学刺激作用。因为在淡水中，溶有少量盐类物质。淡水作用同蒸馏水作用是有本质差别的。假如在蒸馏水浴盆中加入少量食盐，就会发现高温蒸馏水浸浴容易耐受。由此便知，随着盆浴水中盐类浓度的改变，身体与水之间热交换也发生变化。因为水能溶解各种矿物盐类、液体及微量气体，所以在施行水疗时，可以加入各种矿物盐类、药物和气体。这些化学物质刺激可加强水疗法的作用，并能使机体获得特殊反应。

四、水疗对人体各系统的影响

（一）对皮肤的影响

在水疗法中皮肤是第一个接受刺激的器官。在生理结构上，皮肤有很丰富的血管、神经末梢。当皮肤毛细血管扩张时，可以容纳全身血液的 1/3，因而皮肤血管一张一缩，对体内血液分布状况将产生很大影响。皮肤还分布有大量脊髓神经和自主神经系统的神经末梢，它同中枢、内脏有密切联系。通过对这些末梢神经的刺激，可以影响到中枢神经和内脏器官的功能。例如，手浴能影响胸腔脏器；足浴能影响脑血循环；坐浴能影响盆腔器官等。

皮肤受到寒冷刺激后，呈现苍白、血管收缩、局部缺血，皮肤有冷感觉。这是第一期反应。第一期反应持续 1 分钟，即进入第二期。其特征是：皮肤变蔷薇红色、血管扩张，皮肤有热感觉。此乃单位时间内通过大量血液。如果寒冷刺激持续下去，即进入第三期反应。第三期反应特征是：血管继续扩张，因神经调节疲劳，血管神经麻痹，局部呈现淤血现象，皮肤呈紫红色或紫蓝色，触之更冷，进一步则发生冻伤。

皮肤受热刺激作用，如果温度过高，一开始即进入第二期反应。但温度不甚高时，第一期反应，也较冷刺激作用持续时间短、反应弱，很快便进入第二期的主动充血反应。第二期持续时间和表现，一般也不如冷刺激强，此点可能因热刺激作用能使血管张力减弱的缘故。持续热刺激，血管由主动性充血变为被动性充血。如热刺激强烈则将发生烫伤。

皮肤在热代谢过程中起着很大作用，它占全部散热的 60%～80%。皮肤受到温度、机械和化学刺激作用，除了引起体温调节、新陈代谢、心血管和呼吸系统的变化外，还可影响到内分泌、免疫功能等变化。

（二）对心血管系统的影响

水疗法对心血管系统影响取决于水的温度、持续作用时间和刺激强度。

当心脏部位施行冷敷时，心搏次数减少，但心肌收缩力量增强、脉搏有力、血压下降。实验证明：于兔子心脏部位放置冷袋 1 小时，可使心包温度降低 1.6℃。心脏部位施行热敷时，心搏加快。在适当的作用下也可增加心肌张力，但温度超过 39℃ 或作用时间延长时，心肌张力即行减低，甚至发生心脏扩大。

施行全身冷水浴、初期毛细血管收缩、心搏加速、血压上升，但不久又出现血管扩张、心搏变慢、血压降低，顿时又减轻了心脏的负担。因而人们认为寒冷能提高心肌能力，使心搏变慢，改善心肌营养。

在 37℃ ~39℃ 水浴时，周围血管扩张、脉搏增快、血压下降，造成体内血液再分配，这种再分配在治疗上有一定意义。但是，当这种再分配发生急剧改变时，则会出现一些脑血循环障碍症状，如面色改变、头重、头晕、头痛、耳鸣、眼花等。这是在施行水疗法时应该尽量避免的。这种反应常见于体质较弱、贫血或有高血压、脑充血倾向者。在 40℃ 以上热水浴时，血压出现波动，开始上升，继之下降，然后再上升。最初的反应，是由于高温下血管发生痉挛。第二阶段是因血管扩张。最后，是对心脏适应功能提出了新的要求。尽管这时血管处于扩张状态，血压仍然出现了第二次上升。这种心脏适应功能，在健康人和心脏代偿能力佳的人身上表现明显。因而，人们认为 40℃ 以上热水浴，能增加心脏的负担。

不感温水浴对心血管系统的影响不大。

（三）对呼吸系统的影响

水疗对呼吸次数和深度的影响，是通过神经性反射。瞬间冷刺激可使吸气加深，甚至有短暂呼吸停止和深呼气，温度越低，刺激越突然，呼吸停止得越快越急剧。继之，从一系列深呼吸运动，变为呼吸节律更快更深。如受到热刺激时，所见到的情况与冷刺激一样，但不十分急剧，进而呼吸节律变快，而且较为表浅。长时间温水浴使呼吸减慢。呼吸加快是由于糖和脂肪代谢增加，二氧化碳积累的结果。

（四）对肌肉系统的影响

用感应电刺激肌肉收缩使之疲劳，再放置冰袋 15 分钟后，肌肉疲劳未见恢复；施以不感温水作用，亦无明显影响；用 40℃ ~45℃ 热水袋热敷 15 分钟，则肌肉疲劳可见恢复。

一般人们认为，短时间冷刺激，可提高肌肉之应激能力，增强肌力，减少疲劳，尤其伴有机械作用时效果更明显。但长时间作用，则引起组织内温度降低，肌肉发生僵直，造成运动困难。温热作用可以解除肌肉痉挛，提高肌肉工作能力，减轻疲劳。因而，温水浴、热水浴常配合按摩和体疗，用来治疗运动器官疾病。关于温热作用减轻肌肉疲劳的解释，有人认为：在热作用下，血管扩张、血氧增加和代谢加速，因而有利于消除肌肉疲劳。

短促的温度刺激，使胃肠道平滑肌蠕动增强；长时间作用则使蠕动减弱和肌张力下降。温热则有缓解和消除痉挛的作用。

（五）对血液成分的影响

全身水疗法能引起血液的质量变化。比重、黏稠度增加，血红蛋白增加 14%，红细胞增加百万以上，白细胞也有增高。这种反应有时迟缓，有时迅速。一般认为，这种血液成分变化，不是绝对数量增加，而是血液分布状态改变的结果。因为水疗时，贮血器官的有形成分进入了血液循环。

动物实验中发现，狗体温升高到 41℃ ~42℃，呼吸增至 150 ~250 次/分，血液比重及固体成分增高，血液内每个单位体积的剩余氮、尿素、尿酸等含量增加，氯化物含量减少，而乳酸增加与体温上升相平行。

（六）对泌尿功能的影响

正常肾脏泌尿功能受全身血压及血管口径的影响，排尿量与流过肾脏的血液量成正比。肾脏血管与皮肤血管对刺激的反应相近似，不同温度水疗法，对肾脏及汗腺引起不同反应。

温热刺激能引起肾脏血管扩张，而增强利尿；冷的刺激则使尿量减少。但在实际工作中，热水浴由于大量出汗，使排尿量减少；冷水浴时出汗少，使排尿量相对增多。在一般施行水疗的情况下，一昼夜之间并没有看到排尿量有显著变化，几乎同没有水疗作用一样。仅仅在长时间温水浴作用下，才能使一昼夜尿量、钠盐和尿素排出量增加。这种排出量增加，显然是由于血液循环改善的结果。

（七）对汗腺分泌的影响

在热水浴作用下，汗腺分泌增强，排出大量汗液，有害代谢产物及毒素也随之排出。由于液体丧失、血液浓缩，组织内水分进入血管，所以能促进渗出液吸收。但大量出汗，也损失大量氯化钠，使身体有虚弱感觉。因此，水疗时如出汗过多，应喝些盐水以补充损耗。

（八）对新陈代谢的影响

新陈代谢与体温有着密切关系。当体温升高和氧化过程加速的情况下，基础代谢率增高；组织温度降低时，基础代谢则降低。冷水浴主要作用于脂肪代谢、气体代谢及血液循环，促进营养物质吸收。16℃水浸浴后，CO_2排泄增加64.8%，氧吸收增加46.8%。16℃水淋浴后，CO_2排泄增加149%，氧吸收增加110%。温水浴能在某种程度上降低代谢过程。过度热作用，蒸汽浴或干空气浴，能使碳水化合物及蛋白的燃烧加速。大量出汗后，造成体内脱水及丧失部分矿物盐类。

（九）对神经系统的影响

全身水疗法对神经系统影响，因温度不同而有差异。皮肤有丰富的感受器，温度刺激由传入神经传到中枢，引起各系统反应。适当冷水浴，能兴奋神经，民间常用冷水喷洒头和面部，以帮助昏迷患者苏醒。多次施行不感温水浴，能使从周围到大脑皮质的冲动减少，神经兴奋性降低，加强大脑皮质的抑制功能，起镇静、催眠作用。40℃以上热水浴，先是引起兴奋，继则引发疲劳、软弱、欲睡感。水疗对人体各系统器官作用见表9-2。

表9-2　水疗对人体各系统器官作用比较表

系统器官	冷浴作用	温热浴作用
皮　肤	皮肤苍白，血管收缩，局部缺血，有冷感觉，因而血液输入内脏器官	皮肤潮红，血管扩张，充盈。血液由内脏输出体表
心　脏	心率慢，心搏有力	心率快
血　压	增高	降低
肌　肉	短时间肌张力增高，但长时间肌张力下降	短时间消除疲劳，但长时间肌力明显降低
泌　尿	尿量增加，尿浓度降低	尿量减少，起尿意
新陈代谢	降低	增高
神　经	精神振奋，爽朗，兴奋性增高	兴奋性降低，疲倦，软弱，欲睡
脉　搏	徐缓，但有力	频数
呼　吸	深慢	浅快
体　温	下降	上升

五、水疗法应用问题

（一）水疗一般原则

应用物理因素治病，特别是用水疗法治病，应该注意到治疗因素和患者个体反应的特点，这对于获得良好反应是重要的。

1. 因人配量　对于刺激量的调配，应根据病人年龄、性别，身体对水与冷及热的适应习惯，神经功能状态、疾病种类和阶段不同，来选择刺激强度和治疗时间等。总之一句话，就是患者能否耐受，身体是否有足够反应能力。一般认为，超过脑细胞活动能力的强烈刺激，能致使脑细胞进入超限抑制状态，不再受外界刺激作用影响。脑细胞相当疲劳或因疾病而处于衰弱状态时，即使一般刺激强度，也能够引起超限抑制，出现反常反应或完全不反应。高级神经活动抑制过程占优势，适于强刺激，冷水冲洗、淋浴、冷包裹等短促而寒冷的治疗；兴奋过程占优势，应予柔和的不感温刺激，不感温水浸浴、淋浴、包裹等。因此，应用水疗法要周密注意治疗因素和患者人体反应特点，这是获得良好效果的重要条件。

2. 循序渐进　水疗法刺激剂量，主要是指温度和持续时间来说的，一般要循序渐进。热水浴要从温水到热水，冷水浴要从稍低温或不感温水渐到冷水，经过一个过渡阶段，患者才易于耐受而获得良好反应。或者，根据患者反应能力，在某些治疗之前，做些准备性治疗。

（二）水疗反应临床意义

水疗反应，是指患者在接受水疗法后，全身或局部所发生的反应。这种短暂性反应，在临床上具有重要意义，医务人员应善于观察水疗患者的情况，以判断治疗方法和剂量正确与否。水疗反应的本质，就是在水疗法作用下，机体产生的应答方式。水疗反应不仅取决于刺激性质和刺激剂量大小，而且还取决于机体反应能力的强弱。当然适应证选择不当也可增加水疗的不利反应。

表9-3　水疗反应主观、客观指征

反应物质		症状与指征
良性反应	自觉症状	精神爽朗，身体轻松，愉快、温热感，食欲及睡眠良好
	客观指征	皮肤潮润而微红，有温热感觉
不良性反应	自觉症状	精神抑郁，烦躁易怒，头痛、眩晕、心悸、疲乏、食欲减退及睡眠不好
	客观指征	皮肤轻度苍白或花斑状，起鸡皮，皮肤触上有冷的感觉等

表9-3所列的反应，一般说是短暂的，不经特殊处理，数小时即可自行消失。

除了上述即时反应以外，有时发生痒疹、汗疱疹、荨麻疹和关节肿胀、疼痛、运动障碍，需要酌情调整剂量或停止治疗。

第四节　水疗室设施

一、水疗室一般设施

不少水疗法，在基层一些医疗单位，甚至患者家中也可以进行，患者自己也能掌握一些简单操作技术。但是，一些较复杂的水疗法，则需要专门设备和培训专职人员。设备较完善的水疗室由下列各室组成：更衣室、盆浴室、淋浴室、水中运动室、湿布包裹疗法室及疗后休息室等。

1. 水疗室一般要求

(1) 采光：水疗室应该有足够的自然光线，窗户应高于地面1.5m以上，窗户与房间面积的比例为1∶5以上。装置人工光源，灯光要装置在侧面，以免光线直接刺激眼睛。光线对观察水疗反应和治疗效果均有一定意义。

(2) 通风：水疗室要求有良好的通风设备，这一点在进行硫化氢浴、二氧化碳浴时尤其重要。一般要在这种治疗室安装专门的通风设备，其规格依房间面积而定。

(3) 温度：一定温度在治疗上具有很大的重要性。盆浴室、淋浴室、水中运动室、湿布包裹疗法室，温度应在22℃～23℃。更衣室温度19℃～20℃。

(4) 湿度：水疗室保持一定湿度，能增加空气导热性，但湿度一般不要高于75%。因而，在水疗室内最好安装一个湿度计。

(5) 管道：管道大小，直接关系放水和排水速度，过小则易被沉淀物淤塞。一般要求自来水管3～4英寸，排水管4～6英寸。易生锈的金属管道应涂抹防锈漆，以增强其耐久性。热水管道应以保温材料处理。

(6) 墙壁与地面：水疗室墙壁最好镶嵌白瓷砖。天花板要制成屋脊式，以乳白或浅天蓝色防水仿瓷漆粉刷。地面制成一定坡度的光滑水磨石面，以利排水和清洁。

2. 更衣室　在设计上没有特殊要求，但要比一般更衣室大些，可同时为几种水疗服务。根据条件可设置贮衣柜或在墙壁上装置衣钩。

3. 综合淋浴室

(1) 面积：综合淋浴室的面积约为35～40m²，房间高度3.5～4m，每个淋浴位置占3～4m²。

(2) 淋浴操纵台：供应各种淋浴规定温度和压力的水。应装在距离墙壁1m，距离对面墙4m，距离患者扶手架3～3.5m以上的地方。

(3) 淋浴室装设多种淋浴喷头，如雾样、雨样、针状、周身、上行（即坐浴）和可以活动的直喷浴等。

4. 盆浴间　一般要求与淋浴分开设置，以免在施行喷浴时，把水淋到盆浴患者身上，每个盆浴间参考面积为6～8m²，房间高3.5m。浴盆用陶瓷或搪瓷均可，亦可用白瓷砖砌成。浴盆长1.7m左右，宽60cm，深40～45cm。

5. 水中运动池　见水中运动。

6. 湿布包裹疗法室 要求有治疗床，冷、热水管道，一个稍许大一些的陶瓷盆用来浸湿被单。

7. 坐位与卧位休息 水疗休息室应有坐位和卧位休息两种设施，其数量按照水疗室整体规模来决定，卧位占75%，坐位占25%。

8. 其他 除了上述，为了保证供应一定温度和压力的治疗用水，水疗室应有自己的小锅炉房和加压水泵，还应有自己的厕所，并同治疗室相连接。

二、现代水疗室设施

一个现代水疗室，一般应具有如下设施：
（1）Hubbard 槽浴。
（2）涡流浴。
（3）气泡浴。
（4）步行浴。
（5）水中运动池、升降设备及水中运动器械。
（6）综合淋浴设施。

第五节　传统水疗法

一、水疗法的分类

水疗法种类繁多，分类方法也不尽一致。实际上很难用一种简单的分类方法来概括一切水疗法特点，习惯上有如下一些分类方法：

1. 按作用部位分类 有局部水疗法和全身水疗法。局部水疗法有局部擦浴、局部冲浴、手浴、足浴、坐浴、半身浴等；全身水疗法有全身擦浴、全身冲浴、全身浸浴、全身淋浴、全身湿包裹法等。

2. 按刺激因素分类 有寒冷刺激、温热刺激、冷热交替刺激、温热－机械刺激、温热－化学刺激等。

3. 按作用温度分类 有冷水浴（低于25℃）、低温水浴（25℃～32℃）、不感温水浴（33℃～35℃）、温水浴（36℃～38℃）及热水浴（38℃以上）。一般人认为我国人对温度耐受力偏高1℃～2℃。

4. 按治疗作用分类 有镇静浴、兴奋浴、退热浴、发汗浴，强烈刺激、柔和刺激和锻炼性刺激等。

5. 按水中成分分类 有淡水浴、药物浴（中药浴、盐水浴、松脂浴、芥末浴、硫磺浴、重碳酸钠浴）、气水浴（氧气浴、二氧化碳浴、硫化氢浴、氡气浴）。

6. 按作用方式分类 有擦浴、冲洗浴、浸浴、淋浴、涡流浴、气泡浴、步行浴、蒸汽浴（桑拿浴）、洗肠浴、水中运动浴等。

7. 按水压分类 有低压淋浴（1个大气压以下）、中压淋浴（1～2个大气压）、高压淋浴（2～4个大气压力）。

8. 从历史发展阶段分类　可分为传统水疗法和现代水疗法两大类。

二、擦浴

用一定温度的水，浸湿毛巾或被单以摩擦皮肤，是以机械刺激为主的一种简便而温和的治疗方法，它具有使人精神爽快、身体强健的作用。擦浴分为局部擦浴和全身擦浴两种，病人自己可以做，也可由医务人员做。

1. 物品准备　毛巾或被单、毛毯、温度计、治疗床及适宜温度的水。

2. 操作方法

（1）局部擦浴：令患者平卧床上，用被单或毯子盖好，露出治疗部位。用水浸湿毛巾摩擦皮肤，每个部位约3～5分钟，到皮肤潮红有温热感时为止。后用被单、毯子包裹，再进行另一部位的治疗。可依胸廓→上肢→下肢顺序进行。对于缺乏锻炼和身体较弱的患者，可将全身分成几次进行擦浴，这样易于耐受。对于血管张力低下的患者，可在每升水中加一汤匙食盐或酒精，以加强刺激作用。

（2）全身擦浴：先令患者脱去衣服，立于盆中或木栅上，再将事先已在水中浸湿、拧干的被单，尽快地盖于患者身上进行摩擦，至出现良好反应为止。摩擦顺序是：后颈→躯干→四肢。

治疗水温用36℃～20℃，或更低。通常由微温或不感温水开始，每经二三日降低水温1℃，可根据患者耐受情况而定。疗程4～6周。

3. 注意事项

（1）盆或木栅应事先用热水浇一下，以免太凉给患者以不舒服的感觉。

（2）全身擦浴与冷被单接触的最初时间，具有一定刺激性，因而要求处置要快，动作要敏捷。

（3）此治疗对动脉血管硬化、血压过高者不适用。

三、冲洗

冲洗比擦浴温度刺激作用强，用水多，也是一种简便的水疗法。

1. 物品准备　水桶、被单、温度计、治疗床或凳子、适宜温度的水。

2. 操作方法

（1）局部冲洗：局部冲洗可用小桶进行。

1）后头冲洗：令患者俯卧于床上，头置于床头之外，两耳用棉花填好。护士一手扶持患者头部，另一手用小桶将16℃～20℃水，自20cm高处，以不大的水流冲向患者头部，至呈现良好皮肤反应为止。

2）背部冲洗：患者取坐位，用水冲洗之。如欲作用于胸部器官时，则冲洗脊柱上部；如欲作用于盆腔及生殖器官，则冲洗脊柱下部。

（2）全身冲洗：脱衣立于盆中，用温度相差1度的两桶水，先用温度高的一桶，再用温度低的一桶。以缓慢的水流向颈部、肩部冲洗，并使水均匀地经过整个身体表面。冲洗后，给患者披上干被单，并于被单上进行摩擦，至患者产生舒适的温热感为止。治疗操作要迅速，时间为 2~3 分钟，水温为 32℃~20℃，每日进行 1 次。

3. 注意事项

（1）冲洗比擦浴反应要大得多，因此要求患者有较好的体力。

（2）在设备完善的情况下，调好水温用水管冲洗。

（3）冲洗的全部操作过程要准确、迅速。

四、湿布包裹

湿布包裹疗法是用一定温度的水浸湿被单，按照一定方式包裹全身，再用毛毯包裹保温。所用水的温度和治疗时间，依据治疗目的、患者体质强弱和病情来决定。此法有退烧、发汗、镇静等作用，分为全身和局部包裹两种。

1. 物品准备　治疗床、大被单（用粗布制成宽 1.6m，长 2~2.5m）、毛毯、毛巾、定时钟、水桶和一定温度的水等。

2. 操作方法

（1）准备：先在治疗床上横铺两条毛毯，一条稍稍压在另一条上。毯子上放置用水浸湿的被单（水温 35℃~25℃），左边应稍多于右边，被单头端距离毯子边缘为 5~10cm，要求铺得平展而无皱褶。

（2）被单包裹法：患者脱去衣服，先将头部浸湿，裸体仰卧被单上，被单之头端在耳轮中间，患者双臂伸直，向上举起。

操作者迅速用被单两端把患者包起。自被单较窄的一边开始，从腋下将躯干和足部包起，在两足之间插入被单之褶裥。此后，让患者把手接近头部，被单较宽的一边也按同样方法包裹，但应在肩上褶转，余下被单的边缘要塞在病人身体下面。（图 9-4）

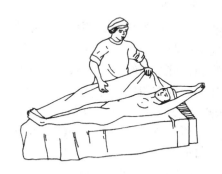

图 9-4　被单包裹法

（3）毛毯包裹法：将头部的毯子上端，由肩上抛向胸部，并以斜角方向用力向下拉，再将此边缘下端绕过患者，塞到身体下面，在胸前形成之皱褶应仔细折好。这种做法是要使毯子密切地贴在患者身上。然后，以足端毯子将躯干下部和双足包起。另一边依法进行，足下面多余部分向上折起。在头颈和下颌部之间应垫一块毛巾，以免毛毯刺激皮肤（图 9-5、9-6）。

（4）治疗时间和疗程：一般治疗时间为 30~45 分钟，按病情可 1 小时以上，每日或隔日治疗 1 次，15~20 次为 1 疗程，疗后用雨样淋浴冲洗。

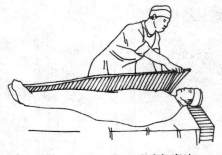

图9-5　毛毯包裹法

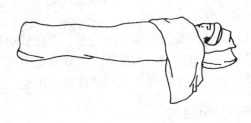

图9-6　包裹完成情况

3. 注意事项

（1）因治疗持续时间较长，治疗前应让患者排便。

（2）治疗室应保持安静、空气新鲜。

（3）操作过程要迅速、准确，包裹要紧密，不留有任何空隙。

（4）注意仔细观察患者呼吸、脉搏（通过颞动脉）变化和对包裹疗法的耐受情况。

（5）患者在治疗中就逐渐感到温暖、发热。不然，整个治疗即为无效。对操作正确，但不发热的患者，可让患者喝些热饮料或摩擦全身，或在身体四周放置热水袋，使包裹发生良好效果。

4. 生理作用　湿布包裹疗法生理作用分三期。

（1）第一期：亦称兴奋作用期。此期又分两个阶段。第一阶段，因身体大部分面积与冷被单接触，患者因寒冷感觉而呼吸加深，由于寒冷刺激，皮肤血管发生强烈收缩，周围血液循环困难，因而使心跳加快，此为兴奋的表现。其后，即进入第二阶段，周围血管扩张、血流加快。此时，患者逐渐感到温暖，被单温度与皮肤温度相等，至此第一期反应即告结束。第一期持续时间 15～20 分钟。

（2）第二期：亦称镇静作用期。当患者处在不感温的条件作用下，便有一种舒适、温暖的感觉，有利于大脑皮质发生扩散性抑制，此阶段呼吸、脉搏减慢，血压下降，内脏和脑部充血在某种程度上得到缓和，整个神经系统进入安静状态，在环境完全寂静而无任何刺激的情况下，病人往往入睡。镇静作用期可持续 25～45 分钟。

（3）第三期：亦称发汗期。出现在镇静作用期后，由于包裹致热量放散受到阻碍，机体过度发热，呼吸和脉搏加速现象又重新出现，兴奋性再度升高，大量出汗。在终止此治疗之前，发汗作用可维持整个时期。

5. 适应与禁忌　适应于神经衰弱、失眠症、肾炎、早期高血压病、尿中毒、肥胖症、痛风性关节炎。禁忌证为肺结核、多汗症、皮肤病和心肾功能失代偿者。

五、局部浸浴

局部浸浴疗法是将身体某一部分，浸浴在不同温度的水中。由于冷、热水直接刺激，引起局部或全身发生一系列生理性改变，从而达到治疗目的。

在某些浸浴中，还可以加入各种不同药物，这样就更加强对某些疾病的治疗效果。加入药物的浸浴称为药物浴。

（一）手盆浴

1. 物品准备 家庭用脸盆 1 个（最好是深一点的或特制浴槽），椅子或凳子 2 个，暖水瓶 1 个，水温表 1 支。

2. 操作方法

（1）将脸盆放在椅子或盆架上，倒入 40℃ ~ 45℃ 热水。治疗时病人要脱去外衣，并将衣袖卷至两肘以上 2 ~ 3 寸部位。然后坐在椅子上，面对脸盆，将一侧或双手腕与前臂浸泡于盆内，每次治疗时间为 30 分钟。为了保持水的温度，治疗中应不断加入一些热水，或更换热水 1 ~ 2 次。治疗后擦干皮肤，迅速用棉衣或棉被包裹起来保温。

（2）为了加强刺激，手盆浴还可用冷、热水交替浴。方法是用两个浴盆，其中一个浴盆盛 20℃ 以下冷水，另一盆盛 40℃ ~ 45℃ 热水。治疗时，让病人双手及前臂的下 1/3 部位，先在热水中浸泡 0.5 ~ 1 分钟，接着再浸入冷水盆中 10 ~ 15 秒钟，如是交替进行。一般治疗，先以热水盆浸泡开始，也在热水盆中浸泡结束，每次治疗交换 5 ~ 10 次。上述治疗每日可进行 1 ~ 2 次。

3. 注意事项

（1）治疗时应将两前臂尽量浸入水中，为此最好是采用椭圆形浴盆。

（2）重病人不能坐起时，可将两个脸盆放在床两侧，两手分别进行，或是先治疗一侧，再进行另一侧治疗。

（3）治疗后应令病人休息，可增强疗效。

4. 适应证 冷水浴适用于肌肉扭伤、血肿或急性炎症。热水浴适用于关节炎、神经痛。冷热交替浴适用于多汗症和血管神经疾病等。

（二）足盆浴

1. 物品准备 脚盆或特制足浴槽 1 个，小凳 1 个，暖水瓶 1 个。

2. 操作方法 足盆浴治疗方法与水温，大致和手盆浴相同，只是足盆浴时病人坐在小凳子上，脱去鞋袜，将两裤腿卷至膝上，然后将两足放于盆中。足盆浴的脚盆，最好比较深些，以便两踝关节浸没于水中。治疗时间每次为 20 ~ 30 分钟，中间应换水 1 ~ 2 次，可以每日治疗 1 ~ 2 次。

足盆浴也可以进行冷热交替浴，方法与手盆浴相同。

3. 注意事项

（1）足盆浴后应擦干皮肤，进行保温，并令病人休息。

（2）重病人不能坐起时，可以仰卧，屈膝，将脚盆放在床上进行足盆浴。

4. 适应证 头部充血、头痛、失眠症、急性鼻炎、支气管哮喘、心绞痛、足部关节扭伤、关节炎等。

（三）坐浴

1. 物品准备 坐浴盆 1 个（最好大一些），坐浴盆架 1 个。

2. 操作方法 将坐浴盆放在坐浴架上，没有坐浴架时，用半尺高的板凳或砖将浴盆垫起也可，盆中注入 40℃ ~ 45℃ 热水。

病人将大、小便排尽，然后脱去裤子，即可进行坐浴。将骨盆、会阴部分等都要浸没水中，如感到水过热时，可用小纱布轻轻擦洗会阴部，等适应后，即可将全臀坐入盆中。为防止水从盆内流出，盆内热水不应超过坐浴盆的 1/2 深度。热水坐浴时间，一般为 10～30 分钟，中间应换水 2～3 次。在热水坐浴的同时，还可以进行热水足浴，这样会增强治疗效果。

除了热水坐浴外，还可进行冷水坐浴。冷水坐浴的水温为 10℃～20℃，时间为每次 3～10 分钟，冷、热水坐浴者，可每日进行 1～2 次。

3. 注意事项

（1）冷、热水坐浴后都应进行保温，并令病人充分休息。

（2）热水坐浴时如感头晕，应在病人头上进行冷敷。

4. 适应与禁忌

（1）适应证：热水坐浴适于痛经、闭经、盆腔炎、肾结石、前列腺炎疼痛发作时等；冷水坐浴适应于张力性便秘、膀胱无力症等的治疗。

（2）禁忌证：肾脏疾病、妇女月经期。

（四）渐加温浴（高弗氏浴）

这是另一种形式的手、足浴，在治疗过程中逐渐增加水的温度，其作用与热水盆浴相似，但热刺激不十分强烈，易于被患者耐受。这种治疗能减少心搏次数、改善心肌活动、降低血压和增强代谢。

1. 物品准备　手及足浴槽和盖子、靠背椅、温度计、被单、毛毯、毛巾、拖鞋等。

2. 操作方法　令患者脱去衣服，将手和足放在相应的水浴槽中。浴槽要有盖子，盖上有一小孔，插入水温度计。患者可以穿长的病人服，坐到靠背椅上，再用被单和毛毯盖好，头上包冷毛巾。开始槽中放入 30℃～37℃水，治疗过程中逐渐加入热水，使盆中水温在 7～10 分钟内上升到 44℃～45℃，此时患者便有出汗。先在面部出现汗珠，其后全身出汗。施术者应将患者面部汗珠擦拭掉，而让患者安静地坐着。治疗持续 10～15 分钟出浴，擦干，卧床休息 30～40 分钟。每天治疗 1 次，12～15 次为 1 疗程。

3. 注意事项　在医院中治疗，如有专门渐加温浴治疗设备，用水管注入热水或排出水。如在家中治疗，则可用大的容器装满热水，放在高处，通过橡皮管注入浴槽。

4. 适应与禁忌

（1）适应证：神经衰弱、高血压病、早期动脉硬化、心及脑血管功能失调、心肌疾患及痛风等。

（2）禁忌证：同一般水疗法。

（五）半身浸浴

半身浸浴是令患者坐于浴盆中，并伴以冲洗和摩擦，于治疗中逐渐降低水温，具有温度和机械刺激，是一种柔和的兴奋性治疗方法。（图 9－7）

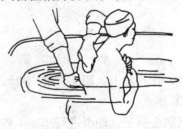

图 9－7　半身浸浴

1. 物品准备　浴盆、温度表、毛巾、拖鞋及一定温度的水等。

2. 操作方法　先向浴盆中倒入一定温度的水，再令患者脱去衣服，淋湿头部、将颈以下身体数次浸入水中。然后在浴盆中坐起，水面淹没脐部，用小桶舀取浴盆中水，以均匀而迅速的水流，冲洗患者背部和胸部。边冲洗，边摩擦患者背部、肩部、腹部等，直至出现良好反应时为止。冲洗加摩擦处置，要反复进行数次，并在治疗中将水温降低2～3℃，最后用水冲洗患者背部、胸部等，令患者出浴，并用干毛巾摩擦全身。

水温在 35～20℃，治疗时间一般不超过 15 分钟，疗后休息 20 分钟，每日或隔日治疗1 次，15～18 次为 1 疗程。

3. 注意事项　全部治疗过程动作要迅速，尽快地完成。

4. 适应与禁忌　半身浸浴适应于抑制过程占优势神经衰弱、腹腔瘀血、痔及盆腔疾患等。

六、全身浸浴

（一）淡水浴

此种治疗是用不加任何物质的普通水，有局部浸浴、全身浸浴、冷水浸浴、不感温浸浴、热水浸浴等。

1. 物品准备　浴盆（搪瓷或陶瓷制成）、水温计、浴巾、毛巾、拖鞋及一定温度的水等。

2. 操作方法　先根据浴盆大小，于盆中盛入 200～250L 水，边加水边用水温计仔细检查水的温度。待水温调好后，嘱患者入浴。患者在浴盆中采取舒适的半卧位，乳头以上部位露出水面。（图 9 – 8）

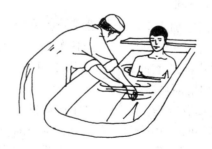

图 9 – 8　全身浸浴

（1）全身冷水浸浴：水温低于 20℃，时间为 3～5 分钟或更短。冷水浸浴后，用浴巾摩擦身体。此种治疗有兴奋神经、强化心血管、提高肌张力作用。

（2）全身不感温浸浴：水温 34℃～36℃，时间为 10～15 分钟，刺激缓和，有镇静作用，甚至能使患者进入睡眠状态。浴后进行摩擦、干包裹。适于治疗神经衰弱、皮肤瘙痒症、肌肉痛、关节痛。

（3）全身热水浸浴：水温高于 39℃，时间为 5～10 分钟，有促进血液循环、增强新陈代谢、消除疲劳、发汗、解痉、镇痛作用。热水浴后，让患者休息，出汗多者应饮用盐汽水，以补偿体液损耗。此法适用于多发性关节炎、肌炎、肌痉挛、运动器官疾患。

3. 注意事项

（1）患者被盆水浴没身体时会压迫胸部，引起呼吸困难。

（2）在患者头部下面事先垫好浴巾，以免在头部直接接触浴盆时感觉不适。

（3）视需要于患者头部施行冷敷或放置冰袋。应注意观察患者呼吸、脉搏、血压，以及对治疗的耐受情况。

（二）药物浴

药物浴是在淡水中溶解无机矿物盐类、芳香和有刺激性的药物或中草药以进行水浴的方法。其目的是用人工方法，来代替天然矿泉水浴，或补充天然矿水成分含量之不足，以增强化学刺激作用。这一类方法多采用温水浴。

1. 盐水浴　把普通的海盐或矿盐加入淡水浴中即成。每次浸浴加入 2～5kg 海盐或矿盐，使含盐量达到 1%～2.5% 浓度。水温 38℃～40℃。时间 8～15 分钟。此种高渗透食盐溶液浸浴，能使皮肤充血增强，改善血液供应及新陈代谢。盐分与皮肤接触，浴后残余部分有持续刺激作用。盐水浴可作为全身强壮和提高代谢的一种手段，对各种慢性关节炎和多发性神经炎均有一定疗效。

2. 人工海水浴　在浴盆中加入 9～10kg 海盐，成为浓度达到 4%～5% 的盐水溶液，用来治疗疾病的水浴，称为人工海水浴。方法及应用同盐水浴。

3. 松脂浴

（1）制备松脂浸膏处方：食盐 1000g、白松油 5g、变性酒精 15g、荧光素 1.5g、纯松节油 5g。各药混合，充分搅拌，装入瓶中备用。

（2）制备松脂粉处方：粉碎的海盐 10kg、煅烧苏打 5kg、松脂油 50g、变性酒精 150g、桉叶油 50g、氨水 150g、精制松节油 50g、荧光素 150g。各药混合，充分搅拌和匀，为黄色粉末，装入广口瓶或瓷缸中备用。

（3）操作方法：于淡水浴中加入干燥松脂粉或松脂流浸膏 50～75g，使浴水呈晶莹的黄绿色，并放出芳香气味，给病人一种清新、愉快的感觉。水温用 36℃～38℃，时间为 15～20 分钟。松脂能加强对皮肤的刺激作用，多用于镇静、催眠、神经兴奋过程占优势者、肌痛、多发生神经炎、初期高血压病等。

4. 芥末浴　取 200g～500g 芥末粉，先用少量水调成糊状，直至出现芥子油气味，加入浴盆中，水温 35℃～38℃，时间 5～10 分钟。此种治疗对皮肤有强烈的刺激性，使皮肤血管扩张、充血，有增强新陈谢和减轻痛苦的作用。浴毕冲洗，并用被单或毯子包裹。一般多用于小儿支气管炎、肺炎。应用局部手足芥末浸浴，治疗心绞痛、支气管哮喘、感冒等。

5. 碳酸氢钠浴　于淡水中加入碳酸氢钠 75～100g，搅匀。水温 36℃～38℃，时间 8～15 分钟，每日或隔日治疗 1 次，20 次为 1 疗程。其作用有脱脂、软化角质、止痒，用于多种皮肤病。

6. 硫磺浴　硫磺浴即于淡水中加入预先制备好的硫磺溶液，使浴水中含有一定量的硫化物，特别是经氧化而产生的多硫化物，具有较强的水溶性和扩散性，它渗入生物体内呈单体硫，在治疗上具有重要意义。

（1）硫磺溶液制备方法：硫磺 18g、50% 氢氧化钠溶液 120ml、0.3% 氢氧化钙溶液 300ml。将各药混合后装入瓶中，用玻璃纸或纱布将瓶口轻轻扎住，高压加热至硫磺熔化后备用。

（2）操作方法：取预先制备好的硫磺溶液100ml，加入淡水浴盆中，搅匀，使水呈暗淡黄色，并放出硫化氢样气味，水温37℃～39℃，时间10～20分钟，每日或隔日治疗1次，20～30次为1疗程。注意事项同淡水浴。

（3）生理作用：硫磺浴中的硫是多种多样的，它们之间又可以互相转化。由于空气中的氧和特殊微生物的作用，在一定时间内就引起转化。一般认为复杂的硫化物在治疗上有重要价值。但是，直到目前为止，究竟哪种硫化物显示哪些生理作用？还没有得出肯定结论。一般认为主要是硫化氢（H_2S）、硫氢离子（HS^-）和二价硫离子起作用。其次，硫化硫酸（$H_2S_2O_3$）、氢硫化物（MHS、M（HS）$_2$）形式等，也起一定作用。但要注意，硫化物长期受氧作用之后，便逐渐氧化成四价或六价的硫磺，成为亚硫酸块，最终产物是硫酸盐类。这种氧化过程和转变，是硫磺溶液的退化现象，随着这种退化，硫磺浴所产生的医疗效果也就随之消失。

硫磺浴生理作用主要表现在：①对皮肤作用：可补充皮肤中硫的含量，并且有软化角质、杀菌的作用，可预防和治疗皮肤病。②对关节作用：可改善局部血液循环，有利于营养的改善和病理代谢产物的排除，减轻疼痛，促进关节渗出物吸收、消炎，缓解关节韧带病理性紧张。关节、骨骼为富含硫的组织，借此可以改善硫代谢。③对全身作用：可使周围血管扩张，血压下降。能改善肝血循环和肝脏功能，降低血糖。能兴奋呼吸中枢，增强机体代谢，促进胃肠蠕动，增加食欲。

（4）适应证：适应于慢性皮肤病、慢性风湿性和类风湿性关节炎、风湿性肌痛、神经痛等。

7. 中药浴　中药浴是根据"内治之理，即外治之理""内治之药，即外治之药"的原理辨证施治，将中药制成煎剂或提纯后，加入浴水中进行全身浸浴的一种治疗方法。

（1）中药煎剂制备方法：将中药放入砂锅中，加水浸泡后，微火煎煮30～40分钟，制成1500～2000ml溶液，过滤去渣备用。每次水浴加200ml。夏天宜在药液中加入防腐剂。

〔方剂1〕黄连、黄柏各18g，黄芩、白芍、白蔹、甘草各24g。功用：制止感染，清洁伤口，散风去腐，适于治疗灼伤后伤口继发感染。

〔方剂2〕金银花、地丁草、蒲公英、蝉衣、僵蚕、菊花、钩藤、贯众根各18g，红藤枝4尺，千里光、薄荷叶各12g。功用：同方剂1。

〔方剂3〕白鲜皮、地肤子、蛇床子、苦参、黄柏、防风各30g，艾叶60g，大黄、枯矾、朴硝、丹皮各18g，荆穗、生川乌和草乌各30g。功用：散风止痒，适于治疗皮肤瘙痒症。

〔方剂4〕威灵仙、生川乌和草乌、透骨草、海桐皮、刘寄奴各30g，防风、羌活、麻黄各24g。功用：通经活络，祛风止痛，适于治疗风湿性或类风湿性关节炎、风湿性肌痛、神经痛、神经炎等。

（2）操作方法：取制备好的中药煎剂200ml，加入浴水中，搅匀，令患者入浴，水温为37℃～39℃，时间为10～20分钟，每日治疗1次，20～30次为1疗程。如灼后继发感染患者治疗，注意对浴盆、浴水或有关物品严格消毒。

（三）气水浴

凡含有饱和气体的水浴，称为气水浴。气体在水中的溶解度与压力大小成正比，与水的温度成反比。其作用除了温度、机械刺激之外，还具有明显的化学刺激作用。常用的气水浴有二氧化碳、氧气浴、硫化氢浴、氡气浴等。

1. 二氧化碳浴

（1）二氧化碳浴水简易化学制备法：此法优点在于设备简单，甚至可在家庭中进行。先于盆底均匀地撒一层 500 ~ 1000g 碳酸氢钠，倾注所需温度的水，再缓慢地加入稀盐酸溶液。即比重 1.14 的工业盐酸，用水稀释 2 ~ 3 倍，约 800ml，从固定在盆上 1 米高处的大玻璃瓶中，通过橡皮管在 5 ~ 10 分钟内加完，即成含有二氧化碳的浴水。

（2）操作方法：一般制备方法是先在浴盆内放入 1/3 ~ 1/2 热水，再将连于混合器（图 9-9）排水管上的橡皮管插入盆底放水（图 9-10），直至达到所需温度及二氧化碳气浓度，一般每立升水中含 0.75 ~ 1.0g 二氧化碳气即可。嘱患者轻轻坐入浴盆，水面不宜超过乳头，盆上覆盖以被单，以防二氧化碳气进入空中。治疗时可观察到患者身体表面有一层二氧化碳气泡，这些气泡渐渐增大至破裂，接着又有新的气泡形成。这样，皮肤便受到水和气泡的交替作用。又因为水的导热性为二氧化碳气的 50 倍，所以出现了不同温度的刺激作用（表 9-4）。二氧化碳浴水温在 36℃ ~ 32℃ 之间，一般由较高温度开始，在治疗中逐渐降低温度。治疗时间 6 ~ 8 分钟，有时可延长至 15 分钟。但注意时间不可过长。长时间二氧化碳浴能使患者疲劳，出现头疼、寒战、无力等，一般是隔日治疗 1 次，12 ~ 15 次为 1 疗程。

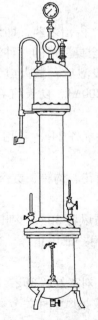

图 9-9　CO₂浴混合器

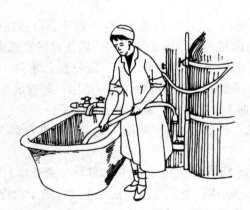

图 9-10　CO₂浴准备

（3）注意事项：

1）二氧化碳浴治疗室应有良好通风换气设备。

2）患者饱食及空腹时均不适宜进行二氧化碳浴。

3）二氧化碳浴后患者应卧床休息，避免疲劳。

4）患者做二氧化碳浴治疗当天，一般不应再做其他治疗。

表9－4 二氧化碳浴温度及时间表

次数	水温	治疗时间（分）	次数	水温	治疗时间（分）
1	35℃	7～5	7	33℃	12
2	35℃	8	8	33℃	12
3	35℃	9	9	33℃	12
4	34℃	10	10	32℃	12
5	34℃	11	11	32℃	12
6	34℃	12	12	32℃	12

（4）二氧化碳浴生理作用：二氧化碳浴特点，就是对皮肤形成冷与热的温差刺激。在二氧化碳浴时，身体要接触两种介质——不感温34℃水和不感温14℃二氧化碳气体，它们具有不同的导热性，水的导热性为二氧化碳的50倍。气泡下面皮肤觉温热，接触水的皮肤则觉冷，故形成了冷、热刺激。在二氧化碳浴的作用下，皮肤明显潮红、毛细血管扩张、血液循环旺盛、血压下降，从而减轻了心脏负担。

1）二氧化碳浴对心脏的影响：在二氧化碳浴作用下，可见心律减慢、舒张期延长、心脏收缩有力，因而减轻了心脏的工作。二氧化碳浴有时可以引致 P－R 间期延长，这种反应与毛地黄作用有些相似。

2）二氧化碳浴对血压的影响：开始 1～2 分钟内血压上升，然后下降，波动范围为 10～15mmHg。一般认为二氧化碳浴对血压有调整作用，低血压能升高，高血压能降低。

3）二氧化碳对呼吸的影响：二氧化碳从呼吸道吸入，或从皮肤吸收，使体内二氧化碳含量增加，从而刺激呼吸中枢，使呼吸加深、膈肌收缩增强、呼吸频度减慢，于是增加了血液的回流量。

4）二氧化碳浴对泌尿的影响：在二氧化碳浴作用下，可见尿量增加，这与血液循环改善、新陈代谢增强有一定关系。有人观察：浴前 3 小时尿量为 125ml，比重 1.025；浴后 3 小时尿量为 230ml，比重 1.013。

（5）适应证与禁忌证：因二氧化碳浴对心脏血管神经系统有强化作用，可应用于轻度心血管功能不全、内分泌功能低下、神经官能症患者抑制过程占优势等。但对脑动脉硬化、重度心衰、冠心病、晚期高血压病、动脉瘤、肺结核及妊娠 6 个月以上者视为禁忌。

2. 氧气浴

（1）治疗特点：氧气堆积于盆浴面上，氧气散发时被病人吸入，氧气虽然对皮肤没有刺激性，也不使呼吸量降低，但不能认为这种浸浴较二氧化碳浴作用为弱。氧气浴的准备方法同二氧化碳浴。

氧在水中的溶解度约等于二氧化碳的 1/25，其热容量及导热性等于空气。这种物理性质，决定氧与水混合较二氧化碳差，气泡也少得多，不引起二氧化碳浴时那样的皮肤发红。但氧气也有改变温度作用，形成较强的温热感。

（2）操作方法：同二氧化碳浴，所不同者是用罐状氧气瓶，将氧气注入盆底。温度为

35℃~33℃，时间为 10~20 分钟，隔日 1 次，20~25 次为 1 疗程。

（3）生理作用：一般认为这种浸浴对血液循环有良好影响，能降低血压，降低神经系统兴奋性，改善睡眠。

（4）适应证：心律不齐、早期高血压病、中等程度动脉硬化、慢性冠状动脉供血不足、甲状腺功能亢进、贫血、失眠等症。

3. 硫化氢浴　硫化氢浴水为人工方法制成，每立升水中含硫化氢（H_2S）量不低于10mg。硫化氢系一种蛋白质毒，对人体有很大影响，每升空气中含有硫化氢 1.2~1.8mg时就能立刻致死，含 0.1~0.18mg 时，则对人体无害。

（1）硫化氢水制备方法：可用化学性方法制取硫化氢。即在硫化钠中加入盐酸，再在碳酸氢钠中加盐酸而成。其反应式如下：

$$Na_2S + 2HCl \rightarrow 2NaCl + H_2S \uparrow$$

$$NaHCO_3 + HCl \rightarrow NaCl + H_2O + CO_2 \uparrow$$

硫化钠用 10% 溶液，工业用盐酸比重为 1.14，粗制重碳酸氢钠。最常用的硫化氢浴水为每升含硫化氢 100~150mg。

1）欲配制每升水含硫化氢 150mg 时，在 200L 浴水中，用如下数量的药品：硫化钠71g、盐酸（比重1.14）190ml、碳酸氢钠54g、氯化钠1020g。

2）欲配制每升水含化硫氢100mg时，则需要如下数量药品（浴水以200L为准）：硫化钠47g、盐酸（比重1.14）110ml、碳酸氢钠27g、氯化钠（粗的）1520g。

3）为了便于计算各种药物需要量，可以参考使用表 9-5 和表 9-6。

（2）操作方法：先于浴盆中加入所需温度的水，然后按欲得硫化氢浓度加入一定量的碳酸氢钠。待其溶解后，再加入硫化钠（硫化钠多制成一定浓度之溶液）和氯化钠，然后再加入盐酸。把上述药物放入浴盆，用木铲将浴水中药物搅匀。这时水即呈绿色，且散发硫化氢的气味。水温 38℃~33℃。由 38℃ 开始，渐次降低温度。患者在浴盆中取半卧位，水面亦不应超过乳头。治疗时间最初为 5~6 分钟，以后每次增加 2 分钟，直到 12~15 分钟，隔日治疗 1 次，14~16 次为 1 疗程（表9-7）。

表 9-5　硫化氢浴水配制法之一

硫化钠溶液比重	当浓度为 150mg/L 时在 200L 水中所需之药量	
	硫化钠溶液（ml）	比重 1.14 盐酸（ml）
1.008~1.053	1300	120
1.054~1.059	1200	120
1.060~1.071	960	120
1.072~1.076	825	120
1.077~1.091	710	120
1.092~1.098	610	120
1.099~1.124	530	120
1.125~1.134	450	120
1.135~1.158	390	120
1.159~1.224	340	120

表 9 - 6　硫化氢浴水配制法之二

硫化钠溶液比重	当浓度为 100mg/L 时在 200 水中所需之药量	
	硫化钠溶液（ml）	比重 1.14 盐酸（ml）
1.048～1.053	865	96
1.054～1.059	754	96
1.060～1.071	640	96
1.072～1.076	550	96
1.077～1.091	475	96
1.092～1.098	410	96
1.099～1.124	355	96
1.125～1.134	300	96
1.135～1.158	260	96
1.159～1.224	230	96

表 9 - 7　不同疾患硫化氢浴温度

疾病	最高温度	最低温度
心血管疾患	36℃	33℃
支持运动器官疾患	37℃	36℃
神经系统疾患	37℃	36℃
皮肤疾患	38℃	36℃
妇科疾患	37℃～40℃	37℃

（3）注意事项：

1）治疗室要求通风良好，设在独立场所，远离病房和门诊。

2）浴盆最好用陶瓷制品，下水管用不锈钢或塑料制品，因硫化氢有很强的腐蚀性。下水系统亦须是独立的，不要与其他下水道相混。下水系统要有个贮水池，让硫化氢水先贮留其中，待加入一定量碳酸钠处理后再放掉。

3）全身浸浴前 1～2 小时，应避免过度紧张和疲劳。

4）不可在空腹和饱后入浴。

5）进行硫化氢浴后禁用冷水冲洗和擦澡。

6）硫化氢浴治疗之当日禁用其他全身性理疗，如全身热疗、全身光疗、全身按摩及淋浴等。

（4）硫化氢浴生理作用：

1）硫化氢浴 1～2 分钟后，血管即行扩张，皮肤明显充血，而且仅限于与浴水接触的皮肤。由于血管扩张，使血液循环周围阻力减小，血压下降，从而减轻心脏负担。其表现为心搏减慢，收缩有力，延长舒张期，故有利于心脏之休息及营养改善。

2）硫化氢浴后，全身新陈代谢增强，组织营养改善，同时促进皮肤、黏膜的上皮形成和肉芽生长，创伤后骨及末梢神经再生，有利于渗出、浸润、血肿的吸收和消散。

3）硫化氢经皮肤进入机体，可改善硫的代谢。硫是构成蛋白质的重要物质，因含硫量少而引起的疾病，硫化氢浴可以补偿其不足。

（5）适应证与禁忌证：适用于心血管疾病代偿期、慢性骨关节及肌肉疾患、营养性溃疡、闭塞性动脉内膜炎、牛皮癣、慢性湿疹、慢性职业性水银和铅中毒等。禁忌证同二氧化碳浴。

七、淋浴

淋浴是以各种形式的水流或水射流，在一定压力下喷射于人体的治疗方法。

（一）淋浴操纵台

在进行淋浴时，需有专门设备来调节水温及水压，这种设备就叫淋浴操纵台（图9 – 11）。其组成包括：①冷热水混合器：下方连冷热水管道，上方装有调节水温之把手，可以随意左右转动增减冷热水。②水压力表：指示水的压力大小。③水温度表：指示治疗水之温度。④各种淋浴开关。⑤下水开关：除用于排水以外，还用于调节水的压力。⑥有两根接输出水管的橡皮管，管的末端上装有金属头，用于喷射浴、扇形淋浴等。

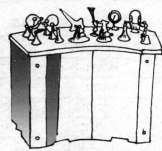

图9 – 11 淋浴操纵台

（二）淋浴操作技术

1. 按医嘱调好水温及水压，其步骤：

（1）先打开冷、热水开关。

（2）再打开下水开关。

（3）转动调节器把手，并视温度计指示之温度，调到所需温度为止。

（4）打开欲行治疗方式的相应开关。

（5）关闭下水开关，检视水压表。如水压过高，则将下水开关打开，调节至所需水压。

2. 入浴治疗时应戴防水帽。在进行喷射浴、扇形浴等治疗时，患者应在距操纵台2.5～3m处，禁止用水射流直接冲击头部、前胸、会阴部。

3. 治疗中严密观察患者反应，如有头昏、心慌、气短、面色苍白、全身无力等，应停止治疗。

4. 治疗完毕，先打开下水开关，此时淋浴即不再喷水。再按相反顺序关闭操纵台上的开关。

（三）注意事项

1. 在搬动调节器把手前，必须将冷、热水开关先打开。不得强力搬动，以免损坏轴上小伞齿轴。

2. 在关闭冷、热水开关前，先将调节器把手移到中心位置。

3. 坐浴水管设有关闭球形阀，可让患者自行调节水量。

4. 新机器或长期没有使用的机器，将淋浴头打开充分放水冲洗后方可使用，以免管内铁锈或秽物将喷水管堵塞。同时也避免将调节器磨坏而造成漏水。

5. 治疗完毕，要擦干所有淋浴装置，并上油保护以防止生锈。

（四）各种淋浴法

1. 直喷浴　令患者脱去衣服，头戴防水帽，立于操纵台前 2.5～3m 处，背向操纵台；施术者此时将水枪的水射流直接喷射向患者，以密集水流喷射（图 9 – 12）。

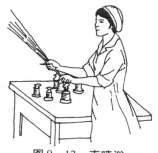

图 9 – 12　直喷浴

喷射顺序应先从背部开始，向肩、再向背，至足部。水柱要不断地移动，均匀地喷射背部及四肢（除脊柱需保护外）。然后嘱患者向侧面转身，将手上举，用扇形水流喷射胸廓侧面。喷射到下肢时，再用密集水流。最后，让患者面向术者，用散开的水流喷射胸、腹部，喷射到下肢时再用密集水流。如是进行，直到皮肤发红为止。一般治疗 1.5～2 分钟即可完成。开始时，水温为 35℃，水压为 1～1.5 个气压，可逐渐增加水压到 2～2.5 个气压，水温降低至 28℃～25℃。治疗完毕需用被单或干毛巾摩擦，直至皮肤出现正常发红反应。

直喷浴适用于肥胖症、神经抑制过程占优势者，功能不全性麻痹及低张力表现的病例。

2. 扇形浴　准备同直喷浴，患者脱衣，头戴防水帽，站在操纵台前 2.5～3m 处，先背向施术者。施术者用右手拇指按压喷水口，就可使水射流呈扇形射向患者，自足至头喷射 2～3 次。然后，让患者按顺序转动身体：侧位、前面、侧位。每侧身体自上而下喷射 2～3 次。如是两个循环后，结束治疗。时间约 2 分钟。水温由 33℃ 渐次降低为 28℃。压力由 1.5 气压渐次增高为 3 个气压。治疗完毕，应用干毛巾摩擦身体。此治疗一般每日 1 次，10～20 次为 1 疗程。

扇形淋浴可单独应用，亦可并用于直喷浴之前或盆浴之后。

3. 冷热交替浴　冷热交替浴是直喷浴的一种变法，是用两个不同温度水流交替喷射的疗法。施术者用操纵台两支水枪，一个调制水温 40℃～45℃，另一个为 20℃ 或更低。两支水枪的水压相同。患者站在操纵台前 2.5～3m 处，开始先用热水喷射 15～30 秒，然后用凉水喷射 10～20 秒。如此重复 3～4 次，最后用热水结束治疗。治疗完毕，皮肤应有明显的充血反应。时间为 3～5 分钟，隔日治疗 1 次，12～15 次为 1 疗程。

这种淋浴刺激作用强烈，适用于肥胖病，肌肉萎缩或功能不全性麻痹，慢性多发性神经根炎等。有心脏功能不全、动脉硬化、动脉瘤、高血压病患者禁忌。

4. 雨样淋浴 雨样淋浴是下行性淋浴，是用一种固定于离地面 2cm 处的数个多孔喷头，喷射出雨样水流，其水流较细，刺激作用较小，主要是温度的作用。

雨样淋浴多应用于身体衰弱者、神经官能症、肌痛或结束治疗前，以提高兴奋性（图 9－13）。

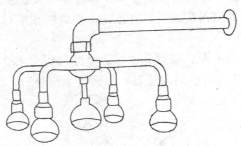

图 9－13 雨样淋浴

5. 针状淋浴 针状淋浴是雨样淋浴的一种变法，但喷射口较大，以 2～3 个大气压喷成一簇针状水流，喷射到患者身上引起针刺样感觉（图 9－14）。

雨样和针状淋浴可作为独立疗法，也可作为其他疗法（盆浴、湿布包裹等）的结束治疗。治疗时间前者为 1～2 分钟，后者为 2～4 分钟。

6. 雾样淋浴 水流经过许多小孔的特制雾样淋浴喷头，变成微小水滴，落到人的身上，并有一种微风吹拂感觉，刺激作用较雨样淋浴为小，有安抚和镇静作用（图 9－15）。

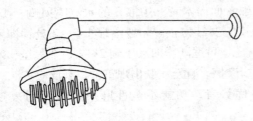

图 9－14 针状淋浴

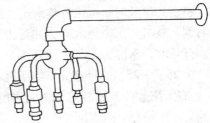

图 9－15 雾样淋浴

雾样淋浴适用于身体衰弱者，神经官能症兴奋型。

7. 上行淋浴 上行淋浴装置有一个金属三角架，架上为一木制环形座位，其下方装有与操纵台相连接而喷射孔向上的喷头，在一定压力下以分散的水流喷射患者的会阴部。温度 40℃～15℃，根据病情而定，褥疮用低温，膀胱炎、盆腔炎等用高温，时间为 3～8 分钟（图 9－16）。

上行淋浴适应于痔疮、脱肛、前列腺炎、无月经及妇女盆腔疾患。

8. 周围淋浴 周围淋浴构造是由 4～12 根垂直管子围成的多半圆形。管子上开有很多直径 1～1.5mm 的小孔，通过这些小孔从四周向中央喷射分散的细水流。头部高处置有雨样淋浴喷头。患者站到中央，受到来自四周和上部的水流喷射。有时还加上上行淋浴一起施行。温度为 36℃～33℃，压力为 2～2.5 个大气压，时间为 3～5 分钟（图 9－17）。

周围淋浴适用于神经衰弱、自主神经功能紊乱、疲劳综合征、强壮疗法，或作为光疗、热疗、泥疗、蜡疗的结束治疗。

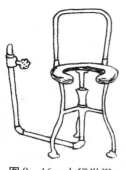

图 9 – 16　上行淋浴

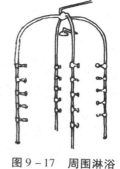

图 9 – 17　周围淋浴

第六节　现代水疗法

一、哈巴德槽浴

（一）设备

对于个体治疗，哈巴德槽浴（Hubbard tank bath）是一种比较理想的设计。它不像水中运动治疗那样大量用水，且能进行个别治疗，治疗师可站在池腰处操作，而不必浸在水中，池子容易消毒和清洁。通过操纵台，可使患者利用升降设备，方便地出入浴池。可加入涡流浴、气泡浴、局部喷射浴等治疗方式；亦可在水中进行步行训练。术者在池边根据病情需要，可进行被动 ROM、按摩，抗阻或辅助等各种运动训练。（图 9 – 18）

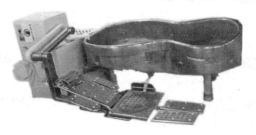

图 9 – 18　Hubbard 槽浴装置

（二）治疗方法

首先检查升降装置是否完好，清洁浴槽，注入容量 2/3 的浴水，温度一般为 38℃ ~ 39℃，再把患者置于升降的担架上，脱去衣服，轻轻按动入水控制键，升降担架徐徐升起，自动转动方向使患者进入水中，治疗师在槽外指导或帮助患者进行训练。

治疗时间 10 ~ 30 分钟，治疗中亦可开动肩、腰、大腿、小腿各部的喷水嘴，形成涡流，以增强水流的冲击，获得水的按摩作用。

治疗结束，按动出水控制键，升降机即将患者徐徐升起出水，再把患者身体擦干，穿好衣服。然后排空槽中浴水，清洁消毒，以备再用。

（三）适应证

Hubbard 槽浴适于不方便在水中运动池进行治疗者，但又适合水中运动的各种患者。此外，还适于治疗大面积烧伤感染和压疮。

二、步行浴

（一）设备

步行浴（walking bath）是步行训练的理想方法，目前国内尚少开展，应用的步行浴池器由不锈钢制成，有浴槽和油压升机两个部分。浴槽全长230cm，宽130cm，深度130cm，容水量1.9吨。通过浴槽的观察窗，可对患者进行观察、拍照和记录。为能更好地观察患者活动情况，在观察玻璃上印制测量标准线，以测量患者步幅，指导患者训练。这种步行浴器，吸取Hubbard的某些优点，从顶部往下看，其形状好像"B"字形，也就是Hubbard槽的一半。因而它具有Hubbard槽的某些功能。小型油压升降机，可将患者从坐位或卧位送入水中治疗，它通过电钮操纵，使治疗椅或担架灵活升降，并能在任何一个高度或位置上停止，患者可以得到治疗所需的适宜高度。

（二）治疗方法

首先检查升降机等设备是否完好，然后将步行浴槽内放入2/3容量的水，温度35℃～39℃，便可对患者开始进行训练（图9-19）。

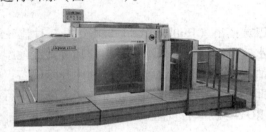

图9-19　水中平板步行浴装置

1. 仰卧位训练　将患者移至担架，利用升降机把患者送入水中，头部抬高在水面上，身体浸入水中，让患者借助水的浮力进行移动体位、翻身和伸展四肢训练。患者在水中，由于受浮力和温度影响，活动较地面或床上容易得多。

2. 坐位训练　让患者坐在浴槽的浅水处，或使用水中的椅子，借助水的浮力，做坐位状态下的肢体活动训练。

3. 起立训练　用升降机将患者送入水中之后，调节升降机或治疗椅的高度，让患者在浴水中，依托升降机或椅子，进行起立训练。

4. 站立平衡训练　在大约1m深的步行浴槽内，调节扶手，让患者进行站立，交替踏足的平衡运动训练。

5. 步行训练　依照站立训练的方法，在站立平衡训练的基础上，进行步行训练。偏瘫患者先迈出患肢，后迈出健肢；截瘫患者，可依托上肢和扶手的支撑，练习步行。

治疗时可在水中注入空气，步行浴便有气泡浴的作用。

治疗时间15～20分钟，每日1次，20～30次为1疗程。

（三）适应证

适于治疗低位截瘫、偏瘫、小儿麻痹后遗症、坐骨神经痛、腰骶神经根炎、骨性关节病、下肢骨折、关节强直及挛缩、腰椎间盘突出症等。

三、涡流浴

（一）设备

涡流浴（whirl pool）用的是涡流浴槽。现代的涡流浴槽多用不锈钢或全塑料制成，水的温度、涡流刺激作用的强弱和治疗时间，均能自动控制调节。

1. 市场上出售的涡流浴装置类型

（1）上肢用涡流装置：浴槽容量较大，槽内有一个喷水嘴，只能容纳一只手臂或两只手臂进行治疗。

（2）上下肢两用涡流浴装置：浴槽容量较大，槽内有三个喷嘴，前面两个适合腿部，后面一个适合跟腱部位进行治疗。

（3）全身用涡流浴装置：浴槽深，水容量大，能容纳整个人体进行治疗。槽内亦有三个或多个喷水嘴，前面两个，后面一个。用途同上下肢两用涡流浴。

2. 三种装置的共同点　这三种装置，槽底是防滑的。槽内的喷嘴，可以根据治疗部位多方位转动，以利形成漩涡，发挥水流的机械刺激作用。（图 9 - 20）

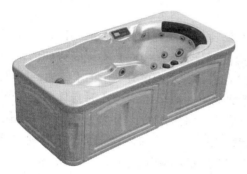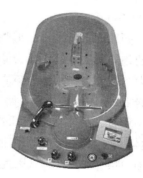

图 9 - 20　全身用涡流浴器

（二）治疗方法

根据治疗部位选择大小适宜的涡流浴装置，并检查装置各部是否完好。注入 2/3 容量浴水，温度 37℃ ~ 42℃ 之间，打开涡流开关和充气开关。上肢治疗要脱去上衣，下肢治疗要脱去鞋袜、衣服，以免被水浸湿。患者要采取舒适体位，将肢体浸入水中进行治疗。在涡流浴治疗中，温度是一个重要因素，大多数情况应维持 39℃ 左右的温度。治疗关节炎温度可以高些；治疗非开放性损伤温度则应低些。全部治疗过程，温度宜保持恒定，水流强度要适中。治疗从始到终，应使患者感觉舒适，精神爽快，不疲劳。治疗时间一般为 15 ~ 30 分钟，10 ~ 20 次为 1 疗程。

（三）适应证

适用于肢体运动障碍、血液循环障碍、截肢残端痛、关节扭挫伤、创伤后手足肿痛、周围性神经痛、神经炎、雷诺氏病、骨关节和肌肉风湿疾患，以及伴有疲劳综合征等。

四、气泡浴

（一）设备

所谓气泡浴（bubble bath），即是在治疗时将浴水中混入空气。由空气压缩机将空气压入一个放在浴槽底部的气泡发生装置，产生的气泡直径从 0.2 毫米到几个毫米，在全部治疗过程中，浴水中混合着气泡。气泡作用于人体，一方面对人体产生微细的按摩作用；另一方面，因为空气和水的导热性差异，在气泡附着的人体表面，就形成一个有冷有热的温度差，此有助于改善血液循环，训练血管舒缩功能。

（二）治疗方法

首先检查气泡浴装置是否完好；再将气泡发生器置于浴盆底部，放入容量 2/3 的浴水，温度 36℃~38℃，开动气泡发生器，使浴水中充满足够量的气泡；令患者脱去衣服，进入浴水中，仰卧，水面不超过剑突部。治疗时间 10~20 分钟。治疗后令患者出水，擦干，穿好衣服，休息 20 分钟再离去。每日或隔日治疗 1 次，20~30 次为 1 疗程。

（三）适应证

适于治疗肢体血液循环障碍、自主神经功能紊乱、失眠症、疲劳综合征等。

五、水中运动

水中运动（underwater exercises）是水疗法的一种，于此做简要介绍。详见《运动疗法技术学》相关内容。

水中运动同地面上所采用的那些运动疗法比较，既有相似，又有不同，这是因为两种媒质物理性质的差异所决定的。当身体的全部或部分浸入水中时，不论姿势如何，都会有一个向上的推动力，即浮力作用于人体。对人体而言，在水中也有一个向下的力，即重力。

设：身体在水中重量为 W，向上的浮力为 B，那么当 W=B 时身体漂浮；W>B 时身体下沉；W<B 时，身体便可在任意位置浮游。因为水的比重为 1.0，所以，凡是比重小于 1.0 的物体（软木、充气橡胶）就浮起，大于 1.0 的物体就下沉。人体肺内含有空气，其比重平均 0.974，小于 1.0，因此大多数人是可以浮起的。（图 9-21）

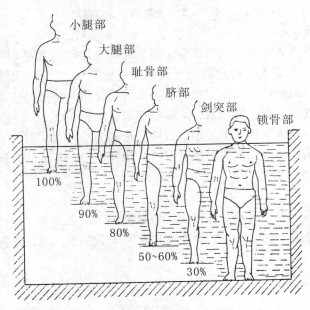

图 9-21　不同水深人体承受的负荷

身体的四肢平均比重为 1.0，但因脂肪和骨骼比例不同，脂肪多者可浮起，脂肪少者则不能浮起。如果身体某一部分比重大于 1.0，则借助于充气物体的浮力，辅助支撑，仍可在水中浮起，进行各种运动训练。这是水中运动经常采用的方法。如肢体沿浮力的方向运动则变得容易，因受到水中浮力的辅助；反之如逆着浮力的方向运动，则相当于对抗浮力形成的阻力而变得较难。因此，利用水的浮力能进行辅助或抗阻训练。

（一）水中运动设备

1. 治疗浴池　在医院中建造的治疗池，形式多种多样，其大小则根据受治疗患者人数进行设计。每日治疗 40 名患者的浴池，其面积最好不小于 3m×10m；治疗 90～100 患者的浴池不小于 6m×19m。浴池一端深 1m，另一端深 1.4m。儿童浴池多采用圆形，深度为 0.60～1.05m。大治疗浴池多用水泥镶嵌磁砖建成；小的治疗浴池，可用不锈钢或陶瓷制成，后者具有安装便利、易于移动和造价低廉等优点。

2. 治疗床或椅　是为患者在水中提供一个固定位置而设。这种床和椅要求有足够的重量，能牢固地保持在池底，而且要能防锈，即使是治疗椅，重量也不要少于 10kg，全部用不锈钢管做支架，方能达到期望的目的。床和椅脚，要装有防滑的橡胶底座或塑料支背。

3. 步行训练用双杠　用不锈钢制成，重量亦应够大，高度应是可调的，一般固定在池底，也可放在池中。其规格与地面上使用的短型者相同。

4. 漂浮物　如充气橡皮圈、马鞍形气垫、软木块或不吸水的泡沫塑料等，用于支撑患者头颈部或肢体，或作为在水中进行抗阻力运动或促进运动的辅助工具。

5. 起重升降装置　出入水的起重升降装置，有担架式、座位式、轮椅式等多种。一般采用电动油压机起动，操作简便，起动灵活，安全可靠。

6. 水的过滤与消毒　保持池水清洁是一个不可忽视的问题，否则水中运动池就可能成为某些疾病的传播途径。保持池水清洁方法，一般有三种：

（1）换水：根据患者数量，在有条件的地方应当频繁更换池水。更换池水时，要先把池边、栏杆、池底洗刷干净，清洁消毒，然后放入新水。

（2）溢流："流水不腐"，无论是在治疗中，还是在平时，经常打开溢水口，让一定量的水流向池外，对于保持水温和水的清洁度，都是重要的。只要是在水源不太紧张的情况下，都可采用这种方法。

（3）过滤：为节省水源，设计水中运动池就应设计安装过滤、循环和消毒装置。循环装置把水从池中吸出，边过滤净化，边灭菌，然后再返流到池中。这种装置虽然耗资较大，但较适用，对于水的清洁和消毒，是十分必要的装置。

（二）水中运动种类

1. 辅助运动（assisted movement）　利用水的浮力，可有效地减轻身体重量，当肢体或躯干沿浮力的方向进行运动时，浮力将对运动起辅助作用。这样，平时在空气中抬不起来或不易抬动的肢体，在水中就可以活动。这一方面给患者以良好的心理影响，另一方面还可使患者得到锻炼的机会。

2. 支托运动（supported movement）　当肢体浮起在水面做水平运动时受到向上的浮力支撑，其受重力下垂的力被抵消。由于不必对抗重力，肢体沿水平方向的活动就容易得多。这不仅有助于肢体活动，而且在支托情况下，是评价关节运动和肌力的一个颇为有用的肢位。因为这时候能观察到在重力作用消失或减小的情况下，肢体可能达到的活动范围。

3. 抗阻运动（resisted movement）　肢体的运动方向与浮力的方向相反时，浮力就成为肢体活动的一种阻力。这时肌肉的活动，就相当于抗阻运动，其阻力就是与运动方向相反的浮力。通过增加运动速率，或在肢体上附加一些添加物，增大肢体的面积，可以增大阻力。因此，治疗中可根据病情需要，给予不同的阻力，以达到不同的抗阻运动目的。

（三）水中训练技巧

水中运动技巧性训练，主要有三种方法。①一般训练法即利用水中设置的各种器械，如池边扶手、水中肋木、治疗床、治疗椅、步行双杠等作为患者身体的支撑物，进行各种运动训练。②Bad Ragaz 法或救生圈法是治疗师站在水中，给患者提供一个固定点，让患者身体支撑在救生圈上，不依托任何器具而进行训练。③Halliwiek 法是分步骤教授患者游泳。

1. 一般训练

（1）固定体位：在水的浮力作用下，使患者身体保持某一固定的体位，是一个难题。治疗师除了通过器械或特别的固定装置，将患者肢体固定之外，还要在训练中对患者进行必要的帮助。开始训练时，使身体保持在一个固定的位置是非常重要的。一般可按下述方法固定患者体位：①躺在水中治疗床上或常用的治疗托板上。②坐在水中的椅（凳）子上。③抓住栏杆、池的边沿或步行双杠。④必要时可用带子固定肢体。

（2）利用器械辅助训练：利用橡皮手掌或脚蹼，可增加水的阻力；利用水中步行双杠，可练习站立平衡和行走；利用水中肋木，可训练肩和肘关节功能；利用水球做游戏，可训练臂的推力等。所有这些都是较地面上运动更为有效的方法。

2. 水中步行训练　水是步行训练的一种很有用的介质，通常这种训练，往往在地面训练之前进行。如平衡功能好，患者在水中举步行走，较在地面上容易。方法是先让患者进入水中，站在步行双杠内，水面齐颈，双手抓住双杠。在水中身体的重量比在地面上减轻，因而大大减轻下肢承受身体的重量，即使是肌力比较弱的患者，或下肢骨折恢复期的患者，均会发现在水中站立和行走较在地面上容易得多，而且感到舒适或疼痛明显减轻。

3. 水中平衡训练　让患者站在步行双杠内，水深以患者能站稳为准。施术者从不同方向，向患者身体推水作浪，或用水流冲击，使患者平衡受到干扰，并让患者通过自已的努力，去对抗水浪或水流的冲击，使身体保持住平衡。

4. 水中协调性训练　游泳是协调性训练最好的方法。可先让患者在一定位置进行训练，然后再逐渐过渡到患者完全独立进行游泳运动。

5. Bad Ragaz 训练法

（1）Bad Ragaz 训练法亦称救生圈训练法。它是从瑞士 Bad Ragaz 地兴起，后在许多国家流行。这种方法的要点，就是把浮力作为支撑力量，不是当作阻力。患者进行运动训练时，不需抓扶手，也不靠水中的固定物体，而是靠救生圈的支撑进行运动。人体靠救生圈支撑浮于水中，可以说是处在一种动态的平衡状态。但对于肢体残缺或肌肉痉挛的患者来说，身体有可能失去这种平衡，或在水中处于一种很不稳定的状态。治疗师必须强烈地意识到这一点，而竭力减少患者在水中训练的恐惧和焦虑感。

（2）具体做法是治疗师站在水中，给患者提供一个固定位置，与患者进行一对一训练。运动的阻力，是由患者的身体在水中活动引起湍流而产生的反向作用力。身体在水中运动速度越快，则遇到的阻力就越大。这种反向运动的阻力，可由治疗师根据运动量进行调节，也可由患者进行自我调节。

（3）患者在运动中，如果某些肌肉力量较弱，可利用强壮肌刺激弱肌，也可进行等长收缩，特别是某些因周围神经损伤而致无力的肌群，可运用 PNF 中的重复收缩、慢逆转、快速牵张、节律性固定等技巧进行训练。

（4）治疗师用手帮助患者固定体位时，手的位置会直接影响患者的运动。一般情况是，让患者在取仰卧位时，治疗师的手支撑在患者下腰部或骨盆区的救生圈上。必要时，再用小救生圈将患者颈部浮起。股骨中部、膝和足均可作为固定点。躯干训练时采取侧卧位。肩关节外展和内收训练时采取俯卧位。这些技巧的运用因人而异，灵活性很大，治疗师要根据具体情况，运用不同方法去加强某些肌群和关节的活动范围。

（四）水中平板步行训练

1. 作用特点

（1）水中平板步行训练（underwater treadmill training，UWTT）是利用温度刺激和浮力、压力、阻力等水的特性，以及活动平板的特性促进下肢功能恢复的训练方法，兼有浸浴、水中步行及减重平板步行训练等特点（参见图 9 - 19）。训练中平板运行速度（步速）、行走里程、治疗时间、水温等各项参数均可自动、定量显示，通过浴槽侧面的玻璃观察窗，可对患者的步行训练情况进行观察、拍照、记录，以更好地指导患者训练。

（2）人体在水中站立、步行时会受到浮力的影响，水的浮力向上对抗重力；水的深度不同，人体所受的浮力大小不同。当水深至颈 7 水平、剑突、髂前上棘水平时，人体下肢承受的重力分别是体重的 15%、29%、43%。体重的减轻降低了下肢部分肌群的收缩负荷、能量消耗及地面对关节的冲击力，使不能进行地面上站立、行走的患者可以在水中进行站立、行走训练，从而获得有益的生理反应和治疗效果。

（3）水中步行运动的阻力主要由肢体运动速度、运动方向及水流速度所产生，改变上述条件即可调节水中步行运动的强度。当身体直立浸入水中时，静水压力作用于下肢静脉淋巴系统，可使回心血量增加，使中心静脉压、每搏输出量升高等，这些改变可刺激心肾等器官的压力感受器，促进肾的排钠、利尿。水深达到胸部时，可使胸腔内血容量增加、膈肌移位、肺活量减少，从而产生呼吸调整作用，如呼吸加深等。

（4）采用温水浴的治疗水温进行水中步行训练可减轻疼痛、缓解痉挛、改善关节活动度、增加本体感觉反馈等。

2. 对表面肌电的影响

（1）Masumoto 等对健康志愿者进行 UWTT 训练，发现在相同的心肺反应及主观疲劳度分级情况下，下肢肌肉活动引起的表面肌电变化约是陆地训练的 70%，倒退行走时亦然，提示水中步行需要的肌肉活动低于陆地。可能因为水中运动时上肢的活动对心肺反应及主观疲劳度分级的影响比下肢更大，而以上研究中受试者双臂自由交互摆动以保持平衡，因此下肢需要的活动量降低；此外，浮力、阻力导致水中步行速度低、步幅短，垂直于地面的反作用力减小，这些步态特征的改变都可能导致水中步行时下肢肌电活动的减少；或者因为在水中运动时地面的反作用力降低、体重负荷减轻以及神经肌肉系统受静水压力影响导致肌电活动减少等。

（2）UWTT 训练可增加肌群的肌电活动水平，改变运动速度与方向，水流速度及下肢负荷的变化均可改变肌电活动。与陆地训练相比，相同速度下水中步行时股直肌、股二头肌、腓肠肌的平均肌电活动均高于陆地上的行步，但胫骨前肌变化不显著。以自感舒适的速度进行水中步行训练时内侧腓肠肌、股二头肌的肌电活动随速度增加而明显增强，但在陆地上步行时只有内侧腓肠肌的肌电活动增强，股二头肌的肌电活动增强不明显。水中倒退行走时股二头肌、股内侧肌、椎旁肌、胫骨前肌的肌电活动均明显增强。增加负重量可使比目鱼肌的肌电活动增强。增加水流速度或步行速度可同时增强躯干及下肢肌肉的肌电活动。

（3）骨骼肌的肌电活动增强、肌肉负荷增大，均可促使肌肉蛋白的合成增加、降解减少，从而增加肌肉强度、延缓肌肉萎缩。

3. 对水中步态的影响

（1）陆地站立相早期膝关节的主要作用是吸收地面冲击力，在水中训练时垂直于地面的反作用力因受浮力影响而降低，伸膝肌活动明显降低；踝关节主要功能是维持身体直立状态和支持体重，水深至剑突水平时，踝跖屈对地面的反作用力只有陆地运动的 20%，相当于体重减轻约 80%。水中运动时地面反作用力的降低可能会减少或延缓脊髓损伤等下肢肌力不足的患者下肢退行性骨关节病的发生和发展。

（2）Charalambos 对两组脑卒中患者分别进行了 UWTT 训练及一般水中步行模式的训练，发现 UWTT 训练时脑卒中患者健侧的伸髋、伸膝及踝背屈的角度峰值明显增大，患侧髋外展、外旋程度减轻。

（3）利用踝砝码可减少水中步态训练时肌力较差的患肢出现不必要的飘动，例如脑卒中患者进行 UWTT 运动时在患肢踝部佩戴 0.7kg～1.1 kg 的砝码，可使患侧步幅增大、站立/摆动相时间比明显改善，患髋上提、患髋外展外旋明显减轻、患侧踝背屈加大，提示使用踝砝码可加强脑卒中患者水中步态的对称性和稳定性。

4. 对脂类代谢的影响　Nicholas 进行了 57 例超体重受试者 UWTT 与陆地平板训练的比较对照，受试者接受 12 周训练后最大氧耗量均有明显升高，体重、BMI、体脂百分比、脂肪量明显降低，局部去脂肪体重显著增加，但只有 UWTT 组的全身去脂肪体重增加。

还有研究表明 UWTT 训练可明显降低肥胖症患者的体重、BMI、体脂百分比、脂肪量、LDL 及总胆固醇含量。

第七节　水疗法注意事项、适应与禁忌

一、水疗法注意事项

1. 水疗室温度应保持在23℃左右，室内通风良好、整洁安静。

2. 治疗前应检查浴槽、起重装置是否完好。

3. 在进行水疗之前，一般应查明下列问题：①疾病诊断或评价。②患者身体一般状况。③心肺功能。④运动功能。⑤感觉能力。⑥合并症。⑦皮肤有否损伤。⑧是否有大、小便失禁。⑨有否传染病。⑩需除外的水疗禁忌证等。

4. 盆浴患者入浴后，胸前区应露出水面，以减轻水静压对心功能的影响。用38℃以上热水时，应给患者头部放置冷水袋或冰帽。

5. 对于年老体弱、儿童或有特殊情况者，治疗中应严格观察，注意安全，加强护理。

6. 治疗中患者如出现头晕、心慌、恶心、疲倦不适等，应停止治疗。

7. 感冒、发热、炎症感染、呼吸道感染等不宜进行水疗。

8. 膀胱、直肠功能紊乱者，排空大、小便方可入浴。

9. 治疗完毕，应让患者在休息室内休息15~20分钟后离去，以防感冒。

10. 浴槽用后必须清洗消毒。用DA-高效清洗消毒净，用水稀释600倍，对浴盆、浴槽具有清洗和消毒双重功效。DA-高效清洗消毒净的有效氯含量，优于次亚氯酸钠和氯亚明，对各种致病性肝炎病毒均有较好杀灭效果。

二、水疗法适应与禁忌

（一）适应证

（1）内科疾病：高血压病、血管神经症、早期动脉硬化、心脏疾患代偿期、胃肠功能紊乱、功能性结肠炎、习惯性便秘、肠道自家中毒、肥胖症、多汗症、痛风症、肾脏疾患、风湿性肌痛、疲劳综合征、风湿或类风湿性关节炎、慢性阻塞性肺疾患，以及职业性铅或汞中毒等。

（2）神经科疾病：脊髓不全损伤致截瘫、脑血管意外引致偏瘫、帕金森病、雷诺氏病、肌营养不良、自主神经功能紊乱、神经衰弱、神经痛、神经炎、周围神经麻痹等。

（3）外科疾病：骨折后遗症、骨性关节病、关节置换术后、强直性脊柱炎、慢性湿疹、牛皮癣、荨麻疹、皮肤瘙痒症、脂溢性皮炎、慢性闭塞性动脉内膜炎、灼伤后继发感染、大面积瘢痕挛缩、外伤后功能锻炼，以及痔疮、前列腺炎等。

（4）妇科：闭经、卵巢功能不全、慢性盆腔疾患等。

（二）禁忌证

重症动脉硬化、心肾功能代偿不全、活动性肺结核、癌瘤及恶液质、身体极度衰弱及各种出血倾向者。

第八节　水疗法在临床与康复中的应用

一、脊髓不全损伤

1. 水疗法适合于低位不完全性脊髓损伤（SCI）患者，不仅具有良好心理影响，而且对于缓解肌肉痉挛、增进 ROM、训练代偿肢体运动功能，均具有重要意义。

2. 对残疾程度较重的患者，可进行 Hubbard 槽浴，或涡流－气泡水浴。对于残疾程度较轻、不完全性脊髓损伤患者，可进行水中运动。其方法是：对下胸段及腰段的不完全性脊髓损伤，开始时要注意防止加重痉挛。一般认为，侧卧位较好。若要训练伸髋肌，宜使膝关节屈曲，以免引起全伸型反应。患者一般采用游圈，或漂浮物稳定地托起肢体，因为任何突然的运动或他人的碰撞，均可诱发痉挛。

3. 当患者在池中适应后，再训练躯干和上肢，肩胛带和背阔肌的训练尤为重要。训练躯干运动时，术者背靠池边，在患者颈、腰和双足，各套一个泳圈，术者双手扶住患者双肘加以固定，即可让患者进行躯干的侧屈、伸展训练（图 9 - 22a、b）固定双足训练，其情况如图 9 - 22c、d。

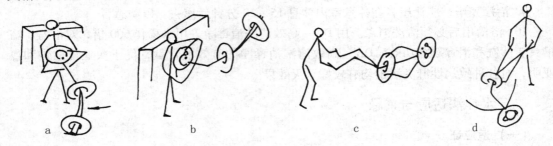

图 9 - 22　躯干运动训练

a. 躯干右侧屈曲训练；b. 躯干伸向左侧训练；c. 术者固定患者双足，患者做仰卧躯干训练；
d. 术者将患者双足夹在腋下，由患者做屈曲躯干运动

若患者下肢仍有活动，在水中由于肢体重量减轻，活动更易进行。

此外，尚可让患者在步行双杠内，训练用双手推开的动作。此时，由于浮力抵消了部分体重，动作变得容易进行。亦可在水面单杠上训练引体向上，以加强肱二头肌、肩胛肌和腹肌的肌力。

若为完全性损伤，主要训练上肢和躯干以代偿下肢功能，可让患者戴泳圈游泳，这样做对患者心理有很大的益处。

二、脑卒中偏瘫

根据临床经验，脑血栓发病后 1 周，脑出血后 3 周，只要病情稳定，就可以进行功能训练。水疗也可遵循这个原则。脑血管意外偏瘫的水疗目的，在于调节机体，改善患肢血液循环，借助浮力进行关节运动。对伴有高血压病、动脉粥样硬化的患者，可应用温水气

泡浴、涡流浴。如果条件允许，亦可进行二氧化碳浴。另外，脑血管意外偏瘫患者进行水中运动时，在池中较难维持平衡，很容易出现联合反应。在身体周围，无论何种原因产生涡流，均可导致患者失去平衡。再有，因在水中无坚实的支托，事实上很难抑制病理协同运动模式。因此，水中运动多在平衡训练达到目的或恢复较好以后，作为一种文娱性治疗应用。

三、肩－手综合征

肩－手综合征是脑血管意外偏瘫常见的并发症，其主要临床表现为肩部疼痛、手和腕部出现水肿，而水肿又会使受累关节运动时产生疼痛。特别是手指的腱鞘分隔部分水肿，由于组织压力增高而形成夹板样固定作用，可使疼痛加重。如果在此种情况发生之前，能对上肢和手部进行适时的治疗，患者就可避免形成爪形手或冻结肩。这时，水疗目的在于解痉、镇痛、改善患肢血液循环、减轻水肿、降低肩部肌张力。可施行局部热水浴，温度39℃～40℃，时间15～20分钟；也可在水中运动池内，由治疗师对患者进行肘、腕、手指的缓慢牵拉，还可借助浮力对肩膀部进行主动、被动或辅助运动。在水中进行关节运动疼痛较少，患者容易接受。但要注意，肩部运动应当在无痛的关节活动范围内进行，任何引起疼痛的方法都是不可取的。

四、共济失调

（一）小脑性共济失调

水疗对小脑共济失调的改善，主要是通过增强肌力，特别是增强肩胛带带动骨盆带的肌力，这对于改善运动控制平衡能力具有一定作用。Bad Ragaz 等张和等长运动模式，可以有效地应用于小脑共济失调患者。

（二）感觉性共济失调

有些患者在水中往往产生定向问题，这不应视为水疗禁忌。与此相反，对于那些能够耐水的患者来说，使用 Bad Ragaz 法和 Halliwck 法，在增强肌力、提高耐力和改善心理状况方面，均产生有益的影响。

五、帕金森病

帕金森病患者水疗目的，在于减轻肢体僵直，促进运动功能，改善身体状况，纠正姿势和提高平衡反应能力。其治疗方法，除了适于进行温水涡流浴、气泡浴之外，亦可进行水中运动，按一般训练法或 Bad Ragaz 法进行。肢体僵直、运动迟缓或运动障碍症状在水中得到减轻。这是因为水压、水温或水流的良性刺激，使通向大脑的感觉反馈速度加快的结果。对少数患者，如果温水浴不能产生理想的效果，甚至会使症状加重的话，根据经验这时改用冷水或许是有益的。

六、肌营养不良

肌营养不良症一般是渐进性的，主要病理改变为肌肉进行性变性与坏死，结缔组织大量增生，导致肌肉功能丧失，关节挛缩，以至出现各种畸形。水疗目的在于改善肌肉血液循环，减轻挛缩，延缓和重建运动功能，促进患者身心康复。早期可进行温水浴、涡流浴，后期可以进行水中运动，其好处是患者在水中可进行在地面上无法进行的运动。但需注意，患者疗后不应感到疲劳，否则应停止治疗。

七、骨折后遗症

骨折后如不及早进行训练，肢体的功能往往不能满意地恢复。但早期训练会使患者因肢体活动或负重而感觉疼痛，以致影响训练的进行。这时候，可以利用水的温度和浮力训练。

（一）下肢骨折

在外固定去除、伤口愈合后，即可考虑进入池中进行水中训练。治疗目的有：①活动由于制动或因损伤而活动受限的关节。②加强萎缩肌肉的力量。③训练站立行走和上下楼的功能。

1. 训练下肢负重　为避免患者产生恐惧心理，可让患者仰卧水面，用漂浮物托起，脚向池边或屈膝，用足推池边，使整个身体浮向池中心。再由工作人员，将之缓缓送向池边，重复这样的活动。待患者适应后，改为垂直体位，但起初水要深，其目的是加大浮力，减轻体重对肢体的负荷力。这时，可在双杠中进行步行训练，适应后逐步降低水平面，敢于让下肢承担体重后，即可过渡到地面上进行训练。

2. 活动僵硬的关节　在池中活动一段时间后，由于水的温度作用，减轻了肌肉和关节周围其他组织的紧张，在固定患者身体位置的情况下，可由工作人员给局部关节进行被动 ROM 训练，或用漂浮物沿增大 ROM 的方向牵引。在 ROM 的末尾，可酌情给予进一步牵引，以扩大其 ROM。

3. 加强肌力　对于下肢肌力，主要是训练股四头肌和伸髋肌。患者在水中治疗床上俯卧伸膝、屈膝。由于伸膝时对抗浮力，故可加强股四头肌的肌力。至于伸髋肌的训练，可仰卧于水面，头、腰和患足均给予漂浮物，让患者伸髋，下肢抗浮力做抗阻训练。但要注意上述训练早期在水中进行，后期应在陆地上进行。

（二）上肢骨折

前臂或腕的骨折，很少用水中运动治疗。但肱骨骨折，常引起肩关节活动功能的丧失，这时候水中运动就是很好的方法。肱骨外科颈的嵌顿骨折，水中训练是极好的适应证。骨折后，由于疼痛等不适感，患者害怕活动。但在事实上，肩部骨折数日，就可安排患者在水中运动，利用温水和漂浮物支撑，让患者运动。此时，患者可带着吊带入池，采取坐位，水面淹没肩部最高点。由于浮力关系，可能难于稳定地坐着，这时可在椅背上系一固定带以固定躯干，或者由治疗人员在患者前方用双手固定双髋。

早期治疗包括曲、伸、外展的抗阻训练，首先在舒适的 ROM 内活动，待内收肌松弛后再逐步加大 ROM，以后用漂浮物或手握乒乓球拍活动，以加强肩外展肌的肌力，以后再进行抗阻力的内旋和外旋训练。

（三）椎体骨折

楔形骨折无脊髓损伤，亦无脊柱不稳定者，卧床 1~4 周后，可在水池中进行活动，做加强腰背肌肌力的练习。鼓励患者在不痛的范围内尽量活动。

治疗时间视患者情况，一般先从 5～10 分钟开始，后延长到 30 分钟，但在治疗后最好休息 1 小时。

八、骨性关节炎

对于不适宜进行关节置换术，或适宜手术但需等候施术的患者，均可进行水中运动治疗。治疗目的为：①镇痛。②增加 ROM。③加强弱肌群的肌力。④训练行走、上下楼、站、坐等功能。其治疗方法有：

（一）缓解疼痛和肌肉痉挛

在水池中轻柔、有节律地缓慢运动，可使痉挛的肌肉松弛。如欲使髋肌松弛，可让病人仰浮水面，鼓励他做缓慢的外展和内收，ROM 应在无痛的范围之内，然后逐步增大 ROM。对髋而言，游泳圈法特别有用。（图 9－23）

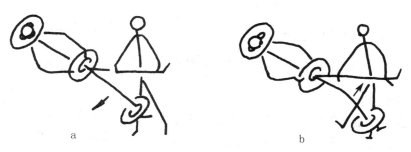

图 9－23　**髋关节水中运动法**

a. 右下肢伸直、外展、内旋，术者前倾以引导运动；箭头为运动方向

b. 右下肢伸直、内收、外旋，术者后倾以引导运动；箭头为运动方向

（二）牵张挛缩的软组织

需用连续恒定的力，并用漂浮物进行被动牵引。

（三）加强弱肌群的肌力

水中运动适用于在空气中活动有困难或不适的情况，常使这些肌群进行抗浮力训练，引起等长性收缩。例如需训练髋伸肌时，将患者仰卧放在支托物上，在足下放一大的游泳圈，让患者伸直腿，并将圈压入水中。圈的浮力需大于患者下压的力量，髋伸肌即产生等长收缩而无运动，这样可以加强肌力而不致引起不适。

（四）步行再训练

患有髋、膝关节炎的患者，在空气中行走时，由于充分负重往往有疼痛和不适，但在水池中因为浮力抵消了部分体重，关节的负荷减轻，所以不致有症状。调节水面的高低，可使体重得到不全程度的减轻。让患者在步行双杠内训练，是一种有价值的方法，抵消了部分体重后，患者练习踏步、站和坐，都会变得容易，因此也易于进行这方面的训练。

九、强直性脊柱炎

水中运动目的有：①预防和矫正脊柱及其他关节的畸形，活动和加强伸肌群的肌力。②维持和改善胸部活动，增加肺活量。③为进行按摩、牵引等作准备。其治疗方法有：

（一）松弛和牵张屈曲的内收肌群

在温度合适的水池中浸泡一定时间后，张力高的肌群可以松弛。此时可采用图 9 − 24 中的方法，牵引髋屈肌和内收肌。但需注意漂浮物产生的浮力必须大于 2kg 才有效。此时，患者主观上应感觉到髋前方有被牵拉感，否则应加大漂浮物，但不宜用两个以上的漂浮物，因为那样不易控制方向。在牵引一定时间后，让患者用力将漂浮物向下按数寸，并维持在此位置上数秒钟。这种收缩有助于屈肌或内收肌的松弛，然后再放松，再让漂浮物牵引肢体，这种动作可重复几次，直到 ROM 不能再增大为止。

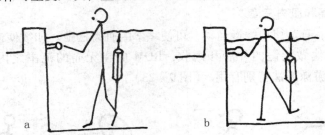

图 9 − 24　用漂浮物进行被动牵引
a. 牵引髋屈肌；b. 牵引髋内收肌；箭头为浮力方向

（二）水面下游泳

水面下游泳适用于肋脊关节仍有活动能力的患者。先让患者在水面下做俯泳。可使脊柱和髋产生伸直趋势。更为重要的是每次潜入水面下时，都必须先深吸气，这种活动激活了肋脊关节，使肺活量随着训练而增加。

（三）颈部运动

让患者背靠池壁。如水深不够，可让患者屈膝，以便水面能达颏部。可结合呼吸进行训练，水面达颏时呼气（水静压压胸有利于呼气）。然后，伸膝站起，使胸出水面，并同时吸气。颈部被浸泡一定时间后，斜方肌和长颈肌都因浸入热水中而得到放松。此时，即可做颈部的旋转和侧屈运动。

（四）水中文体活动和整体治疗

这种方法可激励患者的兴趣和活动积极性。需注意的是进入池中后，静脉血回流入胸，使胸回血量增加 700ml 左右，这对肺活量小的患者会产生不利影响，因此肺活量不到正常值 30% 的患者，不宜做水中文体活动。

十、类风湿性关节炎

水中运动适用于无明显类风湿活动的患者，即无明显的发热、血沉加速、关节红肿等。其治疗方法有：

（一）活动僵直关节

晨间关节僵直是该病常见症状，患者常为此而苦恼，希望早上进行水中运动。进入池中后，在温水的作用下，关节周围软组织松弛。此病的关节痛和 ROM 受限，几乎总与肌肉的紧张有关。所有希望通过牵张松解粘连，以增加活动度的企图，都要预先使关节周围的肌肉松弛。适宜的方法是，先在无痛的 ROM 内自由地进行无阻力的活动，于肌肉松弛后，鼓励患者增加其 ROM，直到 ROM 不再增加时，再给予轻柔的牵张。术者对患病关节，进行轻柔小量递增牵张。由于关节被牵张，治疗后 24 小时内可能有不适感，若此感觉延续大于 24 小时，即表示牵引过强，应予修正。

（二）加强肌力训练

类风湿性关节炎患者的关节常不稳定，如拟进行抗阻练习，就不再同时进行加强肌力的训练，反之亦然。为避免伤及不稳定的关节：①训练时用术者的手支托关节。②选择好起始的位置，使抗阻力收缩尽量在不劳损关节的范围内进行。③训练时将活动范围限制在不引起损伤的范围内。④对危险的关节用夹板固定。

遵循上述原则，就可以有效地利用水中运动。

另需注意的是此病时常在关节腔内注入类固醇类药物，注射 24 小时后方可进行水疗。还有，此病常引起颈痛，如单用游泳圈放颈部，常使颈痛加重。此时，可在颈部先加一塑料颈托，然后再套游泳圈，即可防止这种颈痛。在水中搬动患者时，尽量避免腋下抬动，因为此病极易侵及肩关节。总之，一切训练活动应以不引起患者疼痛和不适感为准。

（乔志恒　丛芳）

思考题

1. 水疗的定义。

2. 水疗有哪些分类方法？

3. 试述水疗法作用原理。

4. 水疗有哪些主要治疗作用？

5. 水疗应注意哪些问题？

6. 水疗在临床康复中有哪些应用？

第十章 生物反馈疗法

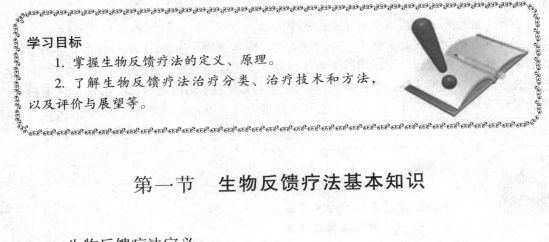

学习目标

1. 掌握生物反馈疗法的定义、原理。
2. 了解生物反馈疗法治疗分类、治疗技术和方法，以及评价与展望等。

第一节 生物反馈疗法基本知识

一、生物反馈疗法定义

生物反馈疗法（bio feedback therapy，BFT）是将人们平时意识不到的肌电、皮温、心率、血压等体内功能变化，借助电子仪器，转变为可以意识到的视听信号，并通过指导和自我训练让患者根据这些信号，学会控制自身不随意的功能，用于防病治病或康复训练的方法。它是现代物理治疗学的一项新技术，涉及物理医学、控制论、心理学、生理学等许多学科。从这个意义上讲，它又是一种涉及多学科综合应用的新技术。

"反馈"一词，是美国数学家 Norbert Winner 提出来的。其大意是将控制系统的输出信号以某种方式返输回控制系统，以控制控制系统的方法。在"反馈"前面加上"生物"二字，其意是强调患者参与的主观能动作用。

二、生物反馈疗法简史

生物反馈疗法是从 20 世纪 60 年代兴起的。

1962 年　Kamiya 发现人能自身调节脑电 α 波的节律。

1963 年　Basmajian 通过实验证明，人可以控制单个运动单位的放电。

1969 年　Miller 发表"内脏和腺体反应的学习"论文，阐明正常自主神经系统支配的内脏和腺体，在某些情况下可由人的意识控制，提出自主神经系统操作条件反射理论。

1971 年 Barber 和 kamiya 在他们的著作中正式使用生物反馈（Biofeedback）这一术语。

从 20 世纪 60 年代中期，生物反馈学家开始探索应用生物反馈和自我调节（Self - Regulation）的原理治疗疾病。

后来，经过大量的临床实践，证明这种方法对心理应激反应造成的各种功能障碍性疾病具有显著疗效。到目前为止，有文献报导它已用于治疗紧张性头痛、偏头痛、高血压、心律紊乱、支气管喘息、胃及十二指肠溃疡病、过敏性结肠炎等数十种疾病。在现代康复医学方面，常用于脑血管意外、脊髓不全损伤、脑性瘫痪、痉挛状态、弛缓性瘫痪、废用性肌萎缩、疼痛综合征、关节活动受限、假肢功能训练、周围神经损伤及中毒引起的神经疾患等。

由于生物反馈疗法涉及多学科，理论与技术较为复杂，治疗心理应激障碍、功能性疾病具有显著疗效，所以有人称生物反馈疗法是物理治疗学中的"阳春白雪"，是技术要求、技术含量和发展前景更高的一种治疗方法。

（丛芳）

第二节　生物反馈疗法原理

一、自我调节

人生存在自然界，要面对两个环境：一个是外环境，即自然与社会；另一个是内环境，就是机体自身的内部环境。人们为了很好地生存，要对自己心理、生理活动进行调节，以适应或改造外环境，并保持人体内环境相对平衡和稳定，否则就不可能进行正常活动。一般情况下，人体内部是通过自身健全的调节机制，来克服外环境的变化，而产生适应性反应，保持内环境平衡，使人体处于健康的状态。人体实现自我调节主要有三种方式：

（一）神经调节

神经调节是人体的主要调节方式。中枢神经系统通过传入神经纤维与外感受器连接，通过传出神经纤维与骨骼肌、内脏器官连接。例如，进食引起消化腺体分泌，疼痛导致局部肢体回缩，强光照射使瞳孔缩小，环境温度升高使皮肤血管扩张和出汗，运动后心率加快和呼吸频数等等，这些情况说明在中枢神经参与下，机体对内、外环境刺激所产生的自我调节和适应性反应。人们称这种神经调节过程为反射（Reflex）。神经反射活动有两种，一是条件反射，二是非条件反射。条件反射是经过学习或训练，在后天获得的，条件反射必须有大脑皮质的参与，是一种高级的神经调节方式；非条件反射是人和动物所共有的反射活动，是较低级的神经调节方式。

神经反射过程一般有五个环节：感受器→传入神经纤维→中枢→传出神经纤维→效应器。这五个环节总起来称为反射弧（reflex arc）。在反射弧中，任何一个环节被破坏，都将使这种反射不能出现或者发生紊乱，从而导致神经调节功能丧失。

（二）体液调节

人体内分泌腺体分泌多种激素（hormone），通过血液循环输往全身，调节人体新陈代谢、生长、发育、生殖等重要功能。血液中激素的浓度维持着相对恒定的水平，激素过多或不足，都会引起功能紊乱或者疾病。神经与体液调节相辅相成，在整个机体的调节作用中，神经调节占主导地位。

（三）器官组织自我调节

所谓器官组织自我调节，是指在身体内外环境发生变化时，这些器官和组织不依赖于神经或体液调节所产生的适应性反应。如心肌收缩产生的能量与收缩前心肌长度变化成正比，收缩前心肌纤维越长，收缩时释放的能量越多；又如脑血管的血流量，在很大程度上取决于动脉血压的变化，平均动脉压的升降，脑血管收缩或舒张，使脑血流量保持在相对恒定的水平。

一般说来，人体内环境自身调节机制十分复杂，尽管调节范围有限，但对人体内环境的平衡具有实际意义。

二、生物反馈与控制论

20 世纪 40 年代兴起的控制论，对生物反馈疗法的发展起到了积极的推动作用。从控制论观点看，人体维持平衡调节机制，是靠反馈信息在起着调节作用的。中枢神经系统可视为控制部分，被调节器官可视为被（受）控制部分，在控制部分和被控制部分之间，通过各种不同的方式进行着信息传递。这些信息，一方面有控制部分发往被控制部分的信息；另一方面也有被控制部分发回到控制部分的反馈信息。控制部分则是根据反馈信息，来实现对被控制部分的调节和控制作用的（图 10 – 1）。这就是说，根据控制论观点，一个控制系统必须是一个闭合回路，控制部分与受控制部分之间存在着往返的双向联系。这种联系形式是多种多样的。事实上，人体内无论哪种调节形式，也都是双向联系的，都是一个闭合回路。控制部分和受控制部分之间的信息联系有多种形式，可以是电信号（神经活动），也可以是化学信号或机械信号。在自我调节过程中，一方面由控制部分发出信息，以调整被控制部分的功能状态；但在另一方面，受控制部分也不断地向控制部分发出信息，以调整控制部分对受控制部分的影响。这样就构成一个实现自我调节的闭合回路，并使调节达到十分精确的程度。人们把受控制部分送回到控制部分的信息称为反馈信息（feedback informations）。人体效应器官大都有多种神经感受器，如骨髓肌中有肌梭感知肌张力的变化，并将这种信息反馈到中枢神经系统，使中枢神经系统对肌肉活动控制得更加精确。

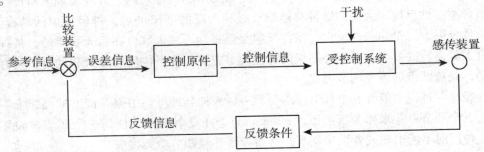

图 10 – 1 自我控制和反馈调节示意图

生物反馈疗法是控制论反馈原理在人体的应用，它是通过再学习或训练来调整人体的内环境，改善身体内部调节机制的一种治疗方法。

三、经典条件反射与操作条件反射

一些学者按照条件反射理论，把建立的学习或训练分为两类；一种是巴甫洛夫（ПавЛов）研究的条件反射（Conditioned Reflex），亦称经典条件反射。其方法是在每次给狗喂食之前，先发出一次铃声，然后再给予食物。就这样，经过多次结合以后，当铃声一出现，狗就会产生唾液分泌，这种无关刺激（铃声）与非条件刺激（食物），在时间上多次结合（即强化），便形成一种不受意志控制的简单、低级水平的条件反射；另一种是操作条件反射（Operant Conditioning Reflex）。在这种反射中，要求动物完成一定的操作才给予强化。例如将大鼠放入实验箱内，大鼠在走动中，偶然踩在杠杆上时，就给大鼠喂食，以强化这一操作。如此重复多次，大鼠便学会自动踩杠杆而得食。在这个基础上，再进一步训练动物，只有当出现某一种特定信号（灯光）时，踩杠杆才能得到食物。通过反复训练，动物见到特定信号，就去踩杠杆而得食。这类条件反射的特点，就是动物必须通过完成某种操作之后，才能被强化。此种条件反射的建立，要通过一定的操作或使用工具，并经过尝试错误的过程。因此，操作条件反射受意志控制，是一种比较复杂和比较高级的学习。过去一向认为，对随意的骨骼肌反应，可以通过操作条件反射来改变。对不随意的内脏反应，则只能用经典条件反射来改变，而不能用高级和随意的工具学习来加以改变。但Miller通过研究认为，经典条件反射和工具学习，是同一现象在不同条件下的两种表现。Miller实验证明，通过工具训练程序，动物能产生任何通过经典条件反射获得的内脏反应，他曾于1969年发表著名的"内脏和腺体反应的学习"论文。

由上述可知，生物反馈疗法多与内脏和自主神经的操作条件反射有关。生物反馈疗法在形成操作条件反射时，往往需要以下几个基本条件：

（1）靶反应（target response；简称R）：靶反应是实验者和受试者均希望得到的一种特异反应，如EMG、EEG、ECG、BP、心率、手指温度、皮肤电阻的变化等。

（2）强化刺激（reinforcing stimulus；简称S）：强化刺激是在生物反馈仪上，靶反应一旦出现，立即向患者提供声、光、曲线或图像仪表读数等反馈信号。

（3）工具（instrument）：工具是指电子仪器。其功能是接收、放大信号，并把它转换成声、光或图像，然后反馈给患者。

S最好只是在正确的R出现时才给予，通过多次结合，患者就能学会控制自身某种非随意活动功能。经过指导和反复训练，不需再使用仪器，也可具备控制自身某些不随意活动的能力。

四、生物反馈作用原理

生物反馈作用原理，参见图10－2。图的上半部分，是受大脑皮质与脊髓控制的随意活动领域，称为意识上水平；图的下半部分，是受皮质下和自主神经系统控制的不随意活动领域，称为意识下水平。人对外界刺激的感知，通过①→②→③→④，引起应激生理反应。再通过反馈仪⑤，使人间接感知体内的信息变化，经有意识学习或训练⑥，形成⑦→③→④的新变化，达到对应激反应的修正。这个控制环路，在随意控制下，维持着机体内环境的平衡。另外，机体内还可通过⑨→⑩→⑦的内部信息反馈环路，调节机体的生理反应。

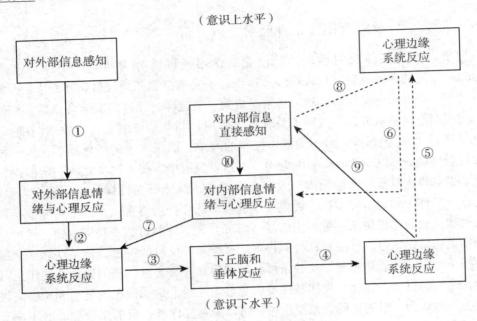

图 10-2 生物反馈作用原理

生物反馈训练能加强机体对体内信息的直接感知，提高敏感度，使间接感知转化为直接感知。例如，用肌电生物反馈治疗头痛，可以测得额部肌电信号。肌电幅值降低，反映肌肉紧张度减低，因此头痛减轻。肌电信号经过处理后，可以变换为声音，肌电信号弱则声音低，肌电信号强则声音高，患者由感知声音高低，得知肌肉紧张度的变化。这样，患者便可通过意识，导致肌电反馈信号声音的改变，使肌肉松弛。患者在肌电信号的引导下，通过学习和训练，逐步掌握控制主观意识，达到肌肉放松和缓解头痛的治疗目的。当患者经过反复训练，通过⑧的联系，改变对内部信息的感知，因而在放弃使用生物反馈仪的情况下，亦能保持对生理过程的调节和控制。此点说明，生物反馈仪是学习和训练工具，不是一个单纯治疗仪。利用生物反馈仪进行训练，目的在于增强患者对机体内部的自我感知能力，达到由意识控制内环境、调节机体和治疗疾病目的。

第三节 生物反馈治疗分类

从生物反馈疗法原理讲，各种生物信息都可以用于生物反馈疗法。仅就临床常用方法进行简要介绍。

一、肌电生物反馈

肌电生物反馈（EMGBF）用的反馈信息是肌电信号。其原理是将所采得的肌电信号，经过放大、滤波、双向整流、积分，用积分电压驱动声、光、电、数码等显示器件。由于积分电压与肌紧张成正比关系，借此能直接观察到肌紧张或松弛水平。因为骨骼肌是受随意神经系统控制的，所以肌电自身调节比较容易学会，治疗方法也较易被患者接受，而且疗效可靠，是目前临床应用范围最广，最成功的一种反馈疗法。

就治疗目的而言，肌电生物反馈可分为两种：

1. 肌肉松弛性反馈训练　治疗时依病情选择相应的肌肉，放置电极，检测肌电信号，让患者全神贯注地根据 EMG 转变而来的视、听信号，用意识控制放松肌肉，使之达到治疗目的。

2. 肌肉兴奋性反馈训练　将电极放置于被训练肌肉的体表，让患者根据 EMG 转变来的视、听信号，努力提高肌电水平，达到增强肌力，恢复运动功能的目的。

二、手指温度生物反馈

手指温度生物反馈（FSTBF）是指手指温度与肢体外周血管功能状态和血液循环之间的密切关系。当人处于应激状态时，外周血管阻力增大，血流减少，手指温度降低；在精神安定、情绪平稳的状态下，手指温度升高。手指温度变化，可用热敏元件制成的温度传感器或红外线测量装置进行检测。其治疗方法，是将温度传感器置于食指或中指指腹，用数字显示温度值，或用一排红、黄、绿三色彩灯显示温度变化方向、速度和大小，还可辅以音调指示温度的相对变化。患者在指导语、由手指温度转变来的听视反馈信号的引导下，能逐步达到随意调节手指温度的能力，使手指温度随着调节而升高或降低。

三、血压生物反馈

现代研究结果表明，相当部分的原发性高血压病，是由于心理应激或中枢神经系统过度紧张造成的。因此生物反馈治疗原发性高血压病前景乐观。治疗时用血压计检测血压，用多导生理记录仪描记柯氏音出现时的血压值，患者通过观察描记曲线学习自我调节血压。血压生物反馈（BPBF）治疗用的血压测量装置应能连续测量血压，最好能让患者观察到血压的动态变化。Louse 脉搏传播速度（PWV）测量血压，成功地应用于生物反馈治疗。

四、心率生物反馈

心率是受自主神经控制的。正常人的心率每分钟 70 次左右，在精神松弛、心情平静的状态下，心率减慢；情绪激动、焦虑、运动和其他刺激，则使心率加快。国外使用的方法，是让患者注视反馈仪上的灯光或仪表信号。绿灯亮时，表示心率减慢，令患者设法加快心率；红灯亮时，表示心率加快，再令患者设法减慢心率；黄灯亮时，表示心率控制正常，其满意程度用仪表数字 0~100 表示，100 为完全满意。一般先让患者学会增快心率，然后减慢心率，以后每 4 分交替一次，最后达到不用仪器自行调节心率。心率生物反馈（HRBF）适于心动过缓的患者训练增加心率，也适于心动过速的患者训练减慢心率，还可使室性期前收缩患者心率趋于正常。

五、脑电生物反馈

脑电图有 α、β、δ 和 θ 四种基本波形。α 波是正常人处于安静状态下的主要脑电波。情绪紧张、焦虑，α 波消失，而 β 波增多。θ 波在人欲睡时增大，在焦虑、失望时也有发生。目前脑电生物反馈（EEGBF）常用 α 波和 θ 波作为反馈信息，治疗时用声和光等反馈信息，

诱发 α 波，让患者认识信号特征，并努力增加 α 波的成分。θ 波脑电生物反馈，是把增加 θ 波的分量作为训练目标。这种方法常用于精神抑郁、神经衰弱、失眠、癫痫等症。

六、皮肤电生物反馈

皮肤电阻与皮肤血管舒张、汗腺分泌有密切关系。在精神紧张和交感神经兴奋时，手掌心或足心出汗。皮肤表面汗液中的水分和氯化钠，可使皮肤电阻值降低。因而应用皮肤电生物反馈能调节情绪、血压和周围血管张力，治疗交感神经兴奋性增高的疾病。皮肤电生物反馈（GSRBF）是用测量皮肤两个受试点间的导电性反映交感神经功能的方法。是将两电极固定在中指和无名指末节指腹，开启仪器后，让患者观察仪表读数和听音响变化，以认识交感神经兴奋状态，并寻求降低交感神经兴奋性的方法。

七、其他生物反馈

除了上述，还有血管容积、呼吸终潮、二氧化碳、胃肠 pH 值和直肠压力等多种生物反馈，但因不常使用，在此不一一介绍。

第四节　生物反馈治疗技术和方法

一、仪器及电极

（一）生物反馈仪

生物反馈仪性能和质量优劣，直接关系到治疗的成败。生物反馈工作者，要力求选择一台精密度高、性能可靠、直观清晰、操作简便的仪器。

生产厂家提供的生物反馈仪有多项技术指标，判断这些指标是否满足治疗要求，一般从下列技术参数进行分析：

1. 工作范围　仪器的工作范围，是指输入信号的幅度和频率范围。不同生物反馈仪有不同工作范围。对肌电生物反馈仪来说，其信号幅度约为 $1 \sim 250 \mu V$。

2. 灵敏度　生物反馈仪的灵敏度，是指该仪器所能测得的最小信号变化。一般仪器均具有可调灵敏的开关和放大增益控制。灵敏度直接决定着仪器的分辨率。灵敏度高，分辨率就好，能测得的最小信号变化值就越精确。但太高的灵敏度，又可导致系统的非线性和不稳定性。一般生物反馈仪的灵敏度，根据测量要求的不同，通常在 $0 \sim 1\,000 \mu V$ 之间。

3. 线性度　仪器的线性度，是指仪器输出随输入成正比例变化的一个技术指标。这个指标用非线性百分数表示。对一个线性系统而言，无论是高端、中间或低端，其灵敏度都是相同的。即非线性度为零。一般地说，仪器总会存在非线性情况，只要是仪器主要的工作范围非线性比较小，就可称是线性的。

4. 频响与带宽

（1）频响即频率响应，它是描述仪器对被测信号的各个频率成分具有不同灵敏度响应的一个参数。实际上，生物信号总是多种频率组合的复杂形式，希望通过仪器输出，真实地复现生物信号波形，必然要求仪器对生物信号所有频率成分的灵敏度都一样。

（2）带宽是表示频率响应的一个重要参数。仪器带宽应该覆盖被测信号的主要频率成分。实验证明，肌肉活动所形成的电势，有效频率范围在 20～8 000Hz 之间。但从多数受试部位的肌电信号来分析，影响肌电大小的频率成分主要在 30～100Hz 的低频段。而 200Hz 以上的频率，对总电压大小的影响已经不大；决定肌电信号波形的频率成分主要在 100～1 000Hz 之间。因而，从综合信号大小和波形这两种因素考虑，在 EMGBF 仪设计时，选择 30～1 000Hz 频率带宽较为理想。

5. 信噪比　信号噪声比，简称信噪比，是指信号大小与各种噪声干扰总和的相对比值。信噪比越大，仪器的性能越好。所谓噪声干扰，是泛指肌电以外的其他信号，它既来自仪器本身（包括电极），也来自某些生理因素（运动、动脉搏动、出汗潮湿、脑电、心电等）。从这个意义讲，不仅在仪器设计上要考虑抗干扰的能力，而且在治疗操作时，也要注意排除各种干扰因素。

6. 稳定性　稳定性这个指标，是指肌电生物反馈仪在干扰震动等不良的条件下，能维持仪器本身的稳定工作状态，不致失控而发生振荡。仪器的稳定性与放大器、滤波器、增益及反馈量的大小等因素都有密切关系。就整个仪器的工作范围来说，都应具有良好的稳定性。

7. 隔离度　隔离度是指仪器在使用过程中，被测部位、仪器与交流电的隔离程度。这个指标是从安全角度考虑的。一般要求人体、仪器地线与交流电源没有直接电联系，要做到安全隔离。有些生物反馈仪采取电池供电，这就保证了安全的基本要求。

8. 反馈方式

（1）视觉信息：有表式指针、数字、有色光标、曲线和图形显示等。这些反馈方式以图形或曲线显示最优，数字读数次之，表式更次之。

（2）听觉信息：可有声音频率、节拍和音调变化等，音调以柔和、动听为佳。

（二）电极

凡能把生物体中离子电势转换成电子电势的装置，统称传感器。在生物反馈中习惯把传感器称为电极。电极是用来测量和记录生物体电现象的，主要分为微电极、表面电极、针状电极。肌电生物反馈多用表面电极，与 ECG、EEG 电极相似，是测量经皮肤表面传导的生物电势，就是两个电极间的电势差。这种电极，一般由一个记录电极和一个地极组成。

温度生物反馈电极，是用热敏元件制成的，能迅速而准确地反映温度变化，其响应时间以 1 秒钟、2 秒钟或 3 秒钟较为合理。

皮肤电生物反馈电极，是直接与皮肤表面接触的电极，测定汗腺活动情况，选用的电极和导电胶应尽量减少对汗腺功能的影响。

脑电、心电生物反馈电极，选用银或金制成的电极，配以特制的导电胶。

二、训练前的准备

（一）了解病情

BFT 训练前，要与患者交谈，掌握患者心理及生理状况，对患者进行全面检查。要了解疾病性质、病残情况及可能恢复的程度，对患者智力、视听能力、注意力和自我调节能力等作出全面估价。

（二）训练环境

训练场所要安静、舒适、空气清新，室温 18℃～25℃，光线偏暗，陈设整洁，尽量减少谈话和人员走动。有条件时，应在一个单独的与周围环境隔绝的房间中进行训练，以免受干扰。

（三）心理准备

生物反馈训练前，心理准备很重要。要有针对性地消除患者的顾虑，如 BF 是否有效，是否安全？并向患者说明 BF 仪是一种治疗工具，从仪器上出现的反馈信号，能使患者进一步了解病残现状。还要说明什么是生物反馈疗法，如何进行生物反馈训练，如何坚持训练和应注意的问题，以及最终要达到自我控制和自我调节的目的，使病人对这种方法产生信心，寄予希望。

（四）自身准备

训练应在餐后半小时才能进行，排空二便，安静休息 15～20 分钟，力求排除杂念和各种干扰。

（五）仔细观察

治疗师要熟悉并掌握仪器性能和操作常规，检查安静状态下患者的脉搏、呼吸、血压、肌力、肌张力。协助医师进行单次治疗或在疗程前后询问病情和进行客观指标检查。要制订生物反馈治疗观察表格，认真总结经验，反复实践，逐步提高。

三、训练方法和技巧

（一）一般性训练

"良好开端是成功的一半"。一般都十分重视第一次生物反馈训练，要针对病人具体情况，向病人讲清什么是生物反馈疗法，放松的重要性、放松的方法和要领，暗示和帮助患者，激发学习、训练的主动性，以保证治疗顺利进行。

1. 训练体位　在训练时，要解脱束缚身体的物品，如胸罩、腰带和鞋等。通常取仰卧体位，两臂平放身体两侧，枕头高度要根据个人习惯确定。若取半卧位，头部一定要有所依托，以便身体放松。取坐位要注意椅子有足够宽度，以免影响臀部放松，两手平放于大腿上，两足平放落地。体弱者也可坐于沙发上，两臂分放于沙发扶手上。无论取何种训练体位，都要力求舒适，训练中若有不适，应随时调整。

2. 皮肤清洁　无论进行何种生物反馈，皮肤清洁都十分重要。一般皮肤先用皂水清洗，再用 75% 酒精消毒。对角质层较厚的皮肤，还要用细砂纸轻轻擦摩，以保证良好的导电性。

3. 电极放置　肌电生物反馈电极放置部位因人而异。若安放于额部时，两个记录电极分别放于双眼的瞳孔上方的眉上 1cm 处，地极置于两个记录电极之间；做上肢单侧肌电记录时，两个记录电极放置于该侧前臂上，地极置于两个记录电极之间，可反映指、腕、肘和前臂肌电活动水平。做双侧肌电记录时，两个记录电极分别放置于两前臂上，地极置于胸部，此反映双臂、肩、躯干上部肌电活动水平。在做放松训练时，可用双通道肌电生物反馈仪（E-92 双通道肌电生物反馈治疗仪或 hyperion 4080 bioconditioner）同时监测一个肢体伸肌和屈肌，分别判断其放松水平，以利于做针对性训练。

皮温反馈仪传感器只有一个，有正反两面，检查时将传感温度一面固定于利手食指或中指末节指腹上，因此处温度变化比较敏感。

皮电反馈仪有两个电极，分别放于第二、第三手指或手掌皮肤表面。

4. 常用肌电信号电极放置部位　因考虑到生物反馈治疗特点，将常用肌电信号电极放置部位分为面部、躯干、上肢和下肢等分别进行叙述：

（1）面部主要肌肉信号电极放置法：

1）额肌：对两侧额肌，信号电极应放置在眼眉与发际之间。在进行放松治疗时，信号电极距离应加大，可左右侧各放一个电极，以利获得最大的额肌肌电信号（图 10 - 3）。

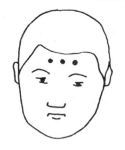
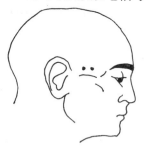

图 10 - 3　额肌电极放置示意　　　　图 10 - 4　颞肌电极放置示意

2）颞肌：颞肌的肌电信号检测最佳位置是颞弓的正上方，相当于头维穴和太阳穴连线的中点。一般不需要精确定位，两个信号电极可按图 10 - 4 水平排列，也可上下垂直排列。

3）咬肌：下颌角是咬肌部的明显标志，相当于颊车穴区。在多数情况下，信号电极以垂直放置为佳（图 10 - 5）。

（2）颈及躯干电极放置：

1）胸锁乳突肌：两电极置于乳突下前方 4 横指胸锁乳突肌肌腹中心；或先从乳突（耳后骨隆起处）到锁骨中部隆起处画一条线，两个信号电极置于此线的中心位置（图10 - 6）。

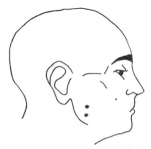
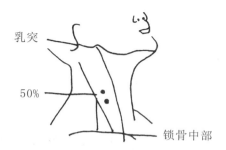

图 10 - 5　咬肌电极放置示意　　　图 10 - 6　胸锁乳突肌电极放置示意

2）胸大肌：两电极置于锁骨下 4 横指腋前褶处胸大肌的胸肋头。信号电极置于乳房区上方，一般信息检测效果不好（图 10 - 7a）。胸大肌锁骨头，信号电极放置于锁骨中点下方约两指宽处，外侧电极放置可稍低一些，两极间距离大约为 2cm（图 10 - 7b）。

3）背阔肌：电极放在肩胛骨下角附近的中部（图10-8），即背阔肌肌腹外缘，恰在腋后褶内下方。

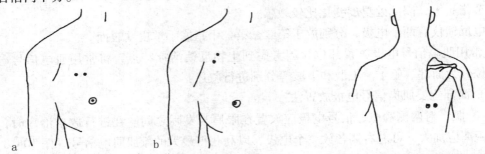

图 10-7 胸大肌电极放置示意　　　　　图 10-8 背阔肌电极放置示意

4）斜方肌：斜方肌上纤维，电极放在4cm长的卵形区域内，顺长轴方向，在肩峰角和第7颈椎之间（图10-9a）。斜方肌下纤维，电极放在肩胛骨内下角与第7胸椎之间（图10-9b）。

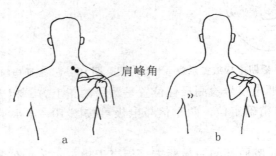

图 10-9 斜方肌电极放置示意

5）菱形肌和斜方肌中纤维：电极放置于肩胛骨内缘和胸椎（$T_{1\sim6}$）之间的长卵形区中部（图10-10）。

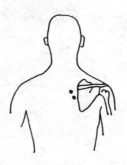

图 10-10 菱形肌和斜方肌中纤维电极放置示意

（3）上肢主要肌肉信号电极放置法：

1）肱三头肌：肱三头肌中头，电极放置于一小卵形区中心，即从肩峰角到鹰嘴之距离的60%处（图10-11a）；肱三头肌外侧头，电极置于一小卵形区中部，中心定在肩峰角与鹰嘴间距离的50%处外侧一横指（图10-11b）；肱三头肌内侧头，电极置于一小卵形区中部，中心定在肩峰角与鹰嘴间距离的50%处内侧一横指稍上方处（图10-11c）。

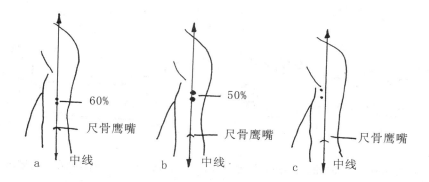

图 10 - 11　肱三头肌电极放置示意

2）肱二头肌：电极置于肌腹中点最高隆起处（图 10 - 12）。

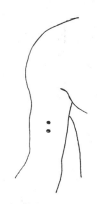

图 10 - 12　肱二头肌电极放置示意

3）桡、尺侧腕屈肌：电极置于肱二头肌外侧与豌豆骨连线的中点处（图 10 - 13）。

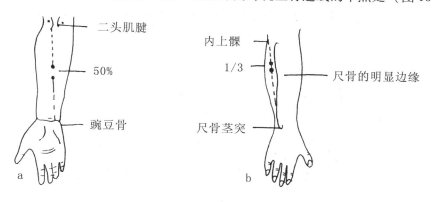

图 10 - 13　桡（a）尺（b）侧腕屈肌电极放置示意

4）桡侧腕长、短伸肌：让患者前臂呈旋前位，从肘横纹外侧端到腕的中部画一条直线，电极置于此线上 1/3 处（图 10 - 14）。

5）肱桡肌：让患者手内旋，肘屈曲，从肘横纹外 1/4 与内 3/4 交点，到桡骨茎突画一条直线，电极置于肘横纹外侧到桡骨茎突连线上的 1/3 处的一卵圆形区域内（图

10 - 15）。

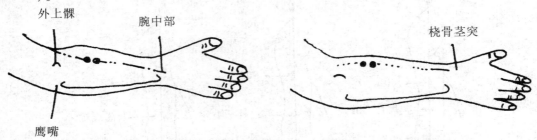

图 10 - 14　桡侧腕长、短伸肌电极放置示意　　　图 10 - 15　肱桡肌电极放置示意

6）旋前圆肌：从肱骨内上髁向下画一条垂线，电极置于与此线呈45°角的线上，距交点5cm处（图10 - 16）。

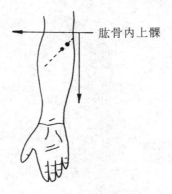

图 10 - 16　旋前圆肌电极放置示意

7）指屈、指总伸肌：指屈肌是从肱骨内上髁到尺骨茎突画一条直线，电极置于此线中间位置。用表面电极很难排除浅层屈指肌肌电干扰而区分出深层指屈肌肌电（图10 - 17a）。指总伸肌是从肱骨外上髁到尺骨茎突画一条直线，电极置于此线上 1/4 处（图10 - 17b）。

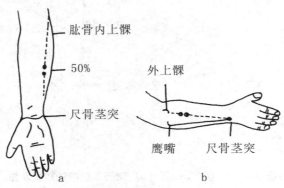

10 - 17　指屈（a）、指总伸（b）肌电极放置示意

（4）下肢主要肌肉信号电极放置法：

1）臀大肌：电极置于臀部中心最突出部位，即骶骨和大转子间连线约1/2处（图10 - 18）。

2）腘绳肌：腘绳肌外侧腱，电极置于大腿外侧一竖长卵形区中部。腘绳肌内侧腱（半膜肌和半腱肌），电极置于大腿内侧与上述相似的另一个卵形区内（图 10 – 19）。

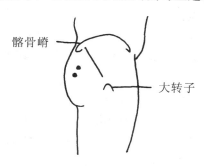
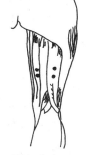

髂骨嵴

大转子

图 10 – 18　臀大肌电极放置示意　　　**图 10 – 19　腘绳肌电极放置示意**

3）股四头肌：为了更好地检测到整个肌群的电信号，电极宜置于股直肌上一大卵圆形区内，其中下面的一个电极离髌骨最小距离应为 10cm。股外侧肌，电极位置为外下侧；股内侧肌，电极的最好位置是内下侧卵圆形区域。肌肉发达的患者，这些肌肉均有明显隆起（图 10 – 20）。

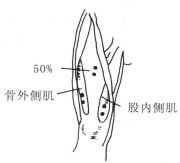

50%

骨外侧肌

股内侧肌

10 – 20　股四头肌电极放置示意

4）胫骨前肌：电极置于一狭长卵形区中心，距胫骨粗隆 1 ~ 2 横指。但电极放置部位也可低于上述位置，可达胫骨体外侧中部（图 10 – 21）。

5）腓肠肌：电极置于腓肠肌的内侧头和外侧头的隆起部位（10 – 22）。

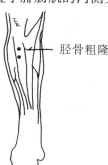
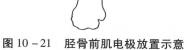
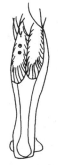

胫骨粗隆

图 10 – 21　胫骨前肌电极放置示意　　　**图 10 – 22　腓肠肌电极放置示意**

6）比目鱼肌：电极置于小腿屈侧面 1/2 线下腓肠肌腱缘内侧的一窄长椭圆形区域中部。外侧放置电极效果欠佳。

5. 训练步骤

（1）裸露治疗部位，用细沙纸轻擦电极放置处皮肤，再用 75% 酒精脱脂。

（2）于电极的金属面涂抹导电胶，固定电极。

（3）将电极线插入仪器输出孔。

（4）测定肌电基线。注意量程选择和细调旋钮，每次均要从大端旋调至小端，否则易损坏仪器。

（5）教会患者训练方法：松弛性训练时，让患者根据仪器发出的声、光或仪表读数等反馈信号放松，把电压降到目标电压之下，放松按身体各部依次进行，要逐渐增加训练内容，最后达到全身整体放松。兴奋性训练，则要求患者根据反馈信号加强肌肉收缩，使肌电电压超过目标电压。一般每次训练 5 分钟，肌肉收缩要达到 75～100 次，休息 3 分钟，重复训练 4 次。同时配合家庭训练，1～2 次/日。经过反复训练，逐渐撤掉 BF 仪进行训练。

患者训练，应该在指导语引导下进行。指导语速度、声调及音量都要适当，也可采用播放录音磁带的方式进行。当患者熟悉指导语后，可让患者自行默诵指导语。

6. 指导语　在进行肌电反馈治疗时，可采用自律训练（autogenic training）指导语。在进行手指温度反馈训练时，可结合经验制订手指温度反馈训练指导语。具体如下：

（1）请闭上你的眼睛，静听（或默诵）指导语，并缓慢地逐个部位进行体检。

（2）请跟我默念。

（3）我的呼吸平静、缓慢。

（4）我的呼吸很慢、很深。

（5）我感到安静，我感到十分安静。

（6）我感到头脑安详、轻松。

（7）轻松的暖流，流到我的颈部，我感到放松、温暖。

（8）轻松的暖流，流到我的双肩，我感到放松、温暖。

（9）轻松的暖流，流到我的胳膊，我感到放松、温暖。

（10）轻松的暖流，流到我的双手，我感到双手放松、温暖。

（11）轻松的暖流，流到我的背部，我感到背部放松、温暖。

（12）轻松的暖流，流到我的腹部，我感到腹部放松、温暖。

（13）轻松的暖流，流到我的腰部，我感到腰部放松、温暖。

（14）轻松的暖流，流到我的臀部，我感到臀部放松、温暖。

（15）轻松的暖流，流到我的双腿，我感到双腿放松、温暖。

（16）轻松的暖流，流到我的双足，我感到双足放松、温暖。

（17）我的全身感到放松、感到温暖。

（18）我的双手好像戴着一副皮手套那样温暖（重复）。

（19）我的双手好像在炉火旁烘烤，感到发热，感到发烫（重复）。

（20）我的呼吸越来越慢，越来越深。

（21）我感到舒适、安详、放松。

（22）我的头脑安静，我已经超脱周围的一切、一切。

（23）我的思想已经专注到身体内部，我是安闲的、超脱的。

（24）我的头脑是清醒的，十分舒适，十分安静，专注身体内部状态。

（25）我感到身体内部非常平静（保持1分钟）。

（26）放松和平静感受现在结束。深吸一口气，慢慢睁开你的双眼。

（27）我感到身体富有生命活力和力量，流到我的全身，头部、颈部、双肩、双臂、双手、背部、腹部、腰部、双腿、双足。这力量使我感到轻松、充满活力。

（28）我恢复了活动。

7. 治疗完毕后的工作　关闭仪器。用色笔记下电极位置，以利下次治疗。完成第一次训练后，可教给患者一个 BF 训练口诀：全神贯注，排除杂念。放松肢体，体会肌感（温暖、放松）。自我调节，刻苦训练。掌握要领，功效可见。

（二）技巧性训练

为了提高生物反馈治疗效果、缩短疗程，需要掌握一些训练技巧。技巧掌握也并不难，只要反复实践、细心体会，就可事半功倍。

1. 施加强化刺激　强化刺激是指在生物反馈仪上出现靶反应时向患者提供的反馈信号。欲取得生物反馈疗效，就必须不断地反复施加强化刺激，强化患者对反馈信息的认识和记忆，这是一个非常重要的环节。

2. 体会肌感　肌感就是让患者仔细体会肌紧张和放松的感觉。可以采取渐进放松法培养患者的肌感。具体做法是：让患者根据指导语和靶反应，注意听觉和视觉信号，依次进行四肢部位的肌肉紧张和放松训练，即右手→右上肢→左手→左上肢→右足→右小腿→右大腿→左足→左小腿→左大腿。患者全神贯注，认真体会肌紧张、放松感觉及身体内部的感觉，边训练边用口描述两种感觉的不同，并凭借这些感觉对紧张的肌肉进行有效的放松调节。

3. 全神贯注　不论是肌肉放松训练，还是皮温、皮电和脑电反馈训练，均需进行主动性"全神贯注"训练。其表现为注意力开放，头脑一片空白，没有思维活动，有如临睡前瞬间的心理状态：意识朦胧、漂浮和自由流动。反馈信号向放松方向发展。这种"全神贯注"是放松训练的核心，是在一种自然状态下，全靠自己领悟、体会和掌握，"只可意会，不可言传"。

4. 技能转换　生物反馈训练技能转换一般包括两个内容：其一是有意识地把反馈和无反馈信号训练交替进行，即在有反馈信号训练时，中断5分钟反馈信号，使患者体会放松时的感觉，目的在于除去反馈信号时仍能保持像有反馈信号时那样的感觉，以利延续放松效果；其二是生物反馈训练中进行体位交换，即由卧位逐渐变为坐位、直立位，这也是一种技能转换。技能转换有助于患者集中精神，提高训练效果。

5. 认知放松　感知、思维和情绪，对肌紧张都有重要影响。如焦虑、压抑、生气、悲伤、恐惧等，即使是一闪念，都会引起肌电活动的变化。应当让患者知道，让患者学会控制情绪，调节心理状态，从而达到认知放松。

6. 塑造技术　塑造技术就是医生利用一定的方法，逐渐扩大生物反馈训练效果。具体做法是：当患者通过训练达到一定程度放松，反馈信号维持在一定水平上时，如欲提高放松训练效果，可将仪器灵敏度降低，减小反馈信号放大倍数，使放松提高到一个新水平。就这样，由易到难、由浅至深，一步一步提高放松难度，增强训练效果。

7. 温暖训练　在进行温度生物反馈训练时，对于手温升高有困难的患者，可应用手温双向变化训练法：先让患者想到手触摸一根冰冷的水管，或手被扎伤后的刺痛感，这时手温下降；然后再想到躺在灼热的沙滩上，站在炉火旁，把手浸在温暖水中，戴一副温暖手套的感觉等等。这样，就可以增强血管舒缩反应，引起手指的温度变化。

8. 其他　除了上述一些训练技巧外，在肌电生物反馈治疗方面，还可采用对抗训练（resistive exercises）、步态训练（gait training）、振动按摩（vibration）、牵张反射（stretch reflex）和触觉刺激（tactile stimulation）等促进技术（facilitation technigues），但因限于篇幅，此不赘述。

（乔志恒）

（三）肌电生物反馈电刺激

近年来，单纯肌电生物反馈疗法逐渐被肌电生物反馈与神经肌肉电刺激所取代，后者称为肌电生物反馈电刺激，即由肌电信号触发电刺激神经肌肉的疗法（electromyography – triggered stimulation，EMG – stim），是普通肌电生物反馈与神经肌肉电刺激疗法的有机结合。在目前文献报导中，有关此类技术的命名较为混乱，包括肌电触发电刺激、肌电诱发神经肌肉电刺激、闭环肌电反馈电刺激、操作性肌电生物反馈、神经康复重建治疗、神经功能重建治疗、神经网络重建治疗等。

1. 治疗特点　EMG – stim 疗法可以检测出患者瘫痪肢体残存微弱肌电信号，在治疗过程中可根据患者的瘫痪情况设置一定阈值。当患者努力使其瘫痪肌群自身肌电信号达到特设阈值时，仪器将自动输出一组电流刺激，促使患肌产生收缩，强化其想要做而又难以完成的动作，并可引起明显的关节运动。此时由输出电流引起的被动运动将有机地融于患者的主动运动之中。当患者的自发肌电信号值不断升高时，治疗系统可自动调高阈值，促使患者加大肌肉收缩的力度，努力达到更大的肌肉运动幅度，最终使患者脱离仪器，达到功能独立水平。EMG – stim 疗法不仅具有肌电生物反馈与神经肌肉电刺激的单独作用，而且还可在意识支配下，通过电刺激产生的肌群或肢体的运动对中枢神经系统产生本体感觉或运动觉的刺激，促使主动肌与拮抗剂之间形成协调性动作。后者以接近正常的运动模式反馈给受损的中枢神经系统，有助于激活中枢神经系统中的潜在性突触，或形成新的突触联系，以建立新的感觉兴奋痕迹，重建神经环路。因而，此疗法是一种主动性和被动性治疗相结合的训练方法，具有单纯被动治疗方式不可比拟的作用。其中放松性肌电反馈训练用于降低肌肉的紧张度以缓解肌肉痉挛，兴奋性肌电反馈训练用于增加肌肉的紧张度以提高肌力。

2. 治疗作用

（1）促进瘫痪肌肌力恢复：EMG – stim 疗法对瘫痪肌群肌电信号的改善有促进作用。文献报导，选择发病在 4 周内的脑卒中患者，分为治疗组和对照组（常规治疗）各 30 例，治疗组在常规治疗基础上对偏瘫上肢进行每天 20 分钟的 EMG – stim 治疗，平均治疗 16.8 次，发现治疗后两组伸腕时肌肉最大收缩的肌电值均有显著性提高（$P < 0.05$）；且治疗组肌电值的改善显著高于对照组（$P < 0.01$）。对初始肌电信号为 0 的患者可采取针对患肢的完全被动的电刺激；或由健肢肌电信号触发，使输出电流刺激于患肌，以诱发出瘫痪肌的

随意运动；当患肌出现微弱的肌电信号时，再改用肌电生物反馈与电刺激结合的方法治疗，可取得较好的疗效。但也有学者认为，EMG - stim 是由来自靶肌肉（患肌）的肌电信号所启动的，属于一种闭环刺激，而不是由刺激器给予的被动性开环刺激，故其治疗的前提条件是患肌能够自发地产生肌电信号，一般认为 EMG 值至少大于 $5\mu V$，因此认为 EMG - stim 对于瘫痪肢体本身尚无可测的自主性肌电信号、不能主动配合治疗的认知障碍患者，效果不理想。

（2）缓解肌痉挛：脑卒中患者除了有随意运动的减弱或丧失外，还可出现腱反射亢进、肌张力升高等牵张反射亢进表现。EMG - stim 治疗可以降低肌张力、缓解痉挛、减轻异常的协同运动。Wolf 等应用 EMG - stim 对病程 1 年以上的痉挛性偏瘫患者进行放松性训练，结果治疗组的功能明显改善并且上肢主要关节的活动范围增大。对于已经出现严重痉挛的患者，痉挛肌与拮抗肌过度的、重复性的主动锻炼有时会使痉挛加重。EMG - stim 治疗在主动的运动阶段和休息阶段之间加以辅助的电刺激阶段，通过刺激痉挛肌的拮抗肌可反射性地抑制痉挛，帮助患者降低肌张力，使其更好地参与主动运动。

（3）促进分离运动：偏瘫患者常出现腕背伸困难，这是影响手功能恢复的首要障碍。通常在训练手抓握功能之前应先训练患腕的背伸功能。研究表明治疗参数为频率 50Hz、波宽 200ms、上升时间 3s、下降时间 1s、刺激持续时间 6s、刺激间歇时间 10s、电流输出强度为 $10 \sim 26mA$ 的肌电触发电刺激治疗，可使偏瘫患者腕指背伸时的肌电均值、腕背伸 AROM 与 FMA 评分均明显增加，可促进偏瘫上肢腕指背伸功能的恢复。通过 EMG - stim 治疗可缓解偏瘫患者手部屈肌痉挛，诱发手指的集团伸展和分指的随意运动，促进腕指背伸功能的恢复。Cauraugh JH 等选取了 11 例脑卒中 1 年以上的患者，随机分组，治疗组 7 例，进行 EMG - stim 治疗 12 次；对照组 4 例，进行腕关节主动背伸练习；分别在治疗前、后进行简易手功能检测和肌肉持续收缩时间的测量，结果治疗组的疗效优于对照组。研究表明 ETMS 可促进中风 1 年以上的患者恢复腕指伸展功能；此外，研究发现主动性肌电刺激结合重复性运动训练、偏瘫侧上肢进行腕伸肌的 EMG - stim 同时结合健侧腕伸肌主动运动，均可更好地促进偏瘫患者上肢功能的恢复。Fritz SL、Page SJ 和 Gabr U 的研究认为，EMG - stim 可诱发或促进脑卒中后偏瘫患者腕部的主动伸展，从而促使患者参与强制性运动训练（constraint - induced movement therapy）。Bolton DA 等经 meta 分析表明，EMG - stim 疗法是促进脑卒中后患肢腕背伸功能恢复的有效手段。Shin HK 等探讨了 EMG - stim 对慢性期脑卒中后偏瘫患者患腕背伸功能恢复及相关皮质兴奋模式变化的影响，结果 EMG - stim 组的各项测试评估结果均较对照组有显著性改善，主要皮质兴奋区域变化由同侧的感觉运动皮质区移行至对侧的感觉运动皮质区，研究表明为期 10 周的 EMG - stim 治疗可促进偏瘫上肢的功能恢复，并可诱发皮质兴奋模式的变化。

（4）治疗肩部并发症：肩关节半脱位、肩痛、肩手综合征是偏瘫患者常见的并发症。在偏瘫的弛缓期由于上肢肌无力易导致肩关节半脱位的发生，Basmajian 认为 EMG - stim 治疗可使冈上肌和三角肌的协同作用加强，并可增加斜方肌和前后三角肌的肌力和控制力，不仅能减轻肩关节的半脱位，还能增加肩关节的活动范围，同时缩短肌力恢复所需的时间，从而对抗患者因卧床而导致的废用性肌萎缩；还可通过对痉挛肌和拮抗肌的控制训练，达到生物力学上的平衡。

（四）治疗方法

EMG – stim 治疗训练的过程分为用力、刺激、休息三种阶段。第一阶段为用力阶段，在此阶段嘱咐患者集中注意力观看治疗仪屏幕上的肌电信号，根据指导语努力收缩特定的肌肉，并努力使信号升高，直至达到或超过预先设定的阈值；阈值一般要根据患者具体情况采用自动或手动方式调整，鼓励患者尽量使每次肌电信号峰值均能有所提高。第二阶段为刺激阶段，当肌电信号达到触发的阈值后治疗仪会给予患者一次奖励，即被动性电刺激，使被训练肌肉在电刺激辅助下，引起一次收缩，并产生更明显的关节活动；此时让患者认真体会肌肉收缩的感觉。第三阶段为休息阶段，让患者尽快充分放松，使肌电信号值愈低愈好，对肌张力较高的患者指导其学会放松尤为重要。重复以上三种训练阶段，使患者逐渐学会随意地支配肌肉的收缩与放松。一般每次训练 20 ~ 30 分钟，每日训练 1 次。每次训练后，嘱咐患者回家或在病房中自主练习，适当给患者布置家庭作业，让患者在生活中尽可能多使用患肢，体会训练中学习到的感受，以巩固训练效果。

多通道的肌电信号触发的神经肌肉电刺激仪可采集多组肌肉的肌电信号，并输出多组刺激电流，适用于比较复杂的复合性、功能性动作的训练。

（五）临床与康复应用

肌电触发神经肌肉电刺激治疗，适用于各种神经性瘫痪，近年来在康复治疗方面，也常用于吞咽肌肌力训练、呼吸肌力量训练，以及盆底肌力量训练等。但植入心脏起搏器、癫痫发作患者禁用，有严重认知障碍者效果不佳。

（丛芳）

四、家庭训练意义与方法

家庭训练是指不在治疗室中，而是在脱离生物反馈仪的情况下进行的自我训练。要求患者把在治疗室内学会的放松训练的感受，在脱离开仪器的情况下独自重复训练 2 ~ 3 次，每次 20 分钟左右，目的在于强化条件刺激，巩固治疗效果。

1. 家庭训练意义　通过一定生物反馈训练之后，患者不仅在安静环境中，即使在嘈杂场合，只要默念指导语，在 3 ~ 5 分钟内就能进入指导语所暗示的感觉和精神状态。一旦达到这种训练水平，患者一进入治疗室，就可以出现条件反射性情绪反应。此时若与仪器连接，就会发现，即使不用指导语，仪器信号也会向放松方向变化。当患者通过操作条件反射，形成一种固定的、随意的习惯行为之后，就改变了原有生活习惯，建立起一种新生活模式。这种新生活模式已经形成，却容易消退，需不断强化。因此，要求患者对家庭训练能长年坚持，在适应长期变化的环境中，巩固生物反馈治疗效果。

2. 家庭训练方法　家庭训练是在治疗室训练基础上进行的。患者在治疗室训练时，要认真听从医生指导，背诵指导语，体会指导语内容，注意每次训练基线数值和放松程度。在家中要模拟治疗室训练原则与方法，认真做到每天早晚各训练 1 次。患者应将家中训练情况、感受写成训练日记，向医生汇报，征得医生的指导与帮助。

患者对家庭训练的重要性必须有一定的认识。要认识到家庭训练在整个生物反馈训练中占有重要地位，它是重新塑造行为模式的重要手段，要主动克服家中条件差、时间少或家人不支持等各种不利因素，做到持之以恒。

3. 写好训练日记　在进行生物反馈治疗时，要求患者随身携带一个小日记本，逐日认真记录自己的生活、病情、治疗或训练情况。兹列举偏头痛患者日记，请见图10-23。

训练日记要记录整个医疗项目和内容，使医生根据训练日记分析病情，予测发展和制订正确治疗方案。训练日记形式因人因病而异，多种多样，不拘一格。但无论何种记录方式，其原则是具体、详尽，重点突出，一目了然。

生物反馈治疗训练日记表

日/月　　　　年　　　　姓名＿＿＿＿＿＿＿＿性别＿＿＿＿＿年龄＿＿＿＿＿职业＿＿＿＿＿
文化程度＿＿＿＿＿＿＿＿＿＿住址＿＿＿＿＿＿＿＿＿＿工作单位＿＿＿＿＿＿＿＿＿

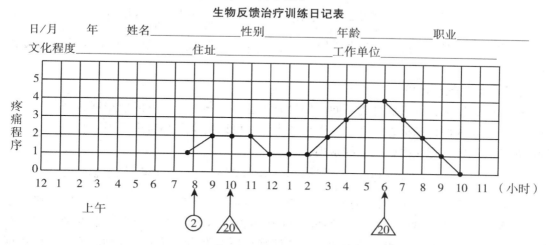

图10-23　偏头痛强度变化曲线

0＝不头痛　　1＝稍头痛　　2＝轻度头痛　　3＝中度头痛　　4＝重度头痛　　5＝严重头痛

五、生物反馈治疗效果评价

生物反馈是一种新的治疗方法，患者通过仪器训练，可以逐步学会自我调节和自我控制，达到身体放松、情绪改善、疾病痊愈。那么，如何正确评价患者的放松能力？如何客观评价临床的治疗效果？除了临床上常用的根据自觉症状、客观指征和必要的理化检查之外，目前还用如下评价方法：

（一）训练时感觉

放松入静：能、稍能、不能。

身体感觉：轻松、稍轻松、无变化。

服药种类：麦角胺、米格来宁、去痛片、安宁、安定等其他。

头痛诱因：生气、不愉快、焦虑、噪音、劳累、原因不明、其他。

头痛消退原因：放松训练、服药、文娱活动、散步、睡眠。

睡眠状况：晚上：佳、一般、差、多梦、惊醒；中午：休息、睡片刻、不睡、不休。

生活中事件：与人争吵、家中来客、工作变动、亲人有病，经济困难、考试。

（二）放松能力评价

1. 肌电生物反馈评价方法　在正常情况下，进行肌电生物反馈放松训练，随着放松能力的提高，肌电的基线值应逐渐下降，一般把肌电下降能力作为放松能力的一种指标。其计算公式：

$$肌电下降能力 = \frac{基线值 - 训练后达到最低值}{基线值} \times 100\%$$

式中基线值为安静状态下 4 分钟的肌电均值。

2. 温度生物反馈评价方法　在温度生物反馈进行训练时，随着放松能力的提高，皮温将会上升。但皮温因受室温、衣着、饮食、运动、心理活动等因素的影响，一般不把皮温最高值作为评价放松指标，而是把"皮温上升能力"作为评价放松能力的标准，通常按以下公式计算：

$$皮温上升能力 = \frac{实际升高温度}{可能升高温度} \times 100\% = \frac{训练达到最高温度 - 基线值}{36.7℃ - 基线值} \times 100\%$$

上式中 36.7℃ 是皮温所能达到的最高温度；基线值是在安静状态下 4 分钟的皮温均值。

（三）治疗效果评价

一般较为复杂，因疾病种类不同，评价方法也不一样。通常可以根据观察记录、训练日记和各项客观评价指标综合评价。以头痛为例，可以用全天小时头痛强度表示。这个指标通过患者训练日记头痛强度曲线求得：

$$小时头痛强度平均值 = \frac{(1 \times 6) + (2 \times 5) + (3 \times 2) + (4 \times 2)}{24} = 1.25$$

上式表示患者在一天中，头痛强度 1 级为 6 小时，2 级 5 小时，3 级 2 小时，4 级 2 小时，全天小时头痛强度平均值为 1.25 级。由此可见，这个平均值与头痛强度和头痛持续时间有关。逐日计算这个平均值变化，参考训练日记中服药情况和伴随症状变化，就可评价出这个阶段的治疗效果。当然，小时头痛强度平均值，仅为评价偏头痛患者治疗效果的一项指标，还要结合临床上的其他各项指标进行全面评价。

这个小时头痛强度平均值，亦可作为其他疼痛综合征患者评价方法参考。

第五节　　生物反馈疗法评价与展望

一、评价

（一）生物反馈疗法的疗效

生物反馈疗法是否有确切的疗效，其疗效是否持久？这是人们普遍关心的问题。生物反馈疗法问世仅有数十年历史，与其他治疗方法相比，无论是理论基础，还是临床应用研究，均还不够十分成熟。但就临床应用情况来看，生物反馈疗法不仅对社会心理应激疾病具有一定疗效，而且对智力残疾、躯体性功能障碍、许多慢性病的康复治疗，也是一般疗法所不能取代的。

（二）生物反馈疗法的特点

生物反馈疗法特点是无创伤、无痛苦、无药物副作用，医患共同参与，能充分调动患者的主观能动性，激励患者与疾病作斗争。

（三）生物反馈疗法技术与疗效的关系

生物反馈疗法作为一种治疗技术，其疗效与技术熟练程度有密切关系。只有当患者在医生指导下，熟练地掌握了训练技能，坚持不懈地进行训练，才能达到良好放松效果，并对内脏活动具有自我调节和控制能力，生物反馈疗效就必然显著而持久。这就决定了生物反馈治疗必须是有选择地进行，不但要选择正确的适应证，而且还要选择能够配合治疗、具有一定文化素质和自我控制能力的患者。

二、展望

（一）生物反馈疗法的进展

近几年，生物反馈疗法在方法学上取得了可喜进展，如肌电生物反馈电刺激（EMG – stim），不仅具有肌电生物反馈治疗特点，而且还可与神经肌肉电刺激巧妙结合，产生 $1+1>2$ 的综合治疗效果。EMG – stim 疗法可在大脑意识参与下，对中枢神经系统本体感觉、运动觉产生刺激，促进主动肌与拮抗肌之间形成接近正常的运动模式，并反馈给受损的中枢神经系统。经过往复循环的强化功能训练，可增强潜在性突触和新形成突触之间的联系，激活中枢神经系统功能，从而建立新的感觉兴奋点，重建神经运动环路。因此，EMG – stim 疗法是一种主动性和被动性相结合的训练方法，是单纯被动治疗方式不可比拟的。在临床与康复医疗工作中，生物反馈疗法与多种物理疗法相结合，均可产生 $1+1>2$ 的综合治疗效果。如在全身温水浴之后，进行放松性肌电生物反馈训练，对降低肌肉紧张、缓解肌肉痉挛，有更好的临床效果。

（二）生物反馈疗法的临床应用

大量工作实践证明，生物反馈治疗对许多疾病有效：

（1）心身疾病：糖尿病、偏头痛、雷诺氏病、心律失常、原发性高血压、支气管哮喘、消化性溃疡等。

（2）心理疾病：焦虑症、恐怖症、强迫症、社交焦虑等神经症；还有失眠、儿童多动症等。

（3）其他疾病：口吃、遗尿、痛经、瘫痪、大便失禁、早孕呕吐、习惯性流产等。

（4）生物反馈疗法对于无认知障碍而有自我控制能力、积极参与并配合治疗的患者，均可取得意想不到的临床效果。

（5）凡能找到反馈信号的各类功能失调，包括对血压、心率、血管收缩扩张的感知等，均可通过生物反馈疗法，进行自我管理和调节，或者称之为矫正治疗。因此，生物反馈疗法无论在临床上还是在康复应用方面，均具有非常广阔的发展前景。

（乔志恒　丛芳）

思考题

1. 何谓生物反馈疗法？
2. 试述生物反馈疗法原理？
3. 生物反馈疗法有哪些训练方法与技巧？
4. 你怎样评价生物反馈疗法？

主要参考文献

1. 郭万学，等．理疗学．北京，人民卫生出版社．1984

2. 缪鸿石．电疗与光疗，第二版．上海，上海科学技术出版社．1990

3. 乔志恒，主编．新编物理治疗学．北京，华夏出版社．1993

4. 陈景藻，主编．现代物理治疗学．北京，人民军医出版社．2001

5. 乔志恒，范维铭，等．物理治疗学全书．北京，科学技术文献出版社．2001

6. 卓大宏．中国康复医学，第二版．北京，华夏出版社．2004

7. 中华医学会．临床技术操作规范．北京，人民军医出版社．2004

8. 全国卫生专业技术资格考试专家委员会．康复医学与治疗技术．北京，人民卫生出版社．2004

9. W. A. Nix and G. Vrbavá：Electrical Stimulation and Neuromuscular Disorders. Berlin, Heidelberg. Springer – Verlag, 1986

10. D. Ottoson, et al：pain Treatment by TENS（Transcutaneous Electrical Nerve Stimulation）A Practical Manual, Heidelberg：Springer – Verlag 1988

11. Campion M. R. et at：Adult Hydrotherapy a practical approach, Heinemann Madical books, First Pubulished 1990

12. Rogen M. Nelson, et al. Clinical electrotherapy. 3rd edition. Appleton & Lange Norwalk, 1991

13. Andre Bates and norm Hamson：Aquatic Exercise Therapy, First Pubulished 1996

14. Cauraugh J, Light K, Kim S, et al. Chronic motor dysfunction after stroke：recovering wrist and finger extension by electromyography – triggered neuromuscular stimulation [J] . Stroke, 2000, 31 (6)：1360 – 1364

15. Cauraugh JH, Kim SB. Stroke motor recovery：active neuromuscular stimulation and repetitive practice schedules [J] . J Neurol Neurosurg Psychiatry, 2003, 74 (11)：1562 – 1566

16. Bolton DA, Cauraugh JH, Hausenblas. Electromyogram – triggered neuromuscular stimulation and stroke motor recovery of arm/hand functions：a meta – analysis [J] . J Neurol Sci, 2004, 223 (2)：121 – 127

17. Masumoto K, Takasugi S, Hotta N, et al. Electromyographic analysis of walking in water in healthy humans [J] . J Physiol Anthropol Appl Human Sci, 2004, 23 (4)：119 – 127

18. Masumoto K, Takasugi S, Hotta N, et al. Muscle activity and heart rate response during backward walking in water and on dry land [J] . Eur J Appl Physiol, 2005, 94 (1 – 2)：54 – 61

19. Gregni F, Simon DK, Wu A, et al. Non – invasive brain stimulation for Parkinson's disease：a systematic review and meta – analysis of the literature. J Neurol Neurosurg Psychiatry, 2005

20. Couturier JL. Efficacy of rapid – rate repetitive transcranial magnetic stimulation in the treatment of depression：a systematic review and meta – analysis. J Psychiatry Neurosci, 2005；30 (2)：83

21. Takeuchi N, Chuma T, Matsuo Y, et al. Repetitive transcranial magnetic stimulation of contralesional Primary motor cortex improves hand function after stroke. Stroke, 2005；36：2681

22. Khedr EM, Ahmed MA, Fathy N, et al. Therapeutic trial of repetitive transcranial magnetic stimulation after acute ischemic stroke. Neurology, 2005；65：466

23. Cauraugh JH, Kim SB, Duley A. Coupled bilateral movements and active neuromuscular stimulation：intra limb transfer evidence during bimanual aiming [J] . Neurosci Lett, 2005, 382 (1)：39 – 44

24. Fritz SL, Chiu YP, Malcolm MP, et al. Feasibility of electromyography – triggered neuromuscular stimulation as an adjunct to constraint – induced movement therapy [J] . Phys Ther, 2005, 85 (5): 428 – 442

25. Gabr U, Levine P, Page SJ. Home – based electromyography – triggered stimulation in chronic stroke [J] . Clin Rehabil, 2005, 19 (7): 737 – 745

26. Miyoshi T, Nakazawa K, Tanizaki M, et al. Altered activation pattern in synergistic ankle plantarflexor muscles in a reduced – gravity environment [J] . Gait Posture, 2006, 24 (1): 94 – 99

27. Helmich RC, Siebner HR, Badder M, et al. Repetitive transcranial magnetic stimualation to improve mood and motor function in Parkinson's disease. Journal of the Neurological Sceinces, 2006; 248: 84

28. Page SJ, Levine P. Back from the brink: electromyography – triggered stimulation combined with modified constraint – induced movement therapy in chronic stroke [J] . Arch Phys Med Rehabil, 2006, 87 (1): 27 – 31

29. Masumoto K, Shono T, Takasugi S, et al. Age – related differences in muscle activity, stride frequency and heart rate response during walking in water [J] . J Electromyogr Kinesiol, 2007, 17 (5): 596 – 604

30. Bae EH, Schrader LM, Machii K, et al. Safety and tolerability of repetitive transcranial magnetic stimulation in patients with epilepsy: a review of the literature. Epilepsy & Behavior, 2007; 10: 521

31. Gross M, Nakamura L, Pascual – Leone A, et al. Has repetitive transcranial magnetic stimulation (rTMS) treatment for depression improved? A systematic review and meta – analysis comparing the recent vs. the earlier rTMS studies. Acta Psychiatr Scand, 2007; 116: 165

32. Izumi SI, Kondo T, Shindo K. Transcranial magnetic stimulation synchronized with maximal movement effort of the hemiplegic hand after stroke: a double – blinded controlled pilot study. J Rehabil Med, 2008; 40: 49

33. Masumoto K, Shono T, Hotta N, et al. Muscle activation, cardiorespiratory response, and rating of perceived exertion in older subjects while walking in water and on dry land [J] . J Electromyogr Kinesiol, 2008, 18 (4): 581 – 590

34. Charalambos C, Lee DK, Konstantinos V, et al. Three Dimensional Analysis of Aquatic Treadmill Walking In Individuals With Stroke [J] . Medicine & Science in Sports & Exercise. 2008 , 40 (5): 19

35. Lee DK, Charalambos C, Konstantinos V, et al. The Use Of Aquatic Ankle Weights For People With Stroke During Aquatic Gait Training [J] . Medicine & Science in Sports & Exercise. 2008, 40 (5) 58

36. Korstjens CM, van der Rijt RH, Albers GH, et al. Low – intensity pulsed ultrasound affects human articular chondrocytes in vitro [J] . Med Biol Eng Comput, 2008

37. Knight KL, Draper DO. Therapeutic modalities: the art and science. Philadelphia: Lippincott Williams & Wilkins, 2008

38. Mály J, Dinya E. Recovery of motor disability and spasticity in post – stroke after repetitive transcranial magnetic stimulation (rTMS) . Brain Research Bulletin, 2008

39. Shin HK, Cho SH, Jeon HS, et al. Cortical effect and functional recovery by the electromyography – triggered neuromuscular stimulation in chronic stroke patients [J] . Neurosci Lett. 2008, 442 (3): 174 – 179

40. Belanger AY Therapeutic electrophysical agents: evidence behind practice. (2nd ed.) . Philadelphia: Wolters Kluwer/ Lippincott Williams & Wilkins, 2010

41. Naito, K. , Watari, T. , Muta, T. , et al. Low – Intensity pulsed ultrasound (LIPUS) Increases the articular cartilage type II collagen in a rat osteoarthritis model [J] . Ortho. Rea, 2010